刊行に際して

香川大学医学部地域医療再生医学講座
臼杵　尚志

　世の中の進化は加速度的で、現代人はかつての何世代分もの変化を一生の間に体験する。それらの変化には多くの事柄が関与しているが、医学の進歩にも多彩な分野が複雑に絡み合っている。薬学や栄養学など、医学と相互に関係し合って進化する分野は枚挙に遑がないが、「医療機器学」と呼ぶべき分野もその一つである。化学や物理学、その応用科学である工学分野から創製される医療機器は、この半世紀ほどの間に劇的な進化を遂げ、現代の医療を大きく変えて来た。医療機器には大型のME機器から医療材料まで、極めて多種類のものが含まれるが、AI（Artificial Intelligence）類似機能搭載のME機器が新しい医療技術の実践に貢献しているだけでなく、素材の進化が医療材料の有用性を向上させ、用途が広がったことで行えるようになった高度医療もある。

　一方、日本医療機能評価機構の調査では、医療機器が関与する事故やインシデントの原因として、使用者の知識不足という問題点が数多く報告されている。医療機器に関する教育や訓練が不十分なままに機器を使用しているとの指摘であるが、では、医療従事者はどの程度この高度化する医療機器について学んでいるのだろうか。侵襲的治療に医療機器を用いるのは主に医師であるが、医学部の教程で医療機器に関する内容はほぼ皆無である。つまり、医療機器の知識がなくとも医師の資格を得られるというわけだが、同様に治療に用いる薬剤についてはどうであろうか。周知のように、医学部の課程で薬理学は必須科目であり、講義を受け、試験に通らなければ卒業できない。同じく診療に用いるものでありながら両者に関する教育課程は大きく異なっていることが分かる。しかも、薬については医師が処方した後、薬物のプロである薬剤師の目を経て患者に投与されるが、医療機器は医師や看護師自身が直接使用し、医療機器のプロである臨床工学技士も、多くの場合その使用現場に立ち会って使用状況を監査することはない。つまり、基本原理を学んでいない者が、ダブルチェックなしに直接診療（時には侵襲的治療）に用いているのが現在の医療機器使用に関する最大の問題点である。この事実を再認識すると、医療機器に関する現場での教育や訓練、そして各々の医療機器の性能や使用法に関する詳細な情報の伝達がいかに大切であるかが理解できる。

　日本医療機器学会が2008年から育成してきた医療機器情報コミュニケーター（MDIC：Medical Device Information Communicator）はこのような背景の下、医療現場と製造販売業者間における双方向性の、正確な情報伝達という重要な役割を担うが、資格の取得に同学会への入会を必要とせず、誰もが取得可能な資格である。このため、厚生労働省の医療機器産業ビジョン2013においても推奨されており、公的色合いの濃い制度と言える。

　本書は、このMDIC認定セミナーのテキストとして編纂され、「現代の医療を取巻く広い分野に関しての網羅的な記載」が好評を得てきたことから、公開を望む多くの声に応えて、7年前に初めて一般図書として発刊した。以後、社会情勢の変化や、感染症に関する時代の求めなどにも応じる形で改訂を繰り返してきたが、医療機器に関する前述のような現況を踏まえて、前回の改訂からは幅広い情報の提供という本来の趣旨を維持しつつも、機器が関する部分についてより詳細な記載を行ってきた。今回はそれをもう一歩進めた改訂であるが、機器のさらなる安全で有効な使用に向けて広くご活用いただければ幸いである。

編集者・執筆者一覧 (順不同)

編集者

「医療概論編」	松田　和久	福岡市民病院　麻酔科
「臨床医学編」	臼杵　尚志	香川大学　医学部　地域医療再生医学講座　客員教授
「臨床工学編」	中島　章夫	杏林大学　保健学部　臨床工学科　教授
「医療情報編」	酒井　順哉	名城大学　名誉教授

執筆者

●「医療概論編」

松田　和久	福岡市民病院　麻酔科
生田　義浩	熊本大学病院　中央手術部　副部長・准教授／中央材料部　副部長
柴山　純一	新潟医療福祉大学　医療経営管理学部　教授
加見谷将人	社会医療法人定和会神原病院　脳神経外科　部長
酒井　順哉	名城大学　名誉教授
中田　精三	市立伊丹病院　病院事業管理者
佐藤　　譲	国立研究開発法人　国立成育医療研究センター　理事長特任補佐
小泉　和夫	前公益財団法人医療機器センター　専務理事
粕田　晴之	栃木県立がんセンター　緩和ケア科・ペインクリニック
北野　達也	星城大学　経営学部　医療マネジメント分野　分野長／経営管理分野　医療マネジメント研究室　教授
飯田隆太郎	サクラグローバルホールディング株式会社　ガバメントアフェアーズ　担当部長

●「臨床医学編」

臼杵　尚志	香川大学　医学部　地域医療再生医学講座　客員教授
久保田英雄	東京医科歯科大学病院　材料部　部長　准教授
佐藤　久弥	昭和大学　保健医療学部　教授
磯辺　智範	筑波大学　医学医療系　教授
高階　雅紀	大阪大学医学部附属病院　手術部・材料部・臨床工学部　部長　特任教授
佐藤　一史	医療法人雄久会奥村病院　脳神経外科
南　　正人	市立芦屋病院　病院長
小久保安朗	福井大学医学部附属病院　手術部　副部長
平田　　哲	旭川医科大学　名誉教授
大久保　憲	医療法人幸寿会平岩病院　病院長
小林　大輔	筑波大学附属病院　放射線部　主任診療放射線技師
富田　哲也	筑波大学附属病院　放射線部　副診療放射線技師長
佐藤　英介	順天堂大学　保健医療学部　診療放射線学科　准教授
藤原　道隆	名古屋大学医学部附属病院　メディカルxRセンター　センター長
西川　真子	東京大学医学部附属病院　検査部

- ●「臨床工学編」

中島　章夫	杏林大学 保健学部 臨床工学科 教授
新　秀直	東京大学医学部附属病院 企画情報運営部 副部長・講師／病院長補佐
小野　哲章	滋慶医療科学大学大学院 医療管理学研究科 客員教授
加納　隆	滋慶医療科学大学大学院 医療管理学研究科 客員教授
酒井　順哉	名城大学 名誉教授
白井　康之	前虎の門病院臨床工学部 副部長／東京都臨床工学技士会監事
戸畑　裕志	九州医療科学大学 生命医科学部 生命医科学科 特任教授
河井　敏博	前名古屋医専 講師
廣瀬　稔	滋慶医療科学大学 医療科学部 臨床工学科 教授
真茅　孝志	久留米大学 医学部 医療検査学科 教授
鈴木　哲治	杏林大学 保健学部 臨床工学科 講師
髙倉　照彦	亀田総合病院 医療技術管理部 部長
井上　博満	日産厚生会玉川病院 臨床工学科 科長
	公益社団法人日本臨床工学技士会 常任理事

- ●「医療情報編」

酒井　順哉	名城大学 名誉教授
美代　賢吾	国立研究開発法人 国立国際医療研究センター 医療情報基盤センター センター長
森田　耕司	前浜松医科大学医学部附属病院 医療機器管理部 副部長
河井　敏博	前名古屋医専 講師
中田　精三	市立伊丹病院 病院事業管理者
高階　雅紀	大阪大学医学部附属病院 手術部・材料部・臨床工学部 部長 特任教授
髙倉　照彦	亀田総合病院 医療技術管理部 部長
武隈　良治	前一般財団法人医療情報システム開発センター 主席研究員
青木　郁香	公益社団法人日本臨床工学技士会 専務理事
黒澤　康雄	東京医療保健大学 医療保健学部 客員教授
原山　秀一	サクラグローバルホールディング株式会社 ガバメントアフェアーズ 担当部長
村田　昭夫	一般社団法人日本医療機器工業会UDI委員会 委員長
	株式会社エムエス 西日本統括 部長
玉川　裕夫	前近畿北陸歯科医療管理学会 監事
梁本　昌功	株式会社シーエス24 代表取締役
	近畿北陸歯科医療管理学会 常務理事

- ●執筆協力者

松本　謙一	サクラグローバルホールディング株式会社 代表取締役会長
諸平　秀樹	マコト医科精機株式会社 代表取締役会長
根本　達	ミズホ株式会社 取締役相談役

MDIC認定制度の紹介

【医療機器情報コミュニケータ（MDIC）認定制度創設の経緯】

　医療機器は医薬品と比較して作動原理や構造が多様で使用者も幅広いことから、不適正な使用や保守点検の不備から不具合が発生し、大きな事故につながる可能性があります。2007年4月の医療法改正で医療機関における「医療機器安全管理責任者」および「医療安全管理室」の設置が義務付けられ、2008年9月には厚生労働省の通知「新医療機器・医療技術産業ビジョン」で、医療機器に関する情報提供担当者の質の向上や、医療機器の安全使用確保に向けた民間資格の支援が挙げられています。

　このような背景の下、日本医療機器学会では医療機関、製造販売業者、卸／販売業者等の間での迅速かつ的確な情報連携を目的として「医療機器情報コミュニケータ（MDIC：Medical Device Information Communicator）認定制度を2008年に創設いたしました。

【MDIC育成の取り組み】

　この制度は、医療現場の安全を確保するとともに医療機器の品質向上をも目的としており、医療機器の適正使用や保守管理に必要な知識・技術などの情報と医療機器の質向上に向けた情報を「医療機器安全管理責任者」や医療スタッフと医療機器製造販売業者等との間で共有する、両者をつなぐ役割を持っています。そのためには医療現場の職員だけではなく医療機器に関わる製造販売業者・卸／販売業者、更には技術開発者の方まで裾野を広げる必要があると考えています。そのため2017年度からはeラーニングを導入し、いつでも、どこでも、だれでも、何度でもインターネットで聴講できる体制になっています。

　創設より16年間にMDIC認定セミナーを受講し検定試験に合格されたMDIC認定者は10,116名で、2024年4月時点での認定者所属施設数（登録施設のみ）は医療機関960施設、教育機関：55校、製造販売業者：673社、その他：106施設となっています。

【MDIC認定者の期待される役割】

　MDIC認定者には、医療機器の適正使用や関連技術についての情報を円滑に伝達する役割が期待されます。同時に、医療機器に関するヒヤリ・ハットや不具合情報等の収集を行い機器の性能向上への寄与も期待されています。

　MDIC認定制度に関する詳細な情報は、右下のQRコードから医療機器学会のHP（https://jsmi.gr.jp）にお進みください。

2024年9月

一般社団法人日本医療機器学会MDIC標準テキスト編集委員会

臨床工学編のねらい

　現在の医療現場では、医療機器・システムは治療や診断になくてはならない存在となっている。その一方で、医療従事者の不適正な使用や保守点検の不徹底により、患者に生じるリスクが高まってきている。これらのリスクを未然に防ぐためには、医療機器の製造販売業者が自社製品の安全確保に努めることはもちろん、自社製医療機器が他社製医療機器とどのように併用されているか、また、病院の手術室や集中治療室、病棟、在宅など様々な環境下で、自社製品以外の医療機器との使用状況やその安全性に関する幅広い知識を持つことが必要である。また、これら医療機器を使用する医療従事者側も、使用する個々の医療機器の原理や使用環境上の安全性について、製造販売業者以上に幅広い知識を持つことで、患者に生じるリスクを減らすことが可能である。医療機器は、日々使用される自動血圧計や輸液ポンプ等から、命に直結するECMOや人工心臓まで幅広い種類が存在することからも、医薬品とは使用形態や特徴が異なっていることを理解しておく必要があると言えよう。

　このような背景をもとに、本編「臨床工学」では、MDIC認定制度のねらいにもある製造販売業者と医療機器の利用者（医療者）との間で医療機器に関する情報の共有・交換を行う上で、患者の安全を向上させることを目的として、医療機器やそのシステム、それらを運用するための病院設備に関する知識・情報を扱っており、本編の理解は医療機器に関連した業務に従事する者にとって必須と言える。

　以下、臨床工学編では大きく3つの目標に分類した。

　第一に、多くの医療機器は「電源供給により作動する」という使用環境を踏まえ、医用電気機器の安全基準、および医療機関における電波の適正な利用に関する情報（第Ⅰ章）について理解し、各種医療機器の保守点検に必要な電気的安全測定法、および医療機器に共通する保守点検基礎知識（第Ⅱ章）について理解を深めることである。

　第二に、医療現場で使用されている医療機器を生体計測機器（第Ⅲ章）と治療機器（第Ⅳ章）の2つに大別し、これらの原理・構造、取り扱い上の注意に関する基礎知識を習得することである。

　最後に、医療機器を使用する医療施設内の環境・設備（電気設備や空調設備、医療ガス設備、手術室設備：第Ⅴ章）に関する基準や規格、指針、トラブル事例、などの知識を習得することである。

　これら3つを学ぶことにより、MDIC認定者に必要とされる「臨床工学」を体系的に理解できると考えている。

　また、本テキストでは、JIS T 0601-1：2023「医用電気機器－第1部：基礎安全及び基本性能に関する一般要求事項」や、JIS T 1022：2023「病院電気設備の安全基準」、JIS T 7101：2020「医療ガス設備」などJISの改正や、医療機関における電波の適正な利用の確保を目的とした「医療機関において安心・安全に電波を利用するための手引き（改定版）」にも対応した内容になっているので、併せて学習して頂きたい。

「臨床工学編」編集担当責任者
中島　章夫

臨床工学編　目次

※本文中の太文字は重要語彙を、波線は重要箇所を示す。

刊行に際して ………………………… 1	3：国内外のEMC規格 ……………… 38
編集者・執筆者一覧（順不同）……… 2	4：医療電磁環境の特徴と
MDIC認定制度の紹介 ………………… 4	電磁波障害の種類 ……………… 39
臨床工学編のねらい ………………… 5	5：商用交流障害（ハム）…………… 40
第Ⅰ章：医療機器の安全基準……………… 11	6：電気メスによる電磁波障害 …… 40
1節：医用電気機器の安全基準 ……… 13	（1）モニタ装置への障害………… 40
1：規格の体系 ……………………… 13	（2）ペースメーカへの障害……… 41
2：安全通則 ………………………… 13	（3）シリンジポンプなどの誤作動…… 41
（1）規格の成り立ち……………… 13	7：携帯電話による医療機器への影響 … 41
（2）電撃に対する人体の反応…… 15	（1）国の調査……………………… 41
（3）装着部の形別分類と漏れ電流の許容値	（2）携帯電話による植込み型心臓ペース
15	メーカ等へ及ぼす影響を防止するため
（4）クラス別分類と保護手段…… 18	の指針の改正 ………………… 42
（5）表示光と図記号……………… 18	（3）医療機関における携帯電話等の
（6）MEシステム ………………… 19	使用に関する指針 …………… 42
（7）その他 ……………………… 22	8：植込み型心臓ペースメーカ等に影響を及
2節：安全基準の副通則 ……………… 24	ぼすその他の電磁波利用製品 ……… 45
1：リスクマネジメント …………… 24	（1）電子商品監視機器（盗難防止装置）に
2：アラーム ………………………… 24	よる影響 ……………………… 45
（1）アラーム状態の優先度……… 30	（2）IH電気炊飯器による影響 …… 45
（2）アラームの発生……………… 30	（3）RFID機器による影響 ……… 46
（3）視覚アラーム………………… 30	9：医用テレメータの混信・受信不良と電波
（4）聴覚アラーム………………… 30	管理 ………………………………… 46
（5）アラームシステムの図記号… 30	（1）小電力医用テレメータ ……… 46
3節：システム安全 …………………… 35	（2）ゾーン配置……………………… 46
1：MEシステム安全 ………………… 35	（3）無線チャネル管理者…………… 47
2：人間工学的安全対策 …………… 35	（4）受信不良の原因と対策………… 47
（1）フェイルセーフとフールプルーフ … 35	10：医療機関において安心・安全に
（2）警報システム………………… 35	電波を利用するための手引き …… 47
（3）添付文書及び取扱説明書…… 35	第Ⅱ章：医療機器の保守点検……………… 49
3：システム安全の分析手法 ……… 35	1節：医療機器の保守点検概要 ……… 51
（1）FTA ………………………… 36	1：保守点検制度の変革 …………… 51
（2）FMEA ……………………… 36	2：保守点検とは …………………… 51
4：信頼性工学の基礎 ……………… 36	3：医療機器の保守点検の
（1）確率としての捉え方………… 36	計画と実施方法 ……………… 51
（2）直列系と並列系……………… 36	（1）保守管理形態の検討………… 52
（3）時間関数としての捉え方…… 37	（2）医療機器の選択及びデータベース整備
4節：電磁環境 ………………………… 37	52
1：電磁環境の背景 ………………… 37	（3）日常点検の実際……………… 52
2：電磁波障害とEMCの基礎知識 …… 38	（4）定期点検の実際……………… 54

4：保守点検に必要な管理方法 ………… 55
2節：医療機器安全管理責任者による保守点検
　　　　　　　　　　　　　　　…………… 60
　1：医療法から見た医療機器安全管理責任… 60
　2：医療機器へのGS1バーコード利活用の必要性
　　　　　　　　　　　　　　　…………… 61
3節：点検用機器 ……………………………… 62
　1：テスタ ………………………………… 62
　　(1) デジタルマルチメータの特徴 …… 63
　　(2) デジタルマルチメータの動作原理
　　　　　　　　　　　　　　　…………… 63
　　(3) 電圧測定の原理と方法 …………… 63
　　(4) 電流測定の原理と方法 …………… 64
　　(5) 抵抗測定の原理と方法 …………… 65
　　(6) テスタの測定上のポイント・注意
　　　　　　　　　　　　　　　…………… 65
　2：オシロスコープ ……………………… 65
　　(1) オシロスコープの原理 …………… 66
　　(2) オシロスコープの基本的な設定 … 66
　　(3) 電圧プローブ ……………………… 66
　　(4) オシロスコープによる測定 ……… 67
　3：その他（各種アナライザ他） ……… 67
　　(1) スペクトラムアナライザ ………… 67
　　(2) LCRメータ ………………………… 68
　　(3) 漏れ電流測定器 …………………… 68
4節：電気的安全測定法 ……………………… 68
　1：コンセント・接地端子の測定法 …… 69
　2：電気安全用測定計器 ………………… 69
　　(1) 漏れ電流用測定器具（MD） …… 69
　　(2) 漏れ電流測定用電源ボックス …… 70
　3：医用電気機器の漏れ電流測定法 …… 70
　　(1) 接地漏れ電流［NC］の測定 …… 70
　　(2) 接地漏れ電流［SFC］の測定 …… 71
　　(3) 接触電流［SFC］の測定 ………… 71
　　(4) 患者漏れ電流の測定 ……………… 72
　　(5) その他の漏れ電流の測定 ………… 73
　4：保護接地線抵抗の測定法 …………… 73
　5：等電位接地（EPR）システムの測定方法
　　　　　　　　　　　　　　　…………… 73

第Ⅲ章：生体計測機器の原理・取り扱い上の注意
　　　と保守点検 …………………………… 75
1節：循環関連 ………………………………… 77
　1：心電計と生体情報（心電図）モニタ … 77

　　(1) 使用目的 …………………………… 77
　　(2) 原理・構造 ………………………… 77
　　(3) 取り扱い上の注意 ………………… 79
　　(4) 保守点検 …………………………… 79
　2：血圧計 ………………………………… 82
　　(1) 観血式血圧計 ……………………… 82
　　(2) 非観血式血圧計 …………………… 84
　3：血流計・心拍出量計 ………………… 86
　　(1) 血流計 ……………………………… 86
　　(2) 心拍出量計 ………………………… 89
2節：呼吸関連 ………………………………… 91
　1：パルスオキシメータ ………………… 91
　　(1) 使用目的 …………………………… 91
　　(2) 原理・構造 ………………………… 92
　　(3) 取り扱い上の注意 ………………… 93
　　(4) 保守点検 …………………………… 93
　2：カプノメータ ………………………… 94
　　(1) 使用目的 …………………………… 94
　　(2) 原理・構造 ………………………… 95
　　(3) 取り扱い上の注意 ………………… 96
　　(4) 保守点検 …………………………… 96
　3：経皮的血液ガス分析装置 …………… 97
　　(1) 使用目的 …………………………… 97
　　(2) 原理・構造 ………………………… 97
　　(3) 取り扱い上の注意 ………………… 98
　　(4) 保守点検 …………………………… 99
3節：内視鏡装置 ……………………………… 100
　　(1) 使用目的 …………………………… 100
　　(2) 原理・構造 ………………………… 101
　　(3) 取り扱い上の注意 ………………… 103
　　(4) 保守点検 …………………………… 103

第Ⅳ章：治療機器の原理・取り扱い上の注意と
　　　保守点検 ……………………………… 105
1節：呼吸関連 ………………………………… 107
　1：人工呼吸器 …………………………… 107
　　(1) 使用目的 …………………………… 107
　　(2) 原理・構造 ………………………… 107
　　(3) 取り扱い上の注意 ………………… 109
　　(4) 保守点検 …………………………… 110
　2：麻酔器 ………………………………… 111
　　(1) 使用目的 …………………………… 111
　　(2) 原理・構造 ………………………… 111
　　(3) 取り扱い上の注意 ………………… 114

- (4) 保守点検 …… 115
- 3：酸素流量計 …… 116
  - (1) 使用目的 …… 116
  - (2) 原理・構造 …… 116
  - (3) 取り扱い上の注意 …… 117
  - (4) 保守点検 …… 117
- 2節：循環関連 …… 117
  - 1：心臓ペースメーカ …… 117
    - (1) 使用目的 …… 117
    - (2) 植込み型ペースメーカ …… 118
    - (3) 体外式ペースメーカ …… 119
    - (4) 保守点検（体外式ペースメーカ） …… 122
  - 2：除細動器 …… 123
    - (1) 使用目的 …… 123
    - (2) 原理・構造 …… 123
    - (3) 取り扱い上の注意（手動式除細動器） …… 124
    - (4) 保守点検 …… 124
  - 3：体外循環（人工心肺装置） …… 125
    - (1) 使用目的 …… 125
    - (2) 原理・構造 …… 125
    - (3) 取り扱い上の注意 …… 127
    - (4) 保守点検 …… 128
  - 4：補助循環装置（IABP・ECMO） …… 128
    - (1) IABP …… 128
    - (2) 体外式膜型人工肺（ECMO） …… 132
  - 5：インターベンション・アブレーション …… 134
    - (1) インターベンション …… 134
    - (2) アブレーション …… 135
- 3節：代謝関連 …… 137
  - 1：透析装置 …… 137
    - (1) 使用目的 …… 137
    - (2) 原理・構造 …… 137
    - (3) 取り扱い上の注意 …… 140
    - (4) 保守点検 …… 141
- 4節：手術関連 …… 143
  - 1：電気メス …… 143
    - (1) 使用目的 …… 143
    - (2) 原理・構造 …… 143
    - (3) 取り扱い上の注意 …… 146
    - (4) 保守点検 …… 147
  - 2：レーザ治療装置 …… 148
    - (1) 使用目的 …… 148
    - (2) 原理・構造 …… 148
    - (3) 取り扱い上の注意 …… 149
    - (4) 保守点検 …… 151
  - 3：超音波手術装置 …… 151
    - (1) 使用目的 …… 151
    - (2) 原理・構造 …… 152
    - (3) 取り扱い上の注意 …… 153
    - (4) 保守点検 …… 153
  - 4：吸引 …… 154
    - (1) 使用目的 …… 154
    - (2) 原理・構造 …… 154
    - (3) 取り扱い上の注意 …… 154
    - (4) 保守点検 …… 155
- 5節：集中治療室関連 …… 155
  - 1：輸液ポンプ …… 155
    - (1) 使用目的 …… 155
    - (2) 原理・構造 …… 156
    - (3) 取り扱い上の注意 …… 157
    - (4) 保守点検 …… 158
  - 2：保育器 …… 160
    - (1) 使用目的 …… 160
    - (2) 原理・構造 …… 160
    - (3) 取り扱い上の注意 …… 161
    - (4) 保守点検（閉鎖型保育器） …… 161

第Ⅴ章：病院設備 …… 163
- 1節：病院電気設備 …… 165
  - 1：病院電気設備の安全基準 …… 165
    - (1) JIS T 1022：2023 病院電気設備の安全基準 …… 165
    - (2) 医用接地方式 …… 165
    - (3) 保護接地 …… 165
    - (4) 等電位接地 …… 167
    - (5) 接地極 …… 167
    - (6) 非接地配線方式 …… 167
    - (7) 非常電源 …… 169
    - (8) 医用室への適用 …… 169
    - (9) 検査及保守 …… 169
- 2節：病院空調設備 …… 170
  - 1：病院の空調 …… 171
    - (1) 室内環境 …… 171
  - 2：空調設備の運転と保守 …… 174

- (1) 運転保守の体制……………175
- (2) 清潔区域系の保守…………176
- (3) ファンコイルユニット……176
- 3：空調方式・機器…………………176
  - (1) 熱源機器（冷凍機、ボイラ等）…176
  - (2) 空調・換気機器……………176
  - (3) 加湿器………………………176
  - (4) 排水トラップ………………177
  - (5) 外気取り入れ口……………177
  - (6) 排気口………………………177
  - (7) 吹き出し口・吸い込み口…177
  - (8) エアフィルタ………………177
  - (9) 外気フィルタの位置………177
  - (10) エアフィルタの配列………177
  - (11) 還気フィルタ………………177
- 4：フィルタろ過率の試験法……177
- 5：省エネルギー……………………177
- 6：災害対策…………………………178
- 3節：医療ガス設備の概要…………178
  - 1：医療ガスの基礎………………179
    - (1) 物質の三態（相の違い）…179
    - (2) ガスと蒸気の一般的な使い分け…179
  - 2：医療ガスの用途………………179
  - 3：医療ガスの性質………………179
    - (1) 酸素、液体酸素……………180
    - (2) 亜酸化窒素（笑気ガス）…180
    - (3) 圧縮空気・合成空気………181
    - (4) 窒素…………………………181
    - (5) 二酸化炭素（炭酸ガス）…181
    - (6) ヘリウム……………………181
    - (7) キセノン……………………181
    - (8) 滅菌ガス（酸化エチレン）…181
  - 4：医療ガス関連の法令・通知・規格…181
    - (1) 法令…………………………182
    - (2) 厚生労働省医政局長通知…183
    - (3) 規格…………………………183
  - 5：医療ガスの供給方式…………183
    - (1) 中央配管方式………………183
    - (2) 個別方式……………………183
  - 6：医療ガス設備（JIS T 7101）…184
    - (1) 供給設備……………………184
    - (2) 送気配管設備………………187
  - 7：高圧ガス保安法………………191
    - (1) 目的…………………………191
    - (2) 高圧ガス保安法の体系……191
    - (3) 高圧ガスの定義……………191
    - (4) 規制と安全基準……………192
  - 8：医療ガス安定供給の課題……195
    - (1) 設計・施工上の留意点……195
    - (2) 供給体制と役割の明確化…195
    - (3) 災害に備えた備蓄…………195
    - (4) 医療ガス設備に関する異常…195
    - (5) 医療ガスに関する異常の事例と原因……196
    - (6) LGC及びボンベ取り扱い上の一般的注意……197
  - 9：医療ガス設備の安全管理……198
    - (1) 医療ガス安全管理委員会…198
    - (2) 医療ガス設備の保守点検指針……199
    - （使用者側でできる項目のみ）
- 4節：手術室設備……………………199
  - 1：手術台…………………………199
    - (1) はじめに……………………199
    - (2) 目的と機能…………………199
    - (3) 構造…………………………200
    - (4) 手術台の分類………………200
    - (5) 各種手術台…………………200
    - (6) 取り扱い上の注意…………201
    - (7) 保守点検……………………201
    - (8) 手術患者移載装置…………201
  - 2：手術用照明器（無影灯）……202
    - (1) はじめに……………………202
    - (2) 目的と機能…………………202
    - (3) 手術用照明器の基準………202
    - (4) 構造…………………………203
    - (5) 手術用照明器の種類………203
    - (6) ライティング………………204
    - (7) 取り扱い上の注意…………204
    - (8) 保守点検……………………204
    - (9) 手術用照明器と地震………204
    - (10) 調光設備……………………204

索引……………………………………205

第Ⅰ章

医療機器の安全基準

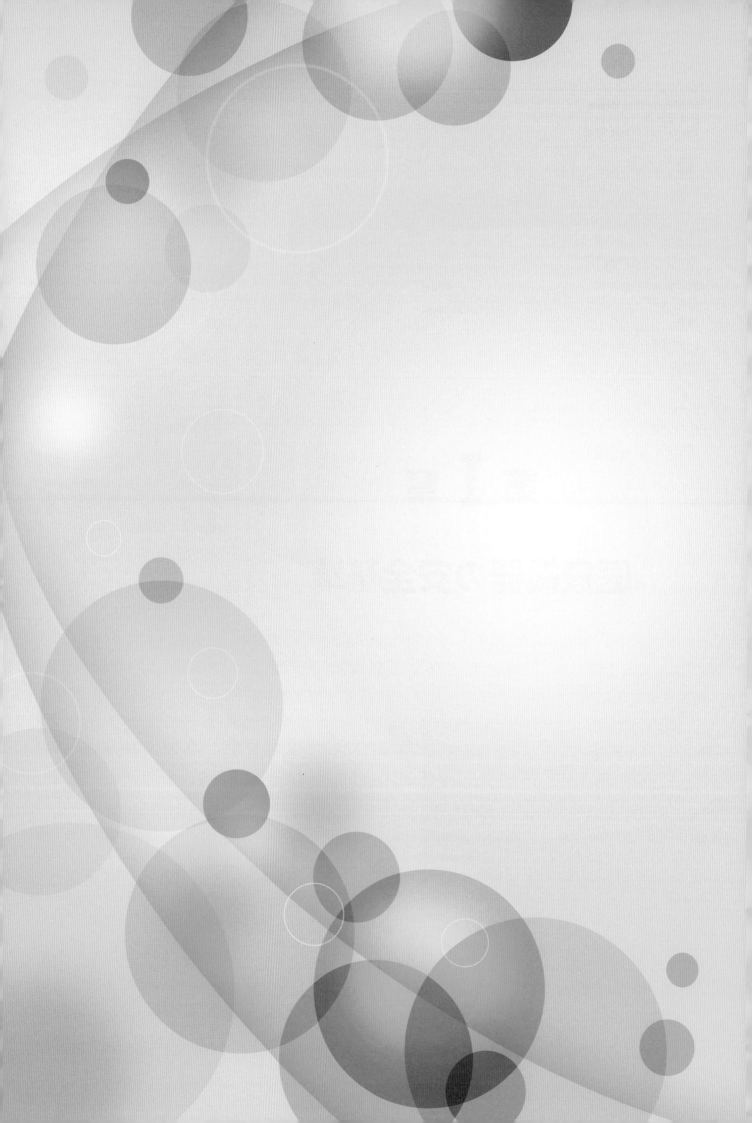

1節 医用電気機器の安全基準[1)2)]

1 規格の体系

医用電気機器(電気で作動する医療機器)の規格は、図1-1のように体系化されている。これらのうち、当該機器を規制するのは「**個別規格**」であるが、全ての機器が共通に担保しなければならない、特に安全に関する事項は憲法のような存在として「**基本規格**」が定められている。一方、どの機器にも該当するわけではないが、対象機器について共通に決めておきたい事項は「**副通則(共通規格)**」としてまとめられている。個別規格はそれぞれ、基本規格と該当する副規格を引用・参照し、かつ、機器固有の要求事項を定めている。個別規格はその独自性に基づいて、時に、基本規格、副通則の一部を改変して採用することもある。

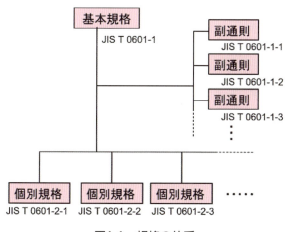

図1-1 規格の体系

一方、規格には、**国際規格、国内規格、団体規格、社内規格**などの制定母体による分類体系もある。産業経済のグローバル化に伴って、国際規格を国内規格に取り入れる傾向は世界的に広まっており、我が国も、その例外ではない。医療機器の国際規格としては、**国際電気標準会議(IEC : International Electrotechnical Comission)**、**国際標準化機構(ISO : International Organization for Standardization)** などがある。国内規格としては、我が国には**日本産業規格(JIS : Japanese Industrial Standard)** がある。国際規格は、各国から委員が集まって原案を作成し、それが各国の国内委員会で審議され、コメントなどを付議され、最終的に世界的な合意の上に発行されるので、それぞれの加盟国は、国際規格をできるだけそのまま国内規格に取り入れる傾向が強い。JISも、最近は原則的に国際規格に合わせる方向になっている。特に、基本規格・副通則は該当する国際規格を翻訳した「翻訳JIS」となっている。この意味で、JISを知ることは国際規格を知ることにもなる。

医用電気機器のJISは、主に、JIS T xxxxのように決められている。「医用電気機器」は記号T(**医療安全用具**)に割り当てられている。現在、JIS T xxxxは、おおよそ500の機器が制定されている(歯科用機器・材料、装具などを含む)。この他、B(一般機械)、C(電子機器及び電気機械)、Q(管理システム)、Z(その他：放射線・核医学機器などが含まれる)などを含めれば、医療機器関係JISは600程度制定されている。

IECの規格の命名法にならって、JISも同様の命名法をとるが、副通則の表記は、JIS番号0601-1の次の番号が同通則の順番となり、その番号で各通則を示す(0601-1-1)。また、個別番号はJIS番号0601の次の番号が個別を示す2となり、それに続く番号が個別の種類を表している(0601-2-1)。このような体系で番号付けされているものは、まだ少ないが、いずれは全ての機器について、この形で番号付けがなされるものと思われる。

2 安全通則

(1) 規格の成り立ち

JIS T 0601-1：1999「医用電気機器—第1部：安全に関する一般的要求事項」(以下、1999年版と呼ぶ)は、1988年に第2版として発行されたIEC 60601-1(Medical electrical equipment-Part1: General requirements for safety) ならびにAmendment 1 (1993)及びAmendment 2 (1995)を一体化して翻訳し、作成したJISである。同規格は2012年に、2005年に第3版として発行されたIEC 60601-1：2005, Medical electrical equipment-Part 1：General requirements for basic safety and essential performance を翻訳し、作成した**JIS T 0601-1：2012「医用電気機器−第1部：基礎安全及び基本性**

能に関する一般的要求事項」として大幅改正を受け、発行された。さらに、IEC 60601-1：2005のAmendment 1：2012に対応して2014年にJIS T 0601-1：2012の追補1：2014が発行された。2017年に、上記追補1の内容でJIS T 0601-1：2012を全て書き換え整備したJIS T 0601-1：2017が発行された。さらに、IEC 60601-1：2005のAmendment 2が2020年に発行されたことから、これと整合性を図るため、JIS T 0601-1：2023（以下、本JISと呼ぶ）に改正され、現在に至っている。

本JISは、全ての医用電気機器に基本的に適用されるもので、一般に「安全通則」と呼ばれる憲法的存在となっている。その内容は表1-1に示した目次のように多岐に渡っているが、その中心は、医用電気機器の人体への電撃防止を主体とした電気的な安全性で、その基本的な要求事項と試験方法を定めたものである。

本JISの医用電気機器の電気的安全性確保の基本的な考え方は、次のように集約される。

- 機器には電撃防止のための保護手段を二重に設ける（二重安全）。
- 機器の装着部は身体への適用様式（身体表面適用、心臓直接適用）によって分類する。
- 単一故障状態（故障が1つのみ発生している状態）でも、機器は安全でなければならない。

なお、2017年版から2023年版の主な改正点は、次の通りである。

- ME機器及びMEシステムの電磁妨害における適合性確認の記載方法の整理。

表1-1　JIS T 0601-1：2023の目次

1. 適用範囲、目的及び関連規格	附属書A（参考）指針及び根拠
2. 引用規格	附属書B（参考）試験の順序
3. 用語及び定義	附属書C（参考）ME機器及びMEシステムの表示及びラベリングに対する要求事項の指針
4. 一般要求事項	
5. ME機器の試験に対する一般要求事項	附属書D（参考）表示における図記号
6. ME機器及びMEシステムの分類	附属書E（参考）患者漏れ電流及び患者測定電流の測定用器具（MD）の接続の例
7. ME機器の標識、表示及び文書	
8. ME機器の電気的ハザードに関する保護	附属書F（参考）適切な測定用電源回路
9. ME機器及びMEシステムの機械的ハザードに関する保護	附属書G（規定）可燃性麻酔剤の発火を引き起こすハザードに関する保護
10. 不要又は過度の放射のハザードに関する保護	附属書H（参考）PEMS構造、PEMS開発ライフサイクル及び文書化
11. 過度の温度及び他のハザードに関する保護	
12. 制御及び計器の精度並びに危険な出力に対する保護	附属書I（参考）MEシステム概要
	附属書J（参考）絶縁経路の調査
13. ME機器の危険状態及び故障状態	附属書K（参考）簡略化した患者漏れ電流回路図
14. プログラマブル電気医用システム（PEMS）	附属書L（規定）介在物絶縁なしで用いる絶縁巻線ワイヤ
15. ME機器の構造	附属書M（規定）汚損度の低減
16. MEシステム	附属書JA（参考）定義した用語の索引
17. ME機器及びMEシステムの電磁妨害	附属書JB（参考）この規格で用いている略語及び頭文字の索引
	参考文献
	附属書JC（参考）JISと対応国際規格との対比表
	解説

- 用語及び定義の追加。
- ME機器の標識、表示及び文書の明確化。
- 後継規格、国際規格、関連規格との整合性の整理。

以下に表1-1のJISとその根拠を概説するが、まず、電気的安全の基準値に関する研究結果を示す。

(2) 電撃に対する人体の反応

医療の現場における電撃は、一般家庭の場合と事情が大きく異なる。すなわち、診断や治療のために、心臓内に直接、電極や生理食塩液で満たされたカテーテルを挿入することがあり、これを通して直接心臓に電流が流れ込んで、心臓自身が感電してしまうことがあり得る。このような電撃をミクロショックと呼び、一般の体表から受ける電撃（マクロショックと呼ぶ）と明確に区別している。ミクロショックとマクロショックとでは、心室細動が誘発されてしまう値が大幅に（約1:1000）異なる。

表1-2に商用交流（50Hzまたは60Hz）による人体の電撃反応の概略値を示す。マクロショックの場合、1mAくらいでビリビリ感じ始めるが、ミクロショックの場合は、その10分の1の「感じられない電流」でも、心室細動が誘発されてしまう。

そこで、ME機器の中でも、直接心臓に適用することを意図した機器（心内His束心電計や心臓ペースメーカなど）には、特別な注意と厳しい安全規格が要求される。

一方、人体は高周波には感じにくい。Dalzielの実験（1972）によると、電撃に対する人体反応には周波数依存性があることが知られている。約1kHzまでは、約1mAでビリビリ感電するが、1kHzを超えると周波数に比例して感電閾値が上がってくる。1kHz以上では、だんだん感電しにくくなる。本JISでも「1kHzを超える高い周波数の漏れ電流は、1kHzの倍数分だけ多くてもよい（すなわち、10kHzなら10倍、100kHzなら100倍許容するということ）」としている（図1-2）。

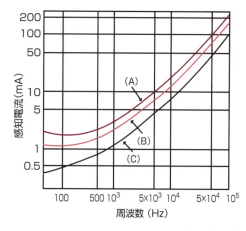

(Dalziel CF, 1972)

(A) 被験者の99.5%が該当する値
(B) 被験者の50%が該当する値
(C) 被験者の0.5%が該当する値

図1-2　人体の最小感知電流の周波数特性

なお、人体が高周波を感じにくいという性質は、電気メスのように、大電流を身体に流して生体の切開、凝固をする機器で、積極的に応用されている。

(3) 装着部の形別分類と漏れ電流の許容値

漏れ電流及び患者測定電流は、7種類が定められている（図1-3）、（表1-3）。機器装着部の生体への適用様式により、漏れ電流などの許容値は違う。そこで、身体表面に取り付けて使用する装着部と、心臓に直接適用する装着部に大別して基準を定めている。この分類を装着部の形別分類と呼ぶ

表1-2　電撃の人体反応（商用交流）

電撃の種類	電流値	人体反応（通称）
マクロショック	1mA	ビリビリ感じる（最小感知電流）
	10mA	行動の自由を失う（離脱限界電流）
	100mA	心室細動が起こる（マクロショック心室細動電流）
ミクロショック	0.1mA	心室細動が起こる（ミクロショック心室細動電流）

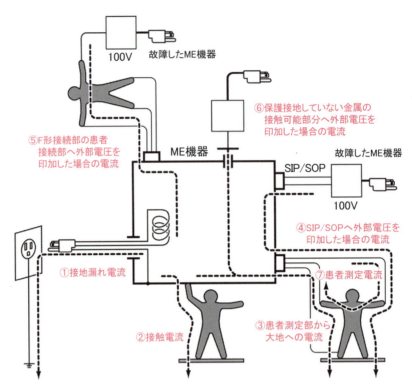

図1-3　漏れ電流及び患者測定電流

表1-3　漏れ電流及び患者測定電流

接地漏れ電流（図1-3：①）	保護接地線（アース線）を流れる漏れ電流
接触電流（図1-3：②）	機器外装から大地に（操作者などを介して）流れる漏れ電流
患者接続部から大地への電流（図1-3：③）	装着部から大地に（患者を介して）流れる漏れ電流
信号入出力部（SIP/SOP）へ外部電圧を印加した場合の電流（図1-3：④）	信号入出力部に乗った電源電圧によって装着部から大地に（患者を介して）流れる漏れ電流
F形装着部の患者接続部へ外部電圧を印加した場合の電流（図1-3：⑤）	（F形絶縁）装着部に（患者を介して）乗った電源電圧によって機器から大地に流れる漏れ電流
保護接地していない金属の接触可能部分への外部電圧を印加した場合の電流（図1-3：⑥）	保護接地されていない接触可能金属部に外部より乗った電源電圧によって大地に流れる漏れ電流
患者測定電流（図1-3：⑦）	装着部の部分間に患者を介して流れる生理学的な効果を意図しない電流、増幅器バイアス電流やインピーダンスプレチスモグラフィに使用する電流など

（表1-4）。ここで、Bは身体（body）をCは心臓（cardiacまたはcardial, core）を意味する。一方、他の機器と併用する場合は、人体を介して機器に流入する電流も考えられるので、その場合は外部からの流入を阻止する**フローティング方式（Fで表示）**をとらなければならない。

その許容値は、体表へは最小感知電流1mAの10分の1、心臓へはミクロショック心室細動誘発値100μAの10分の1の10μAを基礎に定めており、故障時はその5倍量まで許容している。

漏れ電流及び患者測定電流の許容値を表1-5に示す。NC（Normally Close）は**正常状態**、SFC（Single Fault Condition）は**単一故障状態**を表している。また、**特別な試験条件下の患者漏れ電流**として表1-6の許容値が定められている。

なお、表1-5での単一故障状態（SFC）とは、表

表1-4 ME機器装着部の漏れ電流の程度による分類（形別）

形別分類	患者漏れ電流（正常状態）*	外部からの流入	適用範囲
B形	100μA　マクロショック対策	保護なし	体表にのみ適用する
BF形	100μA	フローティング	体表にのみ適用する
CF形	10μA　ミクロショック対策	フローティング	直接心臓に適用できる

＊故障時は、この5倍量まで許容される。

表1-5 漏れ電流及び患者測定電流の許容値

単位μA

電流	経路		B形装着部 NC	B形装着部 SFC	BF形装着部 NC	BF形装着部 SFC	CF形装着部 NC	CF形装着部 SFC
接触電流			100	500	100	500	100	500
接地漏れ電流			5,000	10,000	5,000	10,000	5,000	10,000
患者測定電流		直流	10	50	10	50	10	50
		交流	100	500	100	500	10	50
患者漏れ電流	患者接続部から大地への電流	直流	10	50	10	50	10	50
		交流	100	500	100	500	10	50
	SIP/SOPへ外部電圧を印加した場合の電流	直流	10	50	10	50	10	50
		交流	100	500	100	500	10	50
合計患者漏れ電流*	一緒に接続した同一形装着部からの電流	直流	50	100	50	100	50	100
		交流	500	1,000	500	1,000	50	100
	SIP/SOPへ外部電圧を印加した場合の電流	直流	50	100	50	100	50	100
		交流	500	1,000	500	1,000	50	100

記号　＝　NC：正常状態　　SFC：単一故障状態
＊合計患者漏れ電流とは、複数の装着部を有する場合の漏れ電流の合計をいう。

表1-6 特別の試験条件下の患者漏れ電流の許容値

単位μA

電流	漏れ電流の経路*	B形装着部	BF形装着部	CF形装着部
患者漏れ電流	F形装着部の患者接続部へ外部電圧を印加した場合の電流	非該当	5,000	50
	保護接地していない金属の接触可能部分へ外部電圧を印加した場合の電流	500	500	—＊＊＊
合計患者漏れ電流＊＊	F形装着部の患者接続部へ外部電圧を印加した場合の電流	非該当	5,000	100
	保護接地していない金属の接触可能部分へ外部電圧を印加した場合の電流	1,000	1,000	—＊＊＊

注　＊　　JIS T 0601-1：1999の表4では、"装着部に電源電圧が現れた"ことを単一故障状態として扱ってきたが、この規格では特別の試験条件として扱っている。さらに、保護接地していない接触可能部分に最高電源電圧を印加する試験も、特別の試験条件である。
　　＊＊　合計患者漏れ電流は、複数の装着部を持つ機器だけに適用可能である。
　　＊＊＊　この条件は、装着部に最高電源電圧を印加する試験で扱っているので、CF形装着部では試験しない。

1-7に示すような状態を指す。1999年版では、単一故障状態とされていた「F形装着部の患者接続部へ外部電圧を印加した場合」は「特別な試験条件」としたので、単一故障状態には分類されない。また、1999年版では、単一故障状態とされていた「信号入出力部（SIP(Signal Input Part)/SOP(Signal Output Part)）に他の電気機器からの電圧または電流が存在する状態」は「正常状態」となったので、表1-5では、この状態の患者漏れ電流には正常状態（NC）と単一故障状態（SFC）が存在する。

表1-7　単一故障状態（漏れ電流に関するもの）

- 絶縁のいずれか1つの短絡
- 沿面距離または空間距離のいずれか1つの短絡
- 絶縁、空間距離または沿面距離と並列に接続している高信頼性部品以外の部品の短絡及び開路。
- 保護接地線の開路
- 電源導線のいずれか1本の断線。
- 部品の意図しない移動
- 危険状態に結び付く導線及びコネクタの偶然の外れによる破損
- 1999版では、単一故障状態とされていた「F形装着部の患者接続部へ外部電圧を印加した場合」は「特別な試験条件」としたので単一故障状態には分類されない。
- 1999版では、単一故障状態とされていた「信号入出力部(SIP/SOP)に他の電気機器からの電圧または電流が存在する状態」は「正常状態」となった。

患者漏れ電流及び患者測定電流には交流規制値に加え、「直流規制値」がある。これは、直流が流れると電解質溶液（人体組織）の電気分解によって生じる有害物質が人体組織を損傷する恐れがあるためで、直流の患者漏れ電流及び患者測定電流は、全ての装着部の形について、正常状態10μA、単一故障状態で50μA以下という厳しい基準になっている。

（4）クラス別分類と保護手段

漏れ電流を少なくする手段は、電源からの絶縁が基本である。これを基礎絶縁という。一方、医用電気機器を適用される患者は、身体が弱っていたり、手術中で麻酔がかけられていたり、いろいろなセンサやトランスデューサ、コードが取り付けられていて、機器から逃れられない状況に置かれている。そこで、万一、基礎絶縁が壊れた時にも安全になるように、もう1つの安全手段（追加保護手段）を設ける必要がある。この二重安全が、基準の考え方の基本である。この追加保護手段の方式によって、表1-8に示すように、クラスⅠのME機器、クラスⅡのME機器、内部電源ME機器の3種類に分類している。

現行機器としては、保護接地（保護アース）をとることによって安全にする（万一の漏れ電流増加の際にも、アース線に漏れ電流を逃がして人体を守る）クラスⅠのME機器が最も多いが、この場合、電源プラグは医用接地極付2極プラグ（いわゆる医用3Pプラグ）でなければならない。

クラスⅠのME機器の保護接地線の抵抗は、着脱可能な電源コード内の線は0.1Ω以下、着脱不能な場合は、医用プラグの接地ピンから機器の外装までが0.2Ω以下と定められている。また、保護接地線の被覆の色は緑と黄のしま模様（緑／黄）と定められている。

（5）表示光と図記号

表示ランプなどの表示光の色及び意味も、表1-9のように定められている。また、付属書Dには、表1-10①〜③のような表示における図記号及び安全標識が規定されている。医用電気機器に使われている

表1-8　クラス別分類と保護手段

クラス別	保護手段	追加保護手段	備考
クラスⅠのME機器	基礎絶縁	保護接地	保護接地線が必要。接地形2極コンセント(3Pコンセント)
クラスⅡのME機器	基礎絶縁	補強絶縁	基礎絶縁と補強絶縁から成る二重絶縁または両者を一体化した強化絶縁で実現する。使用上の設備による制限なし。
内部電源ME機器		内部電源	外部電源に接続する時は、クラスⅠまたはクラスⅡとして扱う。

表1-9 ME機器の表示光の色及びそれらの意味

色	意味
赤	警告—操作者による即時の対処が必要
黄	注意—操作者による速やかな対処が必要
緑	使用の準備が完了
その他の色	赤、黄または緑の意味以外の意味

重要かつ基本的な図記号であるので覚えておきたい。

(6) MEシステム

製造側でいくつかの機器を組み合わせて、1つの測定系や治療系を作る場合がある。このような組み合わせを「MEシステム」と呼ぶ。製造側がシステムとして使用者に提供する場合は、あらかじめ総合的な危険性を予測できるわけだから、それな

表1-10① 表示における図記号と安全標識（附属書D）

No.	図記号	IEC規格・ISO規格引用	図記号の説明
1		IEC 60417-5032	交流
2		IEC 60417-5032-1	三相交流
3		IEC 60417-5032-2	中性線を持つ三相交流
4		IEC 60417-5031	直流
5		IEC 60417-5033	直流及び交流の両方
6		IEC 60417-5019	保護接地（大地）
7		IEC 60417-5017	接地（大地）
8		IEC 60417-5021	等電位化
9		IEC 60417-5172	クラスIIの機器
10		ISO 7000-0434A	注意 安全標識として適用する場合には、ISO 3864-1に従う規則を厳守する。安全標識ISO 7010-W001（表D.2の安全標識2）を参照。
11		ISO 7000-1641	操作指示に従う
12		IEC 60417-5007	電源の"入"
13		IEC 60417-5008	電源の"切"
14		IEC 60417-5010	電源の"入"／"切"(オルタネート形) 注記　入及び切の各安定状態がある。
15		IEC 60417-5011	電源の"入"／"切"(モメンタリ形) 注記　通常は切の状態で、ボタンを押している間だけ入の状態になる。
16		IEC 60417-5264	機器の一部分だけの"入"
17		IEC 60417-5265	機器の一部だけの"切"

表1-10② 表示における図記号と安全標識（附属書D）

No.	図記号	IEC規格・ISO規格引用	図記号の説明
18		IEC 60417-5638	緊急停止
19		IEC 60417-5840	B形装着部　注記　7.2.10では、図記号20と明瞭に区別するために、図記号19を正方形で囲んだような印象を与える使い方をしないことを要求している。
20		IEC 60417-5333	BF形装着部
21		IEC 60417-5335	CF形装着部
22		IEC 60417-5331	AP類機器
23		IEC 60417-5332	APG類機器
24		IEC 60417-5036	危険電圧
25		IEC 60417-5841	耐除細動形B形装着部
26		IEC 60417-5334	耐除細動形BF形装着部
27		IEC 60417-5336	耐除細動形CF形装着部
28		IEC 7000-1051	単回使用（再使用禁止）
29		IEC 60417-5009	待機

りの安全対策を立てることができる。この考えに基づいて作られたのが、いわゆる「システムの安全規格」である。

JIS T 0601-1-1：2005「医用電気機器-第1部：安全に関する一般的要求事項-第1節：副通則-医用電気システムの安全要求事項」は、国際規格IEC 60601-1-1：1992（Medical electrical equipment-Part 1：General requirements for safety-1. Collateral standard：Safety requirements for medical electrical systems）及び、その追補1（Amendment 1：1995）を含めた規格に完全に一致したJISとしてJIS T0601-1-1が1999年に制定された。その後、IEC 60601-1-1に技術的見直しが行われ、2000年に第2版として改正されたものを反映してJIS T 0601-1-1：2005が制定された。

しかし、この副通則は、JIS T 0601-1：2012で16 MEシステムとしてJISの中に取り込まれ、その後の改正された2023年版にも引き継がれている。

この中でMEシステムは、3.64 医用電気システム（Medical Electrical System）MEシステム（ME SYSTEM）製造業者が指定した機能接続によって、またはマルチタップを用いて相互接続をした、少なくとも1つのME機器を含む機器の組み合わせと定義されている。ここでいう機能接続とは、機器同士が「電気的またはその他の方法で、信号、データ、電力または物質の伝達を意図する接続」されることを意味し、マルチタップとはいわゆる「テーブルタップ」のことである。

MEシステムを簡単に図示すると、図1-4のようになる。

表1-10③ 表示における図記号と安全標識（附属書D）

No.	安全標識	IEC規格・ISO規格引用	安全標識の説明
1	△	ISO 3864-1 ［JIS Z 9101（IDT)］の図3	警告標識を作るためのテンプレート 注記　背景色：黄 　　　三角形の枠：黒 　　　記号または文字：黒
2	⚠	ISO 7010-W001	一般的な警告標識
3	⚡	ISO 7010-W012	警告、危険電圧
4	⊘	ISO 7010-P001 及び ISO 3864-1 ［JIS Z 9101（IDT)］の図1	一般的な禁止標識及び 禁止標識を作るためのテンプレート 注記　背景色：白 　　　円の枠及び斜線：赤 　　　記号または文字：黒
5	🚫	ISO 7010-P017	押すことの禁止
6	🚫	ISO 7010-P018	腰掛けの禁止
7	🚫	ISO 7010-P019	足を掛けることの禁止
8	●	ISO 3864-1 ［JIS Z 9101（IDT)］の図2	義務行為の標識を作るためのテンプレート 注記　背景色：青 　　　記号またはテキスト：白
9	❗	ISO 7010-M001	一般的な義務行為の標識
10	📖	ISO 7010-M002	提作説明参照 注記　ME機器の場合"取扱説明書に従うこと"を意味する。

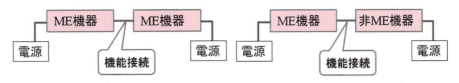

（a）ME機器同士またはME機器と非ME機器の機能接続

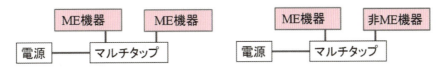

（b）マルチタップで接続されたME機器同士またはME機器と非ME機器

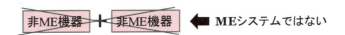

（c）非ME機器同士の組み合わせはMEシステムではない

図1-4　MEシステム

JIS T 0601-1-1での要求事項は、「16.1　MEシステムに対する一般要求事項」によれば次のように規定されている。

- **患者環境**では、この規格に適合したME機器と同等な安全レベルを備える。
- **患者環境外**では、それぞれのJIS、IECまたはISOの安全規格に適合した機器と同等な安全レベルを備える。

患者環境では、ME機器も非ME機器も本JISの全ての要求事項に合致していなければならず、患者環境の外ではIECやISO、またはJIS等の規格に適合することとされている。

なお、ここでいう患者環境とは、「3.79　患者環境（PATIENT ENVIRONMENT）」によれば「"患者とME機器若しくはMEシステムの部分との間"に、または"患者とME機器若しくはMEシステムの部分に接触している他の人との間"に、意図的な、または意図しない接触が生じる可能性がある領域」と定義されており、附属書Aに患者環境の例として図1-5が提示されている。

医用電気機器と非医用機器の組み合わせには種々の状況が考えられるが、附属書I（参考）MEシステム概要に、表1-11に示すようなさまざまな状況を考慮した本規格の適用方法が例示されている。

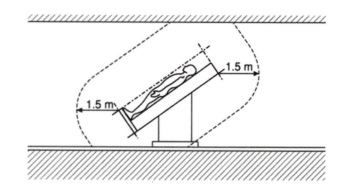
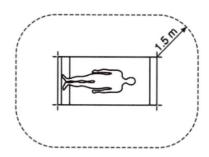

図1-5　患者環境の例（附属書A）

（7）その他

最近のME機器は、ハードの中にコンピュータやマイクロプロセッサが組み込まれ、それらをソフトウェアが制御しME機器が作動するので、これらの不具合は安全上、極めて重要になってきている。

そこで、14. プログラマブル電気医用システム

表1-11　MEシステムの図解の例

状態No.		診療用に使う部屋		診療室以外の部屋	漏れ電流の許容値を超える可能性がある原因の例	適合させるための手段
		患者環境	患者環境外			
1	1a A及びBは、ME機器である	電源プラグ―A(IEC60601)↔B(IEC60601)電源プラグ			同一形の複数の装着部によって合計患者漏れ電流の許容値を超える　注記1参照	―合計患者漏れ電流が許容値を超えないことを検証する
	1b A及びBはME機器で、ともにマルチタップを介して給電される	A(IEC60601)―B(IEC60601)／マルチタップ			マルチタップの接地導線の断線　1a参照	―AまたはB：追加の保護接地接続、または ―分離変圧器
	1c AはME機器、Bは非ME機器である	電源プラグ―A(IEC60601)↔B(IECXXXXX)電源プラグ			Bの大きい接触電流	―B：追加の保護接地接続、または ―B：分離変圧器
	1d AはME機器、Bは非ME機器で、同じマルチタップを介して給電される	A(IEC60601)―B(IECXXXXX)／マルチタップ			マルチタップの接地線の断線、または、Bの大きい接触電流	―AまたはB：追加の保護接地接続、または ―分離変圧器

表1-11 MEシステムの図解の例（つづき）

状態No.		診療用に使う部屋		診療室以外の部屋	漏れ電流の許容値を超える可能性がある原因の例	適合させるための手段
		患者環境	患者環境外			
1	1e AはME機器で、非ME機器Bの中の指定した電源から給電される	A IEC60601 / B IEC XXXXX → 電源プラグ			Bの大きい接触電流	—B：追加の保護接地接続、または —B：分離変圧器
	1f AはME機器で、Bの非ME機器の電源から給電される	A IEC60601 ← B IECXXXXX DC/AD → 電源プラグ				
2	2a A及びBは、ME機器である	電源プラグ ← A IEC60601　　B IEC60601 → 電源プラグ			許容漏れ電流を超える原因はない	—これ以上の手段は不要
	2b A及びBはME機器で、同じマルチタップを介して給電される	A IEC60601　　B IEC60601／マルチタップ			マルチタップの接地線の断線	—AまたはB：追加の保護接地接続、または —分離変圧器
	2c AはME機器、Bは非ME機器である	電源プラグ ← A IEC60601　　B IECXXXXX → 電源プラグ			Bの大きい接触電流 附属書Aの16.5参照	—金属ケースのコネクタを使用しない、または —分離装置
	2d AはME機器、Bは非ME機器で、同じマルチタップを介して給電される	A IEC60601　　B IECXXXXX／マルチタップ			マルチタップの接地線の断線	—AまたはB：追加の保護接地接続、または —分離変圧器
3	3a A及びBは、ME機器である	電源プラグ ← A IEC60601		B IEC60601 → 電源プラグ／共通保護接地線	許容漏れ電流を超える原因はない	—これ以上の手段は不要
	3b AはME機器、Bは非ME機器である	A IEC60601		B IECXXXXX／共通保護接地線	Bの大きい接触電流 附属書Aの16.5参照	—金属ケースのコネクタを使用しない、または —分離装置
	3c AはME機器、BはME機器または非ME機器である	電源プラグ ← A IEC60601／共通保護接地線		電源プラグ B IEC60601又はIECXXXXX／電位差をもつ保護接地	a) A及びBの保護接地接続間の電位差 b) Bの大きい接地電流 附属書Aの16.5参照	—A：追加の保護接地接続、 —分離装置、または —患者環境で金属ケースのコネクタを使用しない

注記1　許容値を超える接触電流または接触漏れ電流の原因は、存在しない。
注記2　IEC 60601：IEC 60601規格群またはJIS T 0601規格群に適合するME機器。
注記3　IEC XXXXX：該当するIECの安全規格に適合する非ME機器。該当する非ME機器のJISの安全規格、電気用品安全法の技術規準か、又はそれらと同等の安全性を持つ非ME機器も含めている。
注記4　分離変圧器：16.9.2.1参照。
注記5　例えば、機器Bは患者環境外にあり、かつ機器AはクラスIIの機器であり、その接触可能導電性部が機器Bの保護接地接続手段に接続されている場合は、追加の安全手段として、例えば、機器Bに追加の保護綾地か、分離変圧器かまたは分離装置が必要な場合がある。

（PEMS）及び附属書H(参考)PEMS構造、PEMS開発ライフサイクル及び文書化で基本的な要求事項が述べられている。詳細は省略するが、危険性をリスクマネジメントして、リスクを回避することが求められている。本規格中によく出てくるPEMSとPESSの定義を、以下に示す。

- PEMS：3.90 プログラマブル電気医用システム（Programmable Electrical Medical System）
  1つまたは複数のプログラマブル電子サブシステム（PESS）を含むME機器またはMEシステム。
- PESS：3.91 プログラマブル電子サブシステム（Programmable Electronic Sub System）
  ソフトウェア及びインタフェースを含む1つまたは複数の中央演算処理装置に基づいたシステム。

また、附属書G(規定)に「**可燃性麻酔剤の発火を引き起こすハザードに関する保護**」の規定が詳細に載っている。

全体を通して、各所で「**リスクマネジメントを適用し、安全を確保する**」ことが要求されている。

（小野哲章）

2節 安全基準の副通則

1 リスクマネジメント

JIS T 14971：2020「**医療機器―リスクマネジメントの医療機器への適用**」は2003年に制定されたもので、リスクマネジメントとは、「リスクの分析、評価、コントロール及び監視に対する、マネジメント方針、手順及び実施の体系的な適用。」と定義されている（JIS T 14971：2020、3.24）。その適用範囲には「この規格は医療機器としてのソフトウェア及び体外診断用医療機器を含む医療機器のリスクマネジメントの用語、原則プロセスについて規定する。この規格で規定するプロセスは、医療機器に関連するハザードを特定し、リスクの推定及び評価を行い、これらのリスクをコントロールし、そのコントロールの有効性を監視するために、医療機器の製造業者を支援することを意図している。」と規定されている。全ての医療機器の製造販売に適用されるもので、医療機器の承認の際にも重要視される。

以下に、本JISの目次及び、定義の部分を引用する（表1-12①、②）。また、リスクマネジメントプロセスを図1-6に示す。

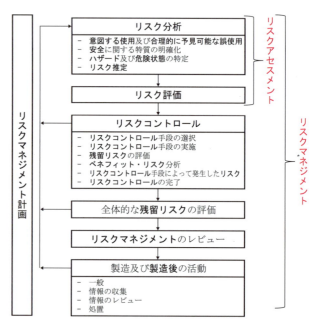

図1-6 リスクマネジメントプロセスの概略図

2 アラーム

IEC 60601-1-8：2006Medical electrical equipment-Part 1-8：General requirements for basic safety and essential performance-Collateral standard: General requirements, tests and guidance for alarm systems in medical electrical equipment and medical electrical systemsを翻訳した、JIS T 60601-1-8：2012「**医用電気機器－第1-8部：基礎安全と基本性能に関する一般要求事項－副通則：医用電気機器及び医用電気システムのアラームに関する一般要求事項、試験方法及び適用指針**」は、2012年10月に発行された（60601番台としては初めてのJIS）。

その後、2012年、2020年に発行されたAmendmentを基に、技術的内容及び構成を変更することなく、JIS T60601-1-8：2023として改正された。なお、従来のJIS T 1031「医用電気機器の警告通則」は

表1-12① JIS T 14971：2020の目次

序文
1. 適用範囲
2. 引用規格
3. 用語及び定義
4. リスクマネジメントシステムの一般要求事項
    4.1. リスクマネジメントプロセス
    4.2. 経営者の責任
    4.3. 要員の力量
    4.4. リスクマネジメント計画
    4.5. リスクマネジメントファイル
5. リスク分析
    5.1. リスク分析プロセス
    5.2. 意図する使用及び合理的に予見可能な誤使用
    5.3. 安全に関する特質の明確化
    5.4. ハザード及び危険状態の特定
    5.5. リスク推定
6. リスク評価
7. リスクコントロール
    7.1. リスクコントロール手段の選択
    7.2. リスクコントロール手段の実施
    7.3. 残留リスクの評価
    7.4. ベネフィット・リスク分析
    7.5. リスクコントロール手段によって発生したリスク
    7.6. リスクコントロールの完了
8. 全体的な残留リスクの評価
9. リスクマネジメントのレビュー
10. 製造及び製造後の活動
    10.1. 一般
    10.2. 情報の収集
    10.3. 情報のレビュー
    10.4. 処置
附属書A（参考）要求事項の根拠
附属書B（参考）医療機器のリスクマネジメントプロセス
附属書C（参考）リスクの基礎的な概念
参考文献
解　説

表1-12② JIS T 14971：2020　用語及び定義

3　用語及び定義
　この規格で用いる主な用語及び定義は、次による。

3.1
附属資料（accompanying documentation）
　医療機器（3.10）に附属し、医療機器（3.10）の据付け、使用、保守、使用停止及び廃棄に責任をもつ者又はユーザーに対する情報で、特に安全な使用に関する情報を記載した資料
　注釈1　附属資料は、取扱説明書、技術解説、据付手順書、簡易参照ガイドなどで構成可能である。
　注釈2　附属資料は、必ずしも、書面又は印刷した文書である必要はなく、視覚的、聴覚的又は触覚的な資料及び複数の媒体を含むことがある。

3.2
ベネフィット（benefit）
　医療機器（3.10）の使用が、個人の健康に与える良い影響若しくは望ましい結果、又は患者管理若しくは公衆衛生に与える有益な影響
　注釈1　ベネフィットには、臨床結果、患者の生活の質［QOL（quality of life）］、診断に関係する結果に与える有益な影響、臨床結果に与える診断機器の有益な影響又は公衆衛生への有益な影響が含まれる。

3.3
危害（harm）
　人の受ける傷害若しくは健康障害、又は財産若しくは環境の受ける害
　（出典：JIS T 0063:2020の3.1）

3.4
ハザード（hazard）
　危害（3.3）の潜在的な源
　（出典：JIS T 0063:2020の3.2）

3.5
危険状態（hazardous situation）
　人、財産又は環境が、一つ以上のハザード（3.4）にさらされる状況
　注釈1　ハザード及び危険状態の関係については、附属書Cを参照。
　（出典：JIS T 0063:2020の3.3に注釈1を追加）

3.6
意図する使用、意図する目的（intended use、intended purpose）
　製造業者（3.9）が提供する仕様、取扱説明及び情報で意図している、製品、プロセス（3.14）又はサービスの使用
　　注釈1　意図する医学的適応、患者集団、相互に作用し合う対象の体の部分又は生体組織の種類、ユーザープロファイル、使用環境及び動作原理が、意図する使用の典型的要素である。
　（出典：JIS T 0063:2020の3.4）

3.7
体外診断用医療機器（in vitro diagnostic medical device、IVD medical device）
　試薬、キャリブレーター（標準物質）、管理物質、検体容器、ソフトウェア、及び関連する器具若しくは器械又はその他の品目を含む、単独使用か又は組合せ使用かを問わず、診断、監視又は適合性の情報を提供することを唯一の又は主な目的とし、人体から採取した検体の体外（in vitro）検査に使用することを製造業者（3.9）が意図した機器
　（出典：ISO 18113-1:2009の3.27の注記1を削除）

3.8
ライフサイクル（life cycle）
　医療機器（3.10）の初期構想から最終的な使用停止及び廃棄に至るまでの一連の全ての段階
　（出典：JIS T 0063:2020の3.5）

3.9
製造業者（manufacturer）
　医療機器（3.10）の設計及び／又は製造が自分自身によるか、又は他の人による行為かにかかわらず、その名の下に、使用に供するために医療機器（3.10）を作ることを意図し、医療機器（3.10）の設計及び／又は製造に責任をもつ自然人又は法人
　　注釈1　この"自然人又は法人"は、利用可能とする又は販売することを意図した国又は法的管轄において、法的管轄で規制当局によって他の人に特別に責任を負わす場合を除き、適用される全ての医療機器の規制要求事項に適合させる最終的な法的責任をもっている。
　　注釈2　製造業者の責任は、他のGHTF指針文書に記載されている。これらの責任には、市販前要求事項並びに有害事象報告及び是正措置の通知のような市販後要求事項の両方に適合することを含んでいる。
　　注釈3　"設計及び／又は製造"は、仕様開発、生産、成型加工、組立、加工、包装、再包装、ラベリング、再ラベリング、滅菌、据付け若しくは医療機器の再製造、又は医療目的のために利用可能な他の製品及び機器を一緒に収集してまとめることを含む場合がある。
　　注釈4　個々の患者に対して他の人が既に供給した医療機器を、取扱説明書に従って組立又は調整する人は、製造業者ではない。ただし、指定された組立及び調整は、医療機器の意図する使用を変更しないことが前提である。
　　注釈5　医療機器の元々の製造業者の代理としてではなく、医療機器の意図する使用を変更する人、医療機器を改造する人、又は自身の名の下にそのような医療機器を利用可能にする人は、変更した医療機器の製造業者とみなされる。
　　注釈6　既存のラベルを覆ったり、変更したりすることなく、医療機器又はその包装に自身の所在地及び連絡先だけを表示する指定代理人、ディストリビューター及び輸入業者は、製造業者とはみなさない。
　　注釈7　附属品は医療機器の規制要求事項の対象となるため、その附属品の設計及び／又は製造に関して責任をもつ者は、製造業者とみなす。
　（出典：JIS T 0063:2020の3.6）

3.10
医療機器（medical device）
　計器、器械、用具、機械、器具、植込み用具、体外診断薬、ソフトウェア、材料又はその他の同類のもの若しくは関連する物質であって、単独使用か又は組合せ使用かを問わず、製造業者（3.9）が人体への使用を意図し、その使用目的が次の一つ以上であり、
― 疾病の診断、予防、監視、治療又は緩和、
― 負傷の診断、監視、治療、緩和又は補助、
― 解剖学的又は生理学的なプロセス（3.14）の検査、代替、修復又は支援、
― 生命支援又は維持、
― 受胎調整、
― 医療機器（3.10）の消毒、

— 人体から採取される検体の体外試験法による情報提供、

さらに、薬学、免疫学又は新陳代謝の手段によって、体内又は体表において意図するその主機能を達成することはないが、それらの手段によって意図する機能の実現が補助される場合があるもの

注釈1 法的管轄によって医療機器に該当するか否かが分かれる場合がある製品には、次のものがある。
— 消毒剤
— 身体障害者用の補助器具
— 動物及び／又はヒト組織に由来する機器
— 体外受精又は生殖補助技術用の機器

(出典：JIS T 0063:2020の3.7)

3.11
客観的証拠（objective evidence）
あるものの存在又は真実を裏付けるデータ
注釈1 客観的証拠は、観察、測定、試験又はその他の手段によって得ることが可能である。
(出典：JIS Q 9000:2015の3.8.3の注記2を削除)

3.12
製造後（post-production）
医療機器（3.10）のライフサイクル（3.8）のうち、設計を完了し、製造した後の段階
例 輸送、保管、据付け、製品使用、保守、修理、製品変更、使用停止及び廃棄

3.13
手順（procedure）
活動又はプロセス（3.14）を実行するために規定された方法
注釈1 手順は、文書にすることもあれば、しないこともある。
(出典：JIS Q 9000:2015の3.4.5)

3.14
プロセス（process）
インプットを使用して意図した結果を生み出す、相互に関連する又は相互に作用する一連の活動
注釈1 プロセスの"意図した結果"を、アウトプット、製品又はサービスのいずれと呼ぶかは、それが用いられている文脈による。
注釈2 プロセスへのインプットは、通常、他のプロセスからのアウトプットであり、また、プロセスからのアウトプットは、通常、他のプロセスへのインプットである。
注釈3 連続した二つ以上の相互に関連する及び相互に作用するプロセスを、一つのプロセスと呼ぶこともあり得る。

(出典：JIS Q 9000:2015の3.4.1の注記4〜注記6を削除)

3.15
合理的に予見可能な誤使用（reasonably foreseeable misuse）
容易に予測可能な人間の行動によって引き起こされる使用であるが、製造業者（3.9）が意図しない方法による製品又はシステムの使用
注釈1 容易に予測可能な人間の行動は、様々なタイプのユーザー（例えば、一般の人及び専門家）の行動を含む。
注釈2 合理的に予見可能な誤使用は、意図的である場合も意図的でない場合もある。
(出典：JIS T 0063:2020の3.8)

3.16
記録（record）
達成した結果を記述した、又は実施した活動の証拠を提供する文書
注釈1 記録は、例えば、トレーサビリティを正式なものにするため、又は検証、予防処置及び是正処置の証拠を提供するために使用されることがある。
注釈2 通常、記録の改訂管理を行う必要はない。
(出典：JIS Q 9000:2015の3.8.10)

3.17
残留リスク（residual risk）
リスクコントロール（3.21）手段を実施した後にも残るリスク（3.18）
(出典：JIS T 0063:2020の3.9)

3.18
リスク (risk)
　危害 (3.3) の発生確率とその危害 (3.3) の重大さ (3.27) との組合せ
　（出典：JIS T 0063:2020の3.10の注釈1を削除）

3.19
リスク分析 (risk analysis)
　ハザード (3.4) を特定するための及びリスク (3.18) を推定するための利用可能な情報の体系的な使用
　（出典：JIS T 0063:2020の3.11）

3.20
リスクアセスメント (risk assessment)
　リスク分析 (3.19) 及びリスク評価 (3.23) からなる全てのプロセス (3.14)
　（出典：JIS Z 8051:2015の3.11）

3.21
リスクコントロール (risk control)
　規定したレベルまでリスク (3.18) を低減するか又はそのレベルでリスク (3.18) を維持するという決定に到達し、かつ、そのための手段を実施するプロセス (3.14)
　（出典：JIS T 0063:2020の3.12）

3.22
リスク推定 (risk estimation)
　危害 (3.3) の発生確率とその危害 (3.3) の重大さ (3.27) に対して重み付けをするために用いるプロセス (3.14)
　（出典：JIS T 0063:2020の3.13）

3.23
リスク評価 (risk evaluation)
　判断基準に照らして推定したリスク (3.18) の受容可能性を判断するプロセス (3.14)
　（出典：JIS T 0063:2020の3.14）

3.24
リスクマネジメント (risk management)
　リスク (3.18) の分析、評価、コントロール及び監視に対する、マネジメント方針、手順 (3.13) 及び実施の体系的な適用
　（出典：JIS T 0063:2020の3.15）

3.25
リスクマネジメントファイル (risk management file)
　リスクマネジメント (3.24) によって作成した記録 (3.16) 及びその他の文書のまとまり

3.26
安全 (safety)
　受容できないリスク (3.18) がないこと
　（出典：JIS T 0063:2020の3.16）

3.27
重大さ (severity)
　ハザード (3.4) から生じる可能性がある結果の尺度
　（出典：JIS T 0063:2020の3.17）

3.28
最新の技術水準 (state of the art)
　ある時点での、科学、技術及び経験を結集した知見に基づいた、製品、プロセス (3.14) 及びサービスに関する技術力の到達段階
　　注釈1　最新の技術水準は、技術及び医学の優れた実践として現在一般に受け入れられているものを具体化したものである。最新の技術水準は、必ずしも技術的に最も進んだ解決策を意味しない。最新の技術水準は、この規格では"一般に認められた最新の技術水準"として規定する場合がある。
　（出典：JIS T 0063:2020の3.18）

3.29
トップマネジメント（top management）
　最高位で製造業者（3.9）を指揮し、管理する個人又はグループ
　（出典：JIS Q 9000:2015の3.1.1の"組織"を"製造業者"に変更し、注記を削除）

3.30
使用エラー（use error）
　製造業者（3.9）が意図するものとは異なる、又はユーザーが期待するものとは異なる結果を引き起こす、医療機器（3.10）を使用する際のユーザーの行為又はユーザーの行為の欠如
　注釈1　使用エラーには、ユーザーがタスクを完遂できないことが含まれる。
　注釈2　使用エラーは、ユーザー、ユーザーインターフェイス、タスク又は使用環境の間の特性の不一致によって発生することもある。
　注釈3　ユーザーが、使用エラーとなっていることに気付くことも気付かないこともある。
　注釈4　患者の想定外の生理学的反応は、それ自体を使用エラーとはみなさない。
　注釈5　想定外の結果を引き起こす医療機器の誤作動は、使用エラーとはみなさない。
　（出典：JIS T 62366-1:2019の3.21の注記6を削除）

3.31
検証（verification）
　客観的証拠（3.11）を提示することよって、規定要求事項が満たされていることを確認すること
　注釈1　検証のために必要な客観的証拠は、検査の結果、又は別の方法での計算の実施若しくは文書のレビューのような他の形の確定の結果であることがある。
　注釈2　検証のために行われる活動は、適格性確認プロセスと呼ばれることがある。
　注釈3　"検証済み"という言葉は、検証が済んでいる状態を示すために用いられる。
　（出典：JIS T 0063:2020の3.19）

表1-13　JIS T 60601-8：2023の目次

序文	6.7.　アラームシステムの保護
1.　適用範囲、目的及び関連規格	6.8.　アラーム信号不活性化状態
1.1.　適用範囲	6.9.　アラームリセット
1.2.　目的	6.10.　非保持アラーム信号及び保持アラーム信号
1.3.　関連規格	6.11.　アラーム配信システム（DAS）及びアラーム状態関連情報配信システム（DIS）
2.　引用規格	6.12.　アラームシステムの履歴機能
3.　用語及び定義	6.13.　アラームシステムの機能
4.　一般要求事項	附属書A（参考）一般的指針及び根拠
5.　ME機器の標識、表示及び文書	附属書B（参考）ME機器及びMEシステムの表示及びラベリングに対する要求事項の指針
5.1.　表示光及び制御	
5.2.　附属文書	附属書C（規定）表示における図記号
6.　アラームシステム	附属書D（参考）聴覚アラーム信号に対する指針
6.1.　アラーム状態	
6.2.　インテリジェントアラームシステムの開示	附属書E（参考）音声アラーム信号
6.3.　アラーム信号の発生	附属書F（規定）アラーム信号用メロディ
6.4.　遅延の開示	附属書G（規定）聴覚アラーム信号
6.5.　アラームプリセット	附属書H（参考）聴覚アイコンのバリデーション
6.6.　アラーム設定値	附属書JA（参考）定義した用語の索引

2006年11月に廃止された。従来の警告規格が様式を規定し、最低要求事項を決めていたのに対して、本規格は詳細を個別規定に委ねるという自由度を与えつつ、アラームのフィロソフィをしっかり示し開発の意図が使用側に十分伝わることを開発側に求めている[3]。

本規格の目次を表1-13に示す。

その主たる考え方を以下に示す。

（1）アラーム状態の優先度

アラーム状態は、高・中・低優先度の1つ以上に割り当てるものとする。どの優先とするかは、図1-6に示したリスクマネジメントプロセス（ISO14971）に基づかなければならない。また、各アラーム状態の優先度は、取扱説明書に示す必要があり、優先度についてはグループ内で識別されてもよい（表1-14）。

表1-14　アラーム状態の決定及び優先度の割当

アラーム状態の原因への対応が適切でない場合に起こり得る結果	潜在的危害の発生時期		
	即発	早発	遅発
死亡又は不可逆的損傷	高優先度アラーム状態	高優先度アラーム状態	中優先度アラーム状態
可逆的損傷	高優先度アラーム状態	中優先度アラーム状態	低優先度アラーム状態
不快感又は可逆的軽傷	中優先度アラーム状態	低優先度アラーム状態	低優先度アラーム状態、アラーム状態ではない又は情報信号

（2）アラームの発生

各々のアラーム状態は、この規格で規定したような視覚アラームを発生させなければならない。この時、アラームシステムを用いる想定環境に関するリスクを評価して、必要であるとみなされた場合は、追加のアラームを発生させなければならない。この追加のアラームは、可聴音、言語、振動または他の手段で発生させたものであってよい。

（3）視覚アラーム

操作者の応答または確認を必要とする機器、または、機器の一部を操作者が識別するために、アラームインジケータが必要な場合は、表1-15に示すような特性を持つものとする。

表1-15　アラーム表示光の特性

アラーム分類	表示光の色	点滅周波数	デューティサイクル
高優先度	赤	1.4～2.8 Hz	20～60%点灯
中優先度	黄	0.4～0.8 Hz	20～60%点灯
低優先度	シアンまたは黄	連続	100%点灯

（4）聴覚アラーム

アラーム音を出すアラームシステムは、少なくとも次のいずれかの1組のアラーム信号を持つ。なお、アラーム信号用メロディについては、操作者が効果的にメロディを区別できないという問題が多く報告されたため、2023年の改正で廃止された。

(a) 表1-16に示すパルス音の特性を持ち、規格に定めるバースト特定を持つ。
(b) 異なる技術手段（例：音声合成による音声アラーム信号）によって生成し、かつバリデーションが確認されている。
(c) 附属書Gに適合するアラーム信号。

表1-16　聴覚アラーム信号のパルスの特性

特性	値
150Hz～1000Hzの範囲の周波数成分	最大の音圧レベルをもつ四つの周波数成分のうち、少なくとも一つがこの範囲にあること
150Hz～4000Hzの周波数成分のピーク数	少なくとも四つのピークがこの周波数領域にあること
有効パルス持続時間（td） 高優先度 中優先度及び低優先度	75ms～200ms 125ms～250ms
立上り時間（tr）	a)
立下り時間（tf）	b)

150Hz～4000Hzの周波数範囲内で、最大の音圧レベルの四つの周波数成分の相対音圧レベルは、互いの15dB以内にすることが望ましい。

注記　中優先度アラーム信号がISO8201:2017[30]に規定されている可聴緊急避難信号と混同されないように、注意が必要である。

注a) 立上り時間は、機械的なスピーカーノイズを発生させるほど短くないことが望ましい。

注b) 立下り時間は、パルスが重ならないように十分短くすることが望ましい。

（5）アラームシステムの図記号

表1-17に示すように、アラームシステムの状態を示す図記号が附属書Cに提示されている。

なお、2001年7月30日に厚生労働省医薬局長通知（平成13年7月30日　医薬発第837号）として、「人工呼吸器警報基準の制定等について」が発出された（表1-18）。我が国で製造販売される人工呼吸器は、この基準に従わなければならない。

(小野哲章)

表1-17 アラームシステムのための図記号

No.	図記号 (参考)	引用規格 (規定)	表題 (参考)	引用規格での説明 (参考)	アラームシステムでの説明 (規定)
1	△	IEC 60417-5307	アラーム、一般	・制御装置にアラームを表示するため。 注記1 三角形の内部又は下部にアラームのタイプを表示することも可能である。 注記2 アラーム信号を分類する必要があり、かつ、記号5308を使用する場合は、緊急性の低い状態に対して記号5307を使用することを推奨する。	医用アラームシステムでは、この図記号を次のように使用する。 ・アラーム状態。 ・アラーム状態表示のため。 ・三角形の内部、横又は下部にアラームの状態を表示しても可。 ・優先順位に基づいてアラーム状態を分類する必要がある場合は、1個、2個又は3個の追加記号（例えば、低優先度に対しては"!"を、中優先度に対しては"!!"を、高優先度に対しては"!!!"）を追加することによって表示してもよい。
2	△ (点付)	IEC 60417-5309	アラームシステムのリセット	・アラーム装置に関して。 ・アラーム回路をその初期状態にリセットできる制御手段を識別するために。 注記 開いた三角形の内部又は三角形の下部にアラームのタイプを表示することも可能である。	医用アラームシステムでは、この図記号を次のように使用する。 ・アラームリセット ・アラームリセットの制御を識別するため。 ・三角形の内部、横又は下部にアラーム状態を表示してもよい。
3	△に×印	IEC 60417-5319	アラームの不活性化	・制御装置でアラームの禁止を識別するために。 注記1 三角形の内部又は下部にアラームのタイプを表示することも可能。 注記2 一時的なアラームの禁止に対しては、×印を破線の×印に置き換えることによって、この図記号を使用することも可能。	医用アラームシステムでは、この図記号を次のように使用する。 ・実線の×印とともに使用する場合は、アラーム停止。 ・アラーム停止の制御を識別するため又はアラームシステムがアラーム停止状態にあることを表示するため。 ・三角形の内部、下部又は横にアラーム状態を表示してもよい。 ・混同する危険がない限り、この記号はアラームシステムを備えていない装置を識別するためにも使用してよい。
4	△に破線×印	IEC 60417-5319 注記2に基づいた変更	アラームの不活性化	・制御装置でアラームの禁止を識別するために。 注記1 三角形の内部又は下部にアラームのタイプを表示することも可。 注記2 一時的なアラームの禁止に対しては、×印を破線の×印に置き換えることによって、この図記号を使用することも可能である。	医用アラームシステムでは、この図記号を次のように使用する。 ・破線の×印とともに使用する場合は、アラーム中断。 ・アラーム中断の制御を識別するため又はアラームシステムがアラーム中断状態にあることを表示するため。 ・三角形の内部、下部又は横にアラーム状態を表示してもよい。 ・残り時間の数値カウンタを三角形の上部、下部又は横に配置してもよい。

No.	図記号 (参考)	引用規格 (規定)	表題 (参考)	引用規格での説明 (参考)	アラームシステムでの説明 (規定)
5	(ベル記号に実線×印)	IEC 60147-5576	ベルの取り消し	・ベルを"切"に切り替える制御を識別するため、又はベルの動作状態を表示するため。 注記1 混同する危険がない限り、"音響信号を停止に切り替え"にも、この記号を使用することも可能である。 注記2 一時的なベルの取消しに対しては、×印を破線の×印に置き換えて、この図記号を使用することも可能である。	医用アラームシステムでは、この図記号を次のように使用する。 ・実線の×印とともに使用する場合は、アラーム音停止。 ・アラーム音停止にするための制御を識別するため、又はアラームシステムがアラーム音停止の状態にあることを表示するため。 ・ベル形の内部、下部又は横にアラーム状態を表示してもよい。
6	(ベル記号に破線×印)	IEC 60417-5576-2	ベルの一時的な取り消し	・ベルを"切"に切り替える制御を識別するため、又はベルの動作状態を表示するため。	医用アラームシステムでは、この図記号を次のように使用する。 ・破線の×印とともに使用する場合は、アラーム音中断。 ・アラーム音中断にするための制御を識別するため、又はアラームシステムがアラーム音中断状態にあることを表示するため。 ・ベル形の内部、下部又は横にアラーム状態を表示しても可。 ・残り時間の数値カウンタをベル形の上部、下部又は横に配置してもよい。
7	(確認記号)	ISO 7000-1326	確認	—	医用アラームシステムでは、この図記号を次のように使用する。 ・確認済。 ・確認済に対する制御を識別するため。
8	(ベル確認記号) 又は (組合せ記号)	IEC 60417-5576-1 ISO 7000-1326 と IEC 60417-5576-2 との組合せ	ベルの取消し確認、確認	・ベルが"確認済み"である可能性又は"確認済み"となったことを識別するため。 ・ベル形の下部又は横にアラーム状態を表示することも可能である。	医用アラームシステムでは、この図記号を次のように使用する。 ・確認済。 ・アラーム状態が時間を限定しないで確認済状態であることを表示するため。 ・ベル形の下部又は横にアラーム状態を表示しても可。
9	(ベル一時確認記号) 又は (組合せ記号)	IEC 60417-5576-3 ISO 7000-1326 と IEC 60417-5576-2 との組合せ	ベルの一時的な取消し確認、一時的確認	・ベルが一時的に"確認済み"である可能性又は一時的に"確認済み"となったことを識別するため。残り時間の数値カウンタをベルの上部、下部又は横に配置することも可能である。	医用アラームシステムでは、この図記号を次のように使用する。 ・確認済。 ・アラーム状態が時間を経過するまで確認済状態であることを表示するため。 ・ベル形の下部又は横にアラーム状態を表示してもよい。 ・残り時間の数値カウンタをベルの上部、下部又は横に配置してもよい。
10	(設定値記号)	IEC 60417-5649	設定値一般	・設定範囲の表示／設定に対して、制御又は表示を識別するため、例としては、患者をモニターする医療機器での、危篤状態の可能性に対する設定参照値の表示がある。	医用アラームシステムでは、この図記号を次のように使用する。 ・アラーム設定値。 ・アラーム設定値の表示又は設定制御を識別するため。

第Ⅰ章　医療機器の安全基準

No.	図記号 (参考)	引用規格 (規定)	表題 (参考)	引用規格での説明 (参考)	アラームシステムでの説明 (規定)
11	(上向き矢印＋下向き矢印の段差記号)	IEC 60417-5650	設定値 上限	・設定値上限の表示／設定に対して、制御又は表示を識別するため。	医用アラームシステムでは、この図記号を次のように使用する。 ・アラーム設定値上限。 ・アラーム設定値の上限の表示又は設定制御を識別するため。
12	(上向き矢印＋下向き矢印の段差記号)	IEC 60417-5651	設定値 下限	・設定値上限の表示／設定に対して、制御又は表示を識別するため。	医用アラームシステムでは、この図記号を次のように使用する。 ・アラーム設定値下限。 ・アラーム設定値の下限の表示又は設定の制御を識別するため。
13	(円内にチェックマーク)	ISO 7000-6334A	選択、 肯定的確認、 成功	・肯定的に確認した制御を識別し、かつ確認状態又は成功状態を表示するため。	医用アラームシステムでは、この図記号を次のように使用する。 ・確認済又は受任。 ・確認済に対する制御を識別するため、又は受任されたアラーム状態を表示するため。
14	(ベルに×とチェック記号) 又は (ベル×とチェック丸)	IEC 60417-5576-4 ISO 7000-6334A と IEC 60417-5576 との組合せ	ベル取消し 肯定的確認、 確認 確認 ベル取消し	・ベル取消しを無期限に確認した可能性又は無期限に確認したことを肯定識別するため。 注記　同じ図記号のグループであるIEC 60417-5576-5の変形も参照する。	医用アラームシステムでは、この図記号を次のように使用する。 ・確認済。 ・アラーム状態が無期限に確認済であることを表示するため。 ・アラーム状態をベル形の下部又は横にアラーム状態を表示しても可。
15	(ベルに×とチェック記号・点線) 又は (ベル×点線とチェック丸)	IEC 60417-5576-5 ISO 7000-6334A と IEC 60417-5576 との組合せ	ベルの 一時的取消し 肯定的確認、 確認 確認 ベル取消し	・ベル取消しを一定期間経過するまで確認した可能性を肯定識別するため、又はベルが一定時間経過するまで肯定確認したことを表示するため。 注記1　確認状態は、設定時間の最後に終了し、かつ、アラーム状態が解消されていない場合は、聴覚的要素を再活性する。 注記2　同じ図記号のグループであるIEC 60417-5576-4の変形も参照する。	医用アラームシステムでは、この図記号を次のように使用する。 ・確認済。 ・アラーム状態が時間経過するまで確認済であることを表示するため。 ・アラーム状態をベル形の下部又は横にアラーム状態を表示してもよい。 ・残り時間の数値カウンタをベルの上部、下部又は横に配置してもよい。
16	(円内に×マーク)	ISO 7000-6335A	否定的確認、 失敗	・確認が否定的な状態を表示するため、又は失敗した状態を表示するため。	医用アラームシステムでは、この図記号を次のように使用する。 ・受任拒否。 ・受任拒否の制御を表示するため、又はアラーム状態が受任拒否の状態であることを表示するため。

出典：JIS T 60601-1-8：2023
医用電気機器－第1-8部：基礎安全及び基本性能に関する一般要求事項－副通則：医用電気機器及び医用電気システムのアラームシステムに関する一般要求事項、試験方法及び適用指針
附属書C(規定)　表示における図記号　表C.1-アラームシステムのための図記号

表1-18 人工呼吸器警報基準の制定等について

人工呼吸器警報基準の制定等について

　平成13年厚生労働省令第176号「医薬法施行規則の一部を改正する省令」が平成13年7月30日に別紙1のとおり公布され、平成13年8月1日から施行されることになった。また、平成13年厚生労働省告示第264号をもって、「人工呼吸器警報基準」が平成13年7月30日に別紙2のとおり新たに制定され、平成13年8月1日から適用されることとなった。
　今回の改正等は、人工呼吸器に関する医薬事故防止対策の一環として行ったものであり、その趣旨、内容等については下記のとおりであるので、御承知のうえ、貴管下関係業者への周知徹底方よろしくお願いする。
　なお、本通知の写しを財団法人医療機器センター理事長、日本医療機器関係団体協議会会長、在日米国商工会議所医療機器小委員会委員長及び欧州ビジネス協議会医療機器委員会委員長あてに送付することとしている。

記

第1　薬事法施行規則の一部を改正する省令の施行について
1. 改正の趣旨
　薬事法（昭和35年法律第145号。以下「法」という。）第14条第1項（法第23条において準用する場合を含む。以下同じ。）の規定に基づき製造または輸入の承認を要しない医療用具（以下「承認不要医療用具」という。）については、薬事法施行規則（昭和36年厚生省令第1号。以下「規則」という。）別表第1に掲げられている。
　人工呼吸器のうち工業標準化法（昭和24年法律第185号）に基づく日本工業規格（JIS規格）「医療用人工呼吸器（T7204）」に適合するものについては、従来、承認不要医療器具とされていたが、今般、規則別表第1第85号（78）医療用人工呼吸器（T7204）を削除し、承認不要医療用具から除外したこと。
2. 経過措置
　改訂前の規則別表第1第85号の「医療用人工呼吸器」（T7204）」に該当する品目について、「薬事法施行規則の一部を改正する省令（平成13年厚生労働省第176号）」の施行前に法第12条第1項、第18条第1項（法第23条において準用する場合を含む。以下同じ。）または第22条第1項の許可を受けて、法第14条第1項または第19条の2第1項の規定に基づく承認を受けることなく当該医療器具を製造し、または輸入していた者は、平成15年1月31日までは、引き続き製造しまたは輸入することができるものとされているが、平成15年2月1日以降の製造等に当たっては、法第14条第1項または第19条の2第1項の規定に基づく承認を取得する必要がある。また、平成14年8月1日以降は、人工呼吸器警報基準に適合しないものは、法第65条第2号に基づき、販売、製造、輸入等が禁止されること。

第2　人工呼吸器警報基準の制定について
1. 制定の趣旨
　人工呼吸器について、医療事故防止対策の一環として、法第42条第2項に基づき、警報に関する基準を新たに制定したこと。
2. 基準の内容
　人工呼吸器は、次に掲げる基準に適合するものでなければならないこと。
(1) 呼吸回路が外れた場合には、音声による警報を発すること。
(2) 呼吸回路が外れた場合に発せられる音声による警報を一時的に消音し、かつ、当該警報消音時から2分以内に自動的に当該警報を発する機能を有すること。
(3) 呼吸回路が外れた場合に発せられる音声による警報は、一時的に消音する場合を除き、消音することができないこと。
(4) 給電が停止した場合には、音声による警報を発すること。
(5) 本体を駆動させるスイッチは、接触等により容易に切断されない構造または機能を有すること。ただし、以下の左表に掲げる人工呼吸器については、上記の（1）～（5）のうち適用除外事項欄に掲げる項目を適用しないこと。

人工呼吸器の適用除外事項

人工呼吸器の種類	適用除外事項	適用除外理由
手動式人工呼吸器	(1)～(5)	手動式であり、専ら救急救命に用いる。
CPAP（持続的気道陽圧）専用装置	(1)～(5)	自発呼吸ができる患者に対して呼吸補助に用いる。気管チューブ及び気管切開チューブを用いず、非侵襲性マスクを用いる。
蘇生器（ガス圧式）	(1)～(5)	専ら、救急救命に用いる。電源がない。
体外式人工呼吸器	(1)～(3)	気管チューブ及び気管切開チューブを用いず、気道ケア*が不要。
麻酔専用人工呼吸器	(2)	気道ケア*が不要。
ガス圧式人工呼吸器	(4)	電源がない。
蘇生器（電気駆動式）	(1)～(3)	専ら、救急救命に用いる。

＊：気管切開チューブ等の呼吸回路を装着して人工呼吸器を使用している患者に対して痰を取り除く介護をいう。

3節 システム安全

1 MEシステム安全

現在の医療では、多数のME機器、コンピュータ、一般機器、設備が複雑に絡み合った状況の中で、さまざまな医療職種が患者のケアに当たっている。このような、いろいろな要素が絡み合って構成されるものを、「システム」と呼ぶ。

システムの中では、個々の安全性を追求するだけでは、全体の安全性を達成することはできない。システム全体を見回して、個々の要素が全体の安全にどのように関わっているかを見極めた上で、それぞれの安全対策を立てるべきである。このような考え方を、「**システム安全**」と呼ぶ。

MEシステム安全は、「ME機器・システムに関わるあらゆる安全問題を、それらのライフサイクルの全段階を通じて、機器・システム、設備、環境、人及び経済性の制約条件のもとで、最も安全な状態を実現する対策を立てること」と定義できる。

2 人間工学的安全対策[4)]

前述したように、全体の安全は、1) **無条件安全**、2) **条件付き安全**、3) **記述安全**の順で実施すべきである。これらには、特に人の特性を考慮して、**ヒューマンエラー**（human error）の原因を除去する考え方の安全対策が重要であるが、これを人間工学的安全対策と呼ぶ。

（1）フェイルセーフとフールプルーフ

無条件安全の代表に、**フェイルセーフ**（fail-safe）や**フールプルーフ**（fool-proof）がある。

フェイルセーフは「故障や事故（fail）が起こっても、システムが自動的に安全（safe）な状態になるような安全対策」である。鉄道の自動列車停止装置のように「運転手が赤信号を見落としても、自動的にブレーキがかかって、電車が自動的に停止するシステム」が代表例である。医療機器では、「電気メスの対極板コードが断線したり、コネクタが抜けたりした場合に、電気メスの出力が停止してしまう安全機構」などがこれに当たる。

一方、フールプルーフとは「思慮のない人（fool）が誤操作・誤接続などをしようとしても、これを自動的に防ぐ（proof）安全対策」である。医療ガス配管端末器のピン方式による誤接続防止のような「誰が行っても安全になるシステム」で、究極の人間工学的安全対策である。

安全対策を二重・三重にする多重系（例えば「輸液ポンプなどの停電用バッテリの搭載」など）も広い意味での無条件安全対策といえる。

（2）警報システム

ある決められた手順を守ると安全になるような、ある条件を満たすと安全になるシステムが、**条件付き安全対策**である。ほとんどの安全対策が、この分類に入る。例えば、ほとんどの医療機器に備わっている「警報（アラーム）システム」は、異常状態を機器自身が検知して、その処置を周囲の医療従事者に委託するもので、機器自身が対応できない場合の最後の安全手段として採用されている。

（3）添付文書及び取扱説明書

上記の上位の安全対策が実現できない場合は、機器のパネル面の適切な表示や、添付文書や取扱説明書により「避けなければならない手技」、「適用できない対象」、「安全な操作方法」などを示す**記述的安全対策**が採られる。

3 システム安全の分析手法

効果的な安全対策を実施するには、次のような手順をとる。

① 事故の詳細な情報を収集する。
② 事故の種類・形態などを分類し、原因を分析する。
③ 事故の影響の重大さにより、緊急度をレベル分類する。
④ 有効と思われる対策を検討し、実施優先順位を決める。
⑤ 検討にしたがって対策を実施する。
⑥ 対策の効果を実地に試験し、対策の再検討を行うために、フィードバックする。

これらの事故の原因分析や対策検討のために、**FTA**（Fault Tree Analysis）や、**FMEA**（Failure Mode and Effect Analysis）などの手法が利用される。

(1) FTA

図1-7に示すように、起こり得る事故の原因を探るために、それぞれの事象をその直前の事象の<u>論理積（AND）</u>や<u>論理和（OR）</u>で記述し、最終的な原因まで分析する手法がFTAである。定量データを入れることによって、その事故の確率的な可能性を分析できる。最下段の○印で囲んだ項目は、それ以上細分化できない「原因」であるので、定性的分析でも、チェックリストの作成に大いに役に立つ。

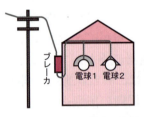
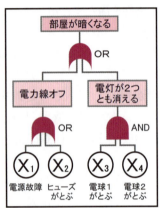

図1-7　FTAの実施例

(2) FMEA

表1-19に示すように、<u>部分の事象が全体にどのように影響し、どのような結果を招くかを表形式</u>で、調査・分析する手法がFMEAである。全体像の把握に有用である。

次の手順で分析する。

① 事故・故障を定義する。
② システムの構成を定義する。
③ 事故・故障の発生部分を表にリストアップする。
④ 事故・故障の重要度を区分する（無視可能、限界的、重大、破局的）。
⑤ 事故・故障のシステムに与える影響（効果）分析する。
⑥ 事故・故障の頻度を調べる。
⑦ 問題点を検討して、適切な対策を検討する。

4 信頼性工学の基礎

(1) 確率としての捉え方

機器やシステムの信頼性を表す尺度の確率的な捉え方としては、表1-20に示すように、<u>信頼度、保全度、アベイラビリティ</u>などがある。

信頼度が高いほど故障が少なく、継続して使用できる。故障が起こった時に、どれだけ早く修理が完了するかが保全度であるが、これが短ければ、その機器を利用する医療の中断が少なくて済むわけで、この2つはバランスのとれた設計が必要である。その指標がアベイラビリティで、機器の稼働率を表す。臨床現場では、アベイラビリティの高い機器ほど安心して使えることになる。

(2) 直列系と並列系

機器やシステムは、個々の部品やユニット（要素）が組み合わされて全体が構成されている。このよう

表1-19　FMEAの実施例

部分	時間	故障・事故	影響・効果	レベル	対策
アース	検査中	外れて感電	マクロショック	重大	取付法の検討
対極板	手術中	接触不良	熱傷	重大	装着法の検討

表1-20　確率としての信頼性

信頼性の尺度	記号	定義・意味
信頼度（Reliability）	(R)	系、機器、部品などが、規定の条件のもとで、意図する期間中規定の機能を遂行する確率
保全度（Maintenability）	(M)	修理可能な系、機器、部品などが、規定の条件において保全（修理）が実施される時、規定の時間内に保全を終了する確率
アベイラビリティ（Availability）	(A)	修理可能な系、機器、部品などが、ある特定の瞬間に機能を維持している確率

な場合、全体（機器・システム）の信頼性は、それぞれの要素の結合の仕方によって変わってくる。

一般的にいって、要素が直列に接続されている場合（直列系）は全体の信頼度は低下し、並列に接続されている場合（並列系）は信頼度が上がる。

最も簡単な2要素の場合の、組み合わせの信頼度（R）は図1-8のようになる。直列系では、全体の信頼度は最も信頼度の低い部分の信頼度より低くなるが、並列系では、個々の信頼度が低くても、全体の信頼度が非常に向上することが分かる。

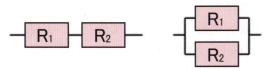

図1-8　直列系と並列系の総合信頼度

（3）時間関数としての捉え方

信頼性を時間の関数として捉える時には、次のような指標が使われる（図1-9）。

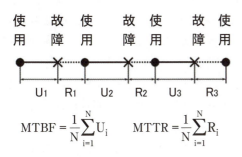

図1-9　MTBF・MTTRの概念

- MTBF(Mean Time Between Failures、平均故障間隔)：故障と故障の間の無故障時間の平均値（平均動作可能時間）。
- MTTRまたはMDT(Mean Time To Repair、Mean Down Time、平均修復時間)：修理に要した時間の平均値（平均動作不能時間）。
- 固有アベイラビリティ（Inherent Availability）：機器が利用できる時間割合（稼働率）を表す。

固有アベイラビリティ＝MTBF/(MTBF＋MTTR)＝動作可能時間/(動作可能時間＋動作不能時間)

これらの指標の示すところは、臨床環境で医療機器の活用の満足度（アベイラビリティに比例する）を与えるためには、信頼度を示す指標であるMTBFを上げることだけでは十分ではなく、MTTRを短くすることが重要である、ということである。

【参考文献】
1) MEの基礎知識と安全管理．改訂6版．第5章「ME機器設備の安全管理」．南江堂，2014，p74〜117．
2) 小野哲章，渡辺　敏．臨床工学技士標準テキスト　Ⅳ医用機器安全管理工学．金原出版，2016，p485〜506．
3) 小澤秀夫．機器のアラーム規格 IEC 60601-1-8．Clinical Engineering　2008，vol.19, No.1, p11-16．
4) 日本生体医工学会，第1種ME技術実力検定試験講習会テキスト作成委員会．第1種ME技術実力検定試験講習会テキスト．改訂第2版，2009．

（小野哲章）

4節　電磁環境

1　電磁環境の背景

現在、医療現場で使用される電子機器の数は日々増え続けているといっても過言ではない。これらには、直接患者の治療や検査を行ういわゆる医療機器の他、コンピュータ及びその周辺機器、**携帯電話**や**無線LAN**を始めとする無線通信機器、テレビジョン、電子レンジ、電気毛布、冷蔵庫といった一般の家電製品など、非医療機器も含まれ、医療機器と一緒に患者環境内で使用されることも多い。その結果、病院内で使用されるこのような機器同士が相互に電磁波障害を受けたり与えたりというケースが、ますます多くなってきている。

また、一般環境においても、植込み型心臓ペースメーカや植込み型除細動器（ICD：Implantable Cardioverter Defibrillator）などのように、患者の体内に植え込む医療機器、携帯型輸液ポンプやホルター心電計といった患者が携行する医療機器、さらに本来は病院内で使用される医療機器を在宅用に改良した在宅機器などが、ある意味では病院

内より厳しい電磁環境条件下で使用されるようになってきている。最近でも、盗難防止装置（電子商品監視機器）等による植込み型心臓ペースメーカならびに植込み型除細動器（ICD）への影響が問題となった。このように、医療機器に影響をおよぼす可能性のある電磁波利用製品が次々に登場してきている。

したがって、臨床工学技士、診療放射線技師、臨床検査技師といった病院内で医療機器を専門的に扱う医療技術者ならびに医療機器を製造・販売する医療機器メーカ・ディーラの技術者にとって、電磁環境に関する問題発生時に適切に対処することは、重要な仕事の1つである。

また、ペースメーカ患者等に対してEMC（Electro-Magnetic Compatibility：電磁両立性）に関する正確な情報を提供することは、これに関わる医療技術者の大きな役目である。そのためにはEMCの基本的な知識と技術を身につけると同時に、国内外の規格の内容と動向を知り、また医療環境において現在どういう具体的な電磁環境の問題が発生しているかを知ることが、ぜひとも必要である。ただ、医療技術者の多くはいわゆるEMCの専門家ではないため、あまりに専門的な内容は必要ないと考える。そこで、本節ではEMCに馴染みのない方にも十分に理解でき、また興味が持てる内容として分かりやすく解説する。

2 電磁波障害とEMCの基礎知識

電磁波障害とは、電磁波を発生する機器が他の電子機器に誤作動などの障害をおよぼすことである。「電磁波障害」、「電磁障害」、「電磁妨害」、「電磁干渉」、「雑音障害」など似たような言葉が使われるが、ほぼ同じ意味と考えてよい。英語ではEMI（Electro-Magnetic Interference）もしくはEMD（Electro-Magnetic Disturbance）という。

医療機器に限らず電子機器は、外部からの電磁波によって、さまざまな障害を受ける（被害者になる）ことがあるが、一方では、自分自身から発生する同様の電磁波によって、逆に他の機器に影響を与える（加害者になる）こともある。このような電磁的な環境で使用される電子機器に要求される条件として、外に対して放出する電磁波を問題がないレベル以下に抑える能力、つまりエミッション（Emission：妨害抑制能力）を持つと同時に、ある程度の強さの電磁波を外から受けても、それに耐え得る能力、つまりイミュニティ（Immunity：妨害排除能力）を持つということが必要になる。

このように複数の電子機器が使用される環境において、機器同士が電磁的に不具合なく共存することをEMCという。医療現場ではEMCを向上・維持し、これが損なわれることがないようにしなくてはならない。

3 国内外のEMC規格

医用電気機器に対するEMC規格は、1993年4月にIEC 60601-1「医用電気機器安全通則」の副通則として、IEC 60601-1-2（電磁的両立性―要求及び試験）Ed.1（第1版）が正式に発行された。このIEC 60601-1-2には、電磁妨害波の抑制（Emission）及び電磁妨害波の排除能力（Immunity＝イミュニティ）に対する要求事項が含まれている。2001年9月にはIEC 60601-1-2 Ed.2が発行され、2004年にはAmendment1が発行された。その後、IEC 60601-1-2 Ed.3が2007年3月に発行され、IEC 60601-1-2 Ed.4が2014年2月に発行された。さらに、2020年にはIEC 60601-1-2 Ed.4.1が発行された。

一方、国内では、上記IEC規格に対応する形で、まずIEC 60601-1-2 Ed.1を翻訳したJIS T 0601-1-2「医用電気機器―第1部：安全に関する一般的要求事項―第2節：副通則―電磁両立性―要求事項及び試験」が2002年に発行され、2002年8月30日にEMCに関する通知（医薬審発第0830006号）が出された。このEMCの強制化は、薬事法（現在の医薬品医療機器等法）によるクラス分類に従って段階的に行われ、承認を要しない医用機器を除く全ての機器に対して、2007年4月1日より完全実施されている。

しかし、IEC 60601-1-2が版を重ねている中で、JIS T 0601-1-2も改訂する必要性に迫られ、2012年3月に、IEC 60601-1-2 Ed.2とAmendment1の内容を合わせたJIS T 0601-1-2:2012[1]が発行された。例えば、イミュニティ試験の要求項目は、2002年版のJISでは、静電気放電（ESD：Electro-Static Discharge）、放射RF電磁界、電気的ファストトランジェント／バースト、サージであったが、この

とき改正されたJISでは、これに加えて、RF電磁界によって誘発される伝導妨害、電圧ディップ・短時間停電及び電圧変動、電源周波数磁界など、新たな試験項目が要求されている。

また、共通する項目、例えば、携帯電話等の電波による医用電気機器への影響に関連する放射RF電磁界イミュニティに関しても、2002年版のJISでは周波数範囲26MHz～1GHzで全ての機器及び／またはシステムは3V/mの電界強度に耐えることが要求されているが、このとき改正されたJISでは周波数範囲が80MHz～2.5GHzと高くなり、機器及び／またはシステムが生命維持装置の場合は、10V/mの電界強度に耐えることが要求されていた。

その後、2018年3月にはIEC 60601-1-2Ed.4 の内容での改正が行われ、JIS T0601-1-2：2018が発行された。ここでは、放射ＲＦ電磁界イミュニティに関して、周波数範囲が80MHz～2.7GHzと若干拡がり、専門の医療施設環境で使用されるME機器又はMEシステムは3V/m の電界強度に耐えることが要求され、在宅医療環境で使用されるME機器又はMEシステムは10V/m の電界強度に耐えることが要求されることになった。また、RF無線通信機器からの近接電磁界についての規定が追加され、30cmに近接してもME機器及びMEシステムが影響を受けないことが要求されている。

さらに、2023年2月にはIEC 60601-1-2Ed.4.1の内容での改正が行われ、JIS T0601-1-2：2023が発行された。この改正では、近接磁界（RFID、IH）に対するイミュニティ試験が追加された。

4 医療電磁環境の特徴と電磁波障害の種類

電磁波障害は、広く一般社会において問題になっていることであるが、特に医療においては、以下のような理由で電磁波障害が発生しやすい状況がある。

・生体から発生する信号は、一般的に非常に微小である。
・生体は、電気的安全性のためにフローティング（非接地）されている。
・ペースメーカのような精密機器と電気メスのような高エネルギー機器が、同一の患者に使用されることがある。
・1人の患者の回りに、多くの機器が同時に使用されることが多い。
・1つの病院内で多数のテレメータが使用されている。
・病院電気設備は老朽化している場合が少なくない。

表1-21は、病院内で考えられる電磁波障害にはどのようなものがあるかの一覧表である。最も身近な電磁波障害である**商用交流障害（ハム）**を始めとして、いろいろと原因となるものがあることが分かる。この中で、除細動器、MRI、電気メス、高周波治療器、ハイパーサーミア、携帯電話、テレメータといったものは、ある程度の出力を出さないと本来の機能を果たせないので、やむを得ない面があるが、その他のものは妨害波となる不要な雑音であり、なるべく抑制する努力をする必要

表1-21 病院における主な電磁波障害

原因	妨害波の種類	医療機器に与える障害
商用交流	低周波	モニタ障害（ハム）
電気毛布	低周波	モニタ障害（ハム）
	パルス雑音	電子機器の誤作動
除細動器	直流パルス	機器入力回路の破損
	放電雑音	電子機器の誤作動
パソコン・電子機器	高周波	テレメータの受信障害
静電気	直流電位変動	モニタ障害
	放電雑音	電子機器の誤作動
MRI	高周波	電子機器の誤作動
	静磁界	ペースメーカの誤作動
高周波治療器 ハイパーサーミア	高周波	ペースメーカ誤作動 電子機器の誤作動
電気メス	高周波	モニタ障害 テレメータの受信障害 ペースメーカの誤作動 電子機器の誤作動
携帯電話	高周波	ペースメーカの誤作動 電子機器の誤作動
テレメータ	高周波	テレメータ同士の混信
電源	瞬時電圧低下 インパルス雑音 地絡	電子機器の誤作動

がある。また、影響を受ける機器に関しても、どういうものに対してどういう影響が出るかを十分に認識して、対処しておくことが重要である。

5 商用交流障害（ハム）

まずは、最も身近な商用交流障害（ハム）について考えてみたい。

心電図、筋電図、脳波などの生体電気信号を計測する際、患者の体や入力コードに商用交流（50または60Hz）が誘導され、雑音となって生体電気信号に重畳されてくることは、しばしば経験することである（図1-10）。特に、二昔前では心電図の「ハム取り」は医療スタッフの日常業務の1つであった。最近でこそ、**CMRR（同相信号除去比）**が十分に大きい**差動増幅器**を使用した心電計の登場で、以前ほど頻繁に「ハム取り」をしないで済むようになったが、それでもまだ状況によってはハムに悩まされることがある。こういう時にハム混入の原理と主な原因を知っているかいないかで、トラブルシューティングに大いに差が出ることになる。

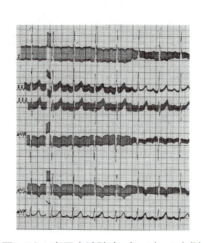

図1-10　商用交流障害（ハム）の事例

心電図にハムが混入する原理は、商用交流電源を使用している機器もしくは電源コードから**静電結合**もしくは**電磁結合**により人体に交流電位が誘導され、それが心電図信号に重畳されるとハムになるのである。

ハム混入の具体的な原因としては、一般的に以下のようなことが挙げられる。

・心電計・心電図モニタなどのアースがされていない。
・その他のME機器（輸液ポンプなど）のアースがされていない。
・ベッドをアースしていない。
・電気毛布など一般の電気機器を使用している。
・電源コードが患者の体の近くにある。
・電極の接触状態が悪い。
・電極と誘導コードの接続状態がよくない。
・電極の誘導位置が適切でない。
・誘導コードが断線している。
・病院の設備や環境が原因（天井裏や壁面内の電源線の配線など）。

もし、心電図にハムが混入したら、これらのポイントをチェックして、原因を究明する。

6 電気メスによる電磁波障害

電気メスは強力な高周波（500kHz～数MHz）エネルギーによって、生体を切開したり血液を凝固させたりする手術器で、現代外科手術にはなくてはならない機器である。しかし、微小な生体電位の計測器である心電図モニタ、精密な治療器であるペースメーカなどと同時に使用する場合、これらに障害を与えることがある。

（1）モニタ装置への障害

心電図や血圧などの生体信号のモニタリング中に電気メスを使用すると、モニタ波形に雑音が混入し、観察不可能になることがある（図1-11）。特に生体電気信号である心電図の場合には顕著である。しかし、このことがあまり重大な問題にならないのは、障害が間欠的かつ可逆的であり、また、動脈圧や脈波を同時にモニタリングする場合は、これがバイ

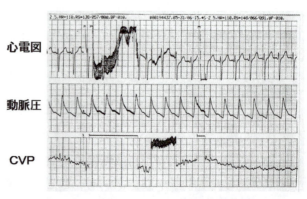

図1-11　電気メスによるモニタ障害事例

タルサインとしての役目を補完するからである。

（2）ペースメーカへの障害

　心臓ペースメーカには**デマンド機構**といって、自発（自然心による）の心電図が出ると、ペーシングを一時止める機構がある。ペースメーカを使用している患者に電気メスを使用すると、パルス状の電圧変化が生じるが、それを自発の心電図と誤認識して、ペーシングが休止してしまうことがある。また、デマンド機構自体が障害されて、自発の心電図を感知しなくなることがある。これらは、治療器の機能そのものに影響があるという意味では問題であるが、間欠的かつ可逆的な障害であるために、それほど深刻な問題とはなっていない。しかし、電気メスの使用で設定モードが変更されることも稀にはあることから、ペースメーカ患者に電気メスを使用する場合は、十分な使用中の注意と使用後の確認が必要である。

（3）シリンジポンプなどの誤作動

　電気メスを使用した際、シリンジポンプが誤作動して、降圧剤が急速注入されてしまったという事故報告がある。原因は、電気メスのメス先電極コードがシリンジポンプの上に乗っていたために、ここから内部の電子回路にノイズが誘導され、誤作動したものと考えられた。電気メスのメス先電極コードならびに対極板コードはシールドされておらず、このコードがシリンジポンプに限らず医療機器に近接している場合は、静電結合や電磁結合により機器内部の電子回路に電位が発生し、障害をおよぼすことになる。電気メス本体だけでなくメス先電極コードならびに対極板コードも、他の医療機器には近接させないように注意することが必要である。

7 携帯電話による医療機器への影響

　電気メスのように治療の目的で高周波電磁界を使用し、これが妨害波となって他の医療機器に影響をおよぼすことがあることは前述した通りであるが、この場合、使用者はそのことを十分に考慮して機器を使用しており、もしトラブルが発生しても適切に対処できるような体制が敷かれているのが一般的である。ところが、最近、医療機器への影響で問題になっている携帯電話の場合は、医療スタッフの目の届かない病室などへ一般人が容易に持ち込み得るし、もしそこで医療機器が使用されている場合、誤作動などの影響をおよぼす可能性があり、問題となった。

　また、植込み型心臓ペースメーカやICDのように、患者に装着されて一般環境で使用される植込み型機器の場合は、より慎重な検討が行われる必要があった。

（1）国の調査

　1997年3月に、「医用電気機器への電波の影響を防止するための携帯電話端末等の使用に関する指針」[1]（以後は単に「旧指針」）が、不要電波問題対策協議会（不要協）から発表された。この時発表された指針は不要協が1995年度から1996年度にかけて、その時運用されていた延べ727機種の医用電気機器について実施した実験データに基づき作成されたものである。

　また2002年3月には、「電波の医用機器等への影響に関する調査報告書」[2]が一般社団法人電波産業会より発表され、不要協調査以降使用されることになった第3世代携帯電話ならびに無線LAN等による医用機器（「医療機器」と同義で使用されているが「医用電気機器」が正式な名称）への影響についての評価が行われた。その結果、新たに登場してきた第3世代携帯電話による医用機器等への影響が、最大出力設定（250mW）時でも、第2世代携帯電話と比較して全体的に少なくなっていることも分かった。さらに、屋内基地局利用の最小出力設定（10mW）時では、PHSよりも影響が少ないことが分かった。

　また、無線LANに関しては、従来の2.4GHzに比べて5GHzでの影響は若干少なくなっており、ともに医用機器等への影響は問題ないと考えられた。この調査結果をもとに、指針の見直しが検討されたが、5年前の調査結果に比べて、全体的に医療機器への影響がより少ない方向に向かっていたことが判明したので、この時点では特に指針の変更はなかった。その後、第2世代携帯電話の使用廃止をきっかけに、携帯電話等の使用に関する指針は大きく変わっていった。

(2) 携帯電話による植込み型心臓ペースメーカ等へ及ぼす影響を防止するための指針の改正

総務省では、2000年度から毎年度、新たに導入された各種電波利用機器（携帯電話、無線LAN、RFID機器、電子商品監視装置等）から発射される電波が植込み型医療機器に与える影響について調査を実施し、その結果に基づき、「各種電波利用機器の電波が植込み型医療機器へ及ぼす影響を防止するための指針」を取りまとめ、携帯電話等の電波利用機器の利用者、植込み型医療機器の装着者、双方の機器の製造者等の関係者における情報共有を行ってきた。そして、2012年7月に第2世代携帯電話のサービスが終了したことから、指針の見直しが行われ、従来の指針は2013年1月に改正された[3]。そのポイントを以下に示す。

①離隔距離の見直し

これまでに行った携帯電話端末による植込み型医療機器への影響調査の結果及び植込型医療機器の国際規格との整合性を考慮して、携帯電話と植込み型医療機器との**離隔距離を22cmから15cmに見直す**。

②携帯電話端末の所持者に対する注意事項の修正

携帯電話端末の所持者に対する注意事項が、「影響の調査は、電波利用機器の電波を規格上の最大出力で断続的に発射し、医療機器の感度を最大にするなど、極めて厳しい条件において実施しています。例えば、実際には、携帯電話は一般生活において最大出力の電波を継続して発射することはまれであり、また、医療機器の感度を最大にして使用することもほとんどありません。そのため、一般生活において調査条件と同様の状況となる可能性は非常に低く、調査において影響が確認された距離まで電波利用機器が近接したとしても、実際に影響が発生するとは限りません」と緩和された表現に変わり、これを受けて公共交通機関内の優先席付近における携帯電話使用についての注意書きも、「混雑時には携帯電話の電源をお切りください」と緩和された。

また、2014年度には、心臓ペースメーカと除細動器だけでなく、その他の植込み型医療機器（植込み型神経刺激装置等）や装着型医療機器への影響についても調査を実施し、その結果を基に、指針への追加を行った。

(3) 医療機関における携帯電話等の使用に関する指針

現在、国内の病院内における携帯電話の使用ルールは、個々の施設で一律ではないにせよ、何らかの使用制限を設けながら、緩やかに運用しているところが大半であると考える。その背景には携帯電話による医療機器（正確には「医用電気機器」、略して「ME機器」）に対する明らかな影響を経験した施設は皆無に近いことがあるが、最悪条件下での実験結果では、かなりの割合で何らかの影響が確認されているのも事実である。今回の指針改定に先立って行ったアンケートならびに影響調査の結果からも、そのことがいえる。

病院内における携帯電話等の使用については、従来は、1997年に不要電波問題対策協議会（現・電波環境協議会）から公表された「携帯電話端末等の使用に関する指針」（旧指針）、ならびに日本生体医工学会医療電磁環境研究会が作成した「携帯電話の院内使用に関する手引書」[4] 等を参考にしながら、自施設の状況を考慮して、各病院独自のルールを定めてきたのが現状であろう。一方、この間、携帯電話の日常生活への浸透、電波の送信出力が大きくME機器への影響が大きい第2世代の携帯電話サービスの廃止（第3世代以降の携帯電話の電波の最大出力は低く抑えられている）、ME機器の電波（電磁波）に対するイミュニティ（妨害排除能力）の向上等、関連する状況が大きく変化してきている。また、病院内における携帯電話（スマートフォン、タブレット等を含む）の無線通信機器の積極的な活用は、医療ICT（Information & Communication Technology）の高度化・効率化や患者の利便性・生活の質（QOL）の向上に大きな効果が見込まれるため、今後、安全を確保しつつその推進を図ることが望まれている。

2014年8月に出された「医療機関における携帯電話等の使用に関する指針」は、このような現状を鑑み、病院内でのより安心・安全な携帯電話等の無線通信機器の活用のために、総務省主導のもとで、有識者、医療関係団体（日本医師会、日本病

院会、医機連等）、携帯電話事業各社や関係省庁（総務省、厚労省）等による検討を行い、作成したものである。今後、各施設において、本指針を参考に、携帯電話等の使用に関する合理的なルールが定められることが期待される。

詳細は電波環境協議会（EMCC）のホームページ https://www.emcc-info.net/medical_emc/info2608.html に掲載されている指針文ならびにそのベースとなる調査報告書[5]に記載されている。ここではその中のポイントとなる部分を紹介する。

①病院利用者向けの携帯電話使用ルールの設定

近年、携帯電話（スマートフォン及び携帯電話内蔵のタブレット端末を含む）は、ますます生活に不可欠なものとなっており、患者の利便性・生活の質の向上のためには、病院内においても患者や面会者等の携帯電話の使用は、可能な限り認められることが望ましい。一方で、ME機器にはJIS等の規格により一定のイミュニティが義務付けられているものの、携帯電話がごく近接して使用された場合には、その影響を受ける可能性があり、また、通話時の音声、着信音等によるマナーの問題も心配される。そのため、病院内における携帯電話の使用に際しては、一定の使用制限を設けるなど、使用に関して適切なルールが定められる必要がある。特に患者や面会者等の利用者向けの携帯電話の使用ルールの設定は重要であるが、病院によってME機器の種類、施設等の状況が異なるため、具体的なルールは各病院において、本指針を参考に、各施設個別の状況等も考慮しながら総合的に設定することが望まれる。

②離隔距離の考え方

携帯電話から発射される電波は、その端末からの距離が遠くなるにつれて減衰することから、一定の離隔距離を確保すれば、ME機器への影響は防止することができると考えられる。一方、ME機器に密着して使用した場合は、大きな影響が発生する可能性があるため、ME機器の上に携帯電話を置くようなことは厳禁である（通話やメールをしなくても、着信時には電波が出る）。また、指針作成時のME機器のEMC規格であるJIS T 0601-1-2：2012では、専門の医療環境施設においては少なくとも3V/mの電界強度（電波の強さ）に耐えることが要求されている。つまり、JIS T 0601-1-2：2018をクリアしているME機器であるならば、この電界強度以下の電磁環境下での使用には問題がないといえる。したがって、一般的に放射する電波の電界強度E[V/m]を求める式：$E = 7 \times \sqrt{P}/r$ において、Eを3V/m、出力電力Pを0.25W（第3世代携帯電話の最大出力250mW）とすると、この条件を満たすことができる距離rは1.15mとなる（半波長ダイポールアンテナの場合）。JIS T 0601-1-2：2012では、この距離のことを「推奨分離距離」と呼んでいるが、実際の携帯電話端末実機での出力の減衰(-2dB)を考慮するとrは0.92mとなり、推奨される離隔距離（使用安全距離）は約1mと考えてよいことになる。

ただ、この1mはあくまで規格で担保されている離隔距離であって、この距離を保てないとME機器への影響があるという意味ではない。実際、今回の指針を策定する上で行った携帯電話端末実機による調査結果では、影響が出た最大距離は輸液ポンプの場合の18cmであった[1]。全てのME機器を網羅した結果ではないにしろ、1つの目安にはなると考えてよいであろう。

また、2018年3月に発行されたJIS T 0601-1-2：2018では、RF無線通信機器からの近接電磁界についての規定が追加され、携帯電話等を30cmに近接してもME機器及びMEシステムが影響を受けないことが要求されている。したがって、この最新規格に適合しているME機器の場合は、離隔距離を30cmに設定することが可能であるが、医療現場では旧規格に適合しているME機器が多数使用されていることを考慮すると、一般的な離隔距離は1mとすることが妥当であろう。

③院内各所での使用ルール策定例

各病院では、エリアによって、使用されるME機器の種類、携帯電話使用に対するニーズ、他者への配慮の必要性等の状況が大きく異なると考えられるため、各病院内におけるルールは、エリアごとに設定する必要がある（表1-22）。また、携帯電話が使用可能なエリアにおいては、使用する際の条件（離隔距離、使用の際の留意事項等）についても、併せて設定することが必

表1-22　エリアごとの携帯電話端末使用ルール設定

場所	通話等	メール・Web等	エリアごとの留意事項
(1) 食堂・待合室・廊下・エレベーターホール等	○	○	・医用電気機器からは設定された離隔距離以上離すこと ・使用が制限されるエリアに隣接する場合は、必要に応じ、使用が制限される ・歩きながらの使用は危険であり、控えること
(2) 病室等	△	○	・医用電気機器からは設定された離隔距離以上離すこと ・多人数病室では、通話等を制限するなどのマナーの観点からの配慮が必要
(3) 診察室	×	△（電源を切る必要はない）	・電源を切る必要はない（ただし、医用電気機器からは設定された離隔距離以上離すこと） ・診察の妨げ、他の患者の迷惑にならないよう、使用を控えるなどの配慮が必要
(4) 手術室、集中治療室（ICU等）、検査室、治療室等	×	×	・使用しないだけでなく、電源を切る（または電波を発射しないモードとする）こと
(5) 携帯電話使用コーナー等	○	○	

要である。このことを踏まえ、各施設でルールを検討・策定する際の参考として、エリアごとのルールを設定する際の考え方が本指針では示されている。

この中で注目すべきは、使用可能な場所でも、医用電気機器がある場合は設定された離隔距離以上離すことが求められている点である。規格で担保された1mの離隔距離が難しい場合は、その場所で使用するME機器に対して独自の調査をして、より短い距離を設定するか、電波環境を調査（簡単には携帯電話の電波状況を示す「電波バー」の本数をチェック）して携帯電話の受信状態が良好で送信出力が十分低くなる場所かを確認することが必要である。

また新指針では、このような病院内の携帯電話使用ルールを周知するために、その内容を分かりやすく掲示し、エリアごとの図表示を利用することを推奨している（図1-12）。

④医療従事者向けの携帯電話使用ルールの設定

病院内における携帯電話の使用ルールを設定する際には、医療従事者向けの使用ルールも併せて設定することが必要である。医療業務用の携帯電話の使用については、医療業務の迅速かつ最適な遂行に大いに役立つものであるため、ME機器への影響の防止に関する教育が十分になされることを前提として、通話等を含めて原

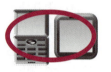

使用可能エリア
・医用電気機器からは1m以上離してください。
・通話もメール・Web等も可能です。

通話禁止エリア
・医用電気機器からは1m以上離してください。
・メール・Web等は可能ですが通話はご遠慮ください。

通話禁止 メール・Web等可

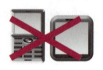

携帯電源OFFエリア

図1-12　医療機関のエリアごとの掲示例

則として使用可能にすることとなった。

今後、医療の質の向上を目指して、医療ICT化は加速するものと考える。具体的には携帯型情報通信機器としてのスマートデバイス（スマートフォンやタブレット等）の活用であるが、今まではこれらの機器に携帯電話の電波が使用されていることによる制限があった。しかし、先の指針の中では、少なくとも医療従事者に関しては「教育が十分になされることを前提として」使用可能となった点が大きい。

⑤医療機関の管理体制の充実

先に出された新指針を参考に携帯電話等に関

するルールを設定することで、医療機関における無線通信機器を適切に管理運用することが可能であると考えられるが、今後の医療ICTの、より一層の発展に向けて、より安心・安全に無線通信機器を活用可能とするため、今後、各医療機関においては、本指針を参考にして、EMC環境の管理について留意することが必要である。特に、生命維持管理装置などの高度医療機器を多数使用する特定機能病院等においては、EMCについて継続的に取り組む担当者（EMC管理者）が配置されることが望ましいとされている。また、このEMC管理者には、臨床工学技士、医療機器安全管理責任者等が兼任することが提案されているが、さらに臨床ME専門認定士など、EMCに関する知識を有する者の配置が望まれると明記されている。

8 植込み型心臓ペースメーカ等に影響を及ぼすその他の電磁波利用製品

　植込み型心臓ペースメーカや植込み型除細動器（ICD）などのように患者の体内に植え込む医療機器は、携帯電話だけではなく、一般環境で使用されるさまざまな電磁波利用製品の影響を受け得る。最近でも、電子商品監視機器（盗難防止装置）等による植込み型心臓ペースメーカならびに植込み型除細動器（ICD）への影響が問題となった。このような医療機器に影響をおよぼす可能性のある主な電磁波利用製品について紹介する。

（1）電子商品監視機器（盗難防止装置）による影響

　電子商品監視（EAS：Electronic Article Surveillance）機器は、従来は「盗難防止装置」とか「万引き防止装置」と呼ばれていたものが、この装置の製造販売業者の団体である日本EAS機器協議会（現在の日本万引防止システム協会）の発足とともに、「電子商品監視（EAS）機器」と呼称が改められ、これが正式名称となった。EAS機器は、感知ラベルやタグを貼り付けた商品がレジカウンタでのチェックを受けずにゲートを通過した時に、警報音を発して商品の不正持ち出しを防止するものである。通常の装置では、左右のゲートから磁界や電波を発射し、商品に装着されたラベルやタグがそのゲート間に入ると、位相のズレやパルスの発生等が起こり、この乱れを検知する仕組みになっている。

　最近は、CD・ビデオの販売店や図書館等の出入口にゲート状のEAS機器を見かけるようになったが、このEAS機器による影響で、実際に植込み型心臓ペースメーカの設定がリセットされたという事例が報告された。これを受けて、携帯電話の場合と同じ「電波の医用機器等への影響に関する調査研究会」による調査が行われた[2) 6)]。

　このEAS機器による植込み型心臓ペースメーカ等への影響であるが、結論から記すと、携帯電話の場合に比べて、その影響の程度は格段に大きいということである。ゲート型EAS機器の調査結果では、植込み型心臓ペースメーカ48機種に対して、影響が出たものは46.1％、最大干渉距離280cmであり、不可逆的な影響（リセット）も出た。植込み型除細動器（ICD）10機種に対しては、不要除細動ショックが出たものは8.1％、最大干渉距離は42.5cmであった。

　そこで、その対策であるが、EAS機器を使用している場所には「EASステッカ」を貼付し、EAS機器があることを知らせるとともに、ペースメーカならびにICD装着患者はEAS機器のゲート内には立ち止まらず、速やかに中央を通過するように呼びかけることになった（図1-13）。

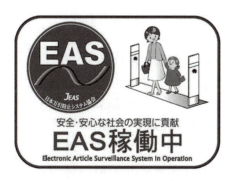

図1-13　EAS機器導入店表示POP

（2）IH電気炊飯器による影響

　国内でIH式電気炊飯器の電磁波の影響により植込み型心臓ペースメーカの設定がリセットされたとの報告が2002年11月になされたことを受けて、厚生労働省ではペースメーカ等を使用する患者の

安全性を確保するために、家庭で使用されるIH式電気炊飯器を始めとする電磁気家電製品に関し、一般社団法人日本医用機器工業会ペースメーカ協議会(現・一般社団法人日本不整脈デバイス工業会)を通じて、ペースメーカ等の輸入販売業者等に対し、再度、自己点検等の実施を指示した。

IH式電気炊飯器等の電磁気家電製品は、通常の家庭に広く普及してきている。中でもIH式電気炊飯器については、その普及率が非常に高く、患者が無意識にIH式電気炊飯器に接近することもあり得ると憂慮されており、炊飯中はもとより保温中においても電磁波が放出されることが確認されているので、使用中は手が届く範囲内に近づかないようにする必要がある。

(3) RFID機器による影響

総務省による「RFID機器から発射される電波が医療機器に及ぼす影響調査」については、2003年度ならびに2004年度にその詳細な調査試験が実施された[6)7)]。その後、新たにRFID機器のUHF帯域での利用が2005年に認められ、UHF帯域の周波数を利用した機器の市場への投入が開始された。そこで、2006年度では、RFID機器の運用に対する指針の妥当性及び同指針の下でRFID機器を安心して利用できる電磁環境が維持されていることの確認を目的に、UHF帯RFID機器から発射される電波を、植込み型心臓ペースメーカ及び植込み型除細動器を網羅するように選択された機種に照射する方法で、電波がおよぼす影響に関する調査が行われた[8)]。

この時、調査対象になったのは、パッシブタグを利用する方式のRFID機器で、そのリーダ・ライタから発射される電波が問題となった。この方式のRFID機器には、EAS機器と同じゲートタイプの他に、ハンディタイプ、据置きタイプ、モジュールタイプがある。ゲートタイプRFIDについては、50cmの距離で影響が出る場合があり、EAS機器と同様の指針となっている。なお、その他のタイプについては、最大で15cmの距離で影響が出る場合があることから、22cm以上離して使用するという指針となっている。その他、産業区域内でのみ使用される特殊なタイプについては、一般環境への流出がないように注意する。

以上のRFID機器の識別については、それぞれ異なるステッカを貼付して、使用者に注意喚起することになっている。

なお、ロケーションシステムなどに利用されるアクティブタグについては、微弱電波を使用しているので、医療機器への影響は全くないと考えてよい。

9 医用テレメータの混信・受信不良と電波管理

病院内における電磁環境の管理を考える場合、適切な無線チャンネル管理は、**医用テレメータの混信・受信不良**などのトラブルを未然に防ぐために必要である。

(1) 小電力医用テレメータ

1989年4月に新電波法が施行され、これに伴って、医用テレメータも「**小電力医用テレメータ**」と呼ばれる新しい方法のテレメータに移行した。併せて、運用方法を規定した「小電力医用テレメータの運用規定」が制定された。

小電力医用テレメータでは、各メーカ共通の限られた範囲の周波数(医用テレメータ用の専用バンド)を利用するので、1つの病院で使用できるチャネルの数も限られる。また、テレメータ同士の混信を防ぐために、同一病院内での使用場所を限定する**ゾーン配置**など、従来にはなかった注意が必要である。

(2) ゾーン配置

同一病院内で、同じチャネルのテレメータを使用してはいけないことは当然であるが、チャネルは違っていてもテレメータ同士の相性が悪いと干渉し合って受信障害を起こすことがある(近接チャネル、相互変調など)。

小電力医用テレメータではこれを防ぐために、相性のよいチャネルを同じグループに、相性の悪いチャネルを別々のグループに振り分けた。このグループのことをゾーンと呼んで、10のゾーンを10色に色分けしている。送信機には、一目でどのゾーンに属しているかが分かるように、その色のラベルが貼られている。

(3) 無線チャネル管理者

「小電力医用テレメータの運用規定」（1989年12月制定、2002年12月改正、2020年9月改正）[9] の中の「小電力医用テレメータ運用の手引き」では、「**無線チャネル管理者**：病院内で使用されるテレメータシステムについて、その無線チャネル管理、ゾーン配置、受信アンテナシステム敷設、設置環境調査、電波障害調査と対策などを統括し、電波環境の安全性、信頼性を確保する立場の人である。医用テレメータを使用する病院は、必ず置いて頂くことが必要である。無線チャネル管理者の資質としては、工学知識を持つ臨床工学技士が最適任である。」との記載がある。

また、この手引きには、病院に設置される全ての送信機のタイプ、無線チャネルを常に把握管理する無線チャネル管理者を置く必要性と、医用テレメータの納入業者に対する無線チャネル管理者への届出義務が唱われている。

(4) 受信不良の原因と対策

総務省・電波環境協議会による2019年度アンケート調査[10] では、「特定の場所で電波が十分に届かない」という**受信不良**のトラブル経験が約8割を占めていたが、この主な原因は病院の建築設計段階で適切な**受信アンテナシステム**の配置ならびに遮蔽対策が行われないことによるものである。実際、受信範囲になっている病室の天井裏にコンクリートの梁や防火壁があることで必要なアンテナ・ケーブルの配線ができていない事例も少なくない。この問題を解決するためには、建築設計段階における早めの対応が重要であるが、現状では病院建設後に適切なアンテナ・ケーブルの配線ができないことに気付くケースが後を絶たない。そこで、主に建築設計・施工者向けに、医用テレメータの受信アンテナシステムを敷設する場合の留意点が記載された建築ガイドライン（医療機関における電波利用機器に配慮した建築ガイドライン・同解説－医用テレメータ編－）が作成され、2021年9月に発行[11] された。この建築ガイドラインは、病院建築設計者・施工者、医用テレメータを利用・管理する病院関係者ならびに医用テレメータ製造販売業者が、施設計画段階から情報を共有することによって、医用テレメータを安心して使用するための電波環境を提供することを目的としている。

それ以外に、受信アンテナシステムの経年劣化が受信不良の原因の場合もあり、臨床工学技士等による定期的な電波環境の点検も必要である。

また、「チャネル設定を間違える」、「電池切れに気が付かない」、「同一チャネルの送信機が使われる」などの人的ミスによるトラブルも多く、使用者教育の重要性が示唆される。その他、「他施設からの電波が受信される」というトラブルの報告もあり、施設間の使用チャネル情報の共有やID機能（IDの異なる他施設から到来する電波を受信表示しない機能）の活用も必要である。

さらに「他の機器・設備から障害を受ける」には、医用テレメータのバンド3と同じチャネルを共用しているテレメータ・テレコントロールの機器・システム（非観血血圧患者モニタ、離床センサシステム、分娩監視装置、一人歩き監視システム、輸血用血液製剤保管庫の温度計測用データロガーなど）による混信や同じ天井裏に設置される電気・電子機器（LED照明器具、無線LANアクセスポイント、無線式監視カメラ等）から発生する電磁ノイズによる受信障害事例も報告されている。前述の建築ガイドラインには天井裏に設置される電気・電子機器から発生する電磁ノイズによる受信障害対策についても記載されている。

10 医療機関において安心・安全に電波を利用するための手引き

携帯電話を始めとする電波利用機器は、今や私たちの日常生活に欠かすことができないものになっている。医療機関も例外ではなく、医用テレメータのような電波を用いる医用電気機器、電子カルテ用の無線LANならびに院内通信用のPHSなどは、かなり以前より使用されている電波利用機器であるが、さらに最近は携帯電話（スマートフォンを含む）やRFIDなども、医療業務用に使用されるようになってきている。しかし、電波の管理をおろそかにすると、医用電気機器への影響や混信などのトラブルが生じ、場合によっては事故等に繋がる可能性がある。

そこで、総務省では厚生労働省との連携のもと、2015年9月に電波環境協議会（EMCC）に産学官の

専門家チームである「医療機関における電波利用推進部会」を設置し、7回の会合を開催し、関係者ヒアリング、実地調査、アンケート調査により、①電波環境の改善方策、②電波環境の管理体制の充実方策、③高度医療ICTシステム導入推進方策について、特に医療機関において利用が進んでいる医用テレメータ、無線LAN、携帯電話に対する課題の抽出、解決策の検討等が行われた。

その成果として、2016年4月に「医療機関において安心・安全に電波を利用するための手引き」[12]が公表された。さらに、2021年7月には、EMCCの医療機関における電波利用推進委員会（医療推進委員会）から、その改定版[13]が発行された。現在、電波環境協議会（EMCC）のホームページで閲覧できるので、その詳細は割愛するが、ぜひ一読して頂きたい。

【参考文献】
1) 不要電波問題対策協議会. 携帯電話端末等の使用に関する調査報告書. 1997.4.
2) 電波産業会. 電波の医用機器等への影響に関する調査研究報告書. 2002.3.
3) 電波産業会. 各種電波利用機器の電波が植込み型医療機器へ及ぼす影響を防止するための指針. 2013.1.
4) 医療電磁環境研究会編. 携帯電話の院内使用に関する手引書. 2006.7.
5) 電波環境協議会. 医療機関における携帯電話等の使用に関する報告書. 2014.8.
6) 電波産業会. 電波の医用機器等への影響に関する調査研究報告書. 2003.3.
7) 電波産業会. 電波の医用機器等への影響に関する調査研究報告書. 2004.3.
8) 電波産業会. 電波の医用機器等への影響に関する調査研究報告書. 2006.3.
9) 医用電子機器標準化委員会. 小電力医用テレメータの運用規定. 2020.9.
10) 電波環境協議会. 2019年度医療機関等における適正な電波利用推進に関する調査の結果. 病院. 2020.6.
11) 日本建築学会. 医療機関における電波利用機器に配慮した建築ガイドライン・同解説－医用テレメータ編－. 2021.9.
12) 電波環境協議会. 医療機関において安心・安全に電波を利用するための手引き. 2016.4.
13) 電波環境協議会. 医療機関において安心・安全に電波を利用するための手引き. 改定版. 2021.7.

（加納　隆）

第Ⅱ章

医療機器の保守点検

1節 医療機器の保守点検概要

医療機器の保守点検業務（以下、保守点検）は、これまで医療現場で必要とされながらも、人的要員不足や保険収入とならないことから、臨床業務と比較し軽んじられてきた経緯があった。しかし、医療技術の発展とともに医療機器の重要性が増し、診断や治療に欠かせないものとなってきた中で、医療機器の不具合や誤使用が元での医療事故が大きな社会問題となってきた。このような背景の中、医療機器の操作や保守点検を専門に扱う医療職種である臨床工学技士が1987年に法制化されたことをきっかけに、他産業界（航空業界や鉄道業界など）を参考に、保守点検に関する法制度の改正が進み、また医療スタッフや患者の認知度向上も相まって、保守点検の重要性が理解されてきている。

そこで本節では、医療機器の保守点検制度の変革、保守点検の定義、また医療現場で行われている一般的な医療機器の保守点検の計画と実施の概略について述べる。

1 保守点検制度の変革

我が国における、医療機器の安全使用に対する変革には、次のような歩みがみられる。

・医療機関における医療機器の保守点検の実施を努力規定（旧薬事法第77条3第3項、平成6年6月薬事法改正）
・「医療法の一部を改正する法律の一部の施行について」（厚生省健康政策局長通知 第98号 平成5年2月15日）で、医療機器の保守点検が医療機関自らの業務であることを規定
・医療機関等が医薬品・医療機器に副作用・不具合等の発生を確認した場合、厚生労働大臣に対し、副作用・不具合等の報告を義務付け（医薬発第0151014号）（2003年）
・改正医療法による医療安全の確保義務化（医療法第6条の10関係）（2007年6月施行）
・診療報酬として「医療機器安全管理料1」（2012年医科診療報酬点数表）：臨床工学技士が配置されている保険医療機関において、生命維持管理装置を用いて治療を行う場合、1月につき100点（生命維持管理装置を用いて治療を行った場合に、患者1人につき月1回に限り算定）とする。

2 保守点検とは

厚生省健康政策局長通知第263号（平成8年3月26日）によると、「医療機器の保守点検は、その性能を維持し、安全性を確保することによって、疾病の診断、治療等が適切に行われることを期待して、実施されるものであること。しかし、保守点検の業務を適正に行う能力のない者が保守点検を行った場合には、診療に著しい影響を与える恐れがあり、（中略）医療機器の保守点検の業務を行う者が満たすべき基準を設けることとしたものであること」と述べられている。そこで定義されている保守点検とは、保守管理の中の一形態であり、清掃、校正、消耗品の交換を伴うものを指し、オーバーホール（故障の有無に関わらず解体の上、点検し、必要に応じて劣化部品の交換等を行う）を含まないものと定義されている（図2-1）。一方、修理とは、故障や破損、劣化等の箇所を本来の状態・機能に復帰させることと定義されている。

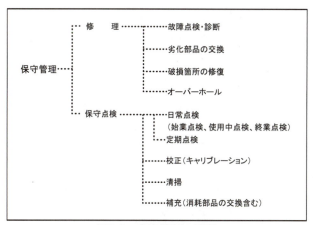

図2-1　保守管理の形態

3 医療機器の保守点検の計画と実施方法

「良質な医療を提供する体制の確立を図るための医療法等の一部を改正する法律」（2006年6月21日法第84号）で、医療法が改正されたことにより、医療機関において医療機器の保守点検・安全使用に関する体制を整えることが義務付けられた[1]。なお、ここでいうところの「医療機器」とは、医薬

品医療機器等法第二条第4項、及び医薬品医療機器等法施行令第一条（別表第一）に規定された上で、5つの類別（機械器具84品目・医療用品6品目・歯科材料9品目・衛生用品4品目・プログラム3品目・プログラムを記録した記録媒体3品目・動物専用医療機器14品目）の計123品目が定められ、そして、さらに約4,000の一般的名称に細分化されている。

これら医療機器を安全かつ高い信頼性をもって患者に提供するためには、機器の適正使用のみならず、その性能を引き出すための保守点検を実施していく必要がある。上記の医療法改正に伴い、医療機器を安全に使用するためには、各医療施設が適切な管理の下で運用することが求められ、その対象となる医療機器は、各医療施設で保有している医療機器全てが対象となる。

生体計測機器、治療機器の保守点検項目については、第Ⅲ章、及び第Ⅳ章を参照にしていただくとして、本節では医療機器の安全確保の基本となる日常点検や定期点検について、各医療機器に共通する（一般的に行うべき）保守点検の実施項目[2]について述べる。

（1）保守管理形態の検討

医療機器の保守管理を始めるには、まず**集中管理**か**個別管理**、またはその両者を組み合わせて運用する方法を決める必要がある。集中管理の目的としては、中央管理による機器の貸し出し・回収による適正使用の管理を行うこと、部署別固有管理機器の把握と機器の定数配置の計画、機器のライフサイクルの管理体制の構築などが挙げられる。また、院内スタッフが保守点検を行うか、アウトソーシングするかどうかについては、院内の業務形態を加味して、対象機器の選別、機器の安全性の向上、性能の発揮、高効率運用、経済効果の向上などの条件を鑑みた上で、各々の施設に適した方法を選択する必要がある。

（2）医療機器の選択及びデータベース整備

医療機器の点検を定期的に、かつ効率よく実施するためには、各施設における医療機器を1つの「医療機器管理台帳」、もしくは「**医療機器管理データベース**」（以下、**医療機器マスター**）において把握しておくことが必要である。医療機器マスターに必要な情報として、機器の管理番号、設置場所、機器区分、機種名、製造番号、製造年月、購入年月、使用期限、廃止期限、購入先情報、などが記載されている必要がある。これら医療機器マスターを元に、保守点検データベースや修理履歴データベースと組み合わせた管理を行う必要がある。

（3）日常点検の実際

日常点検とは、医療機器使用時の安全使用を目的とした簡易的な点検である。機器の使用開始前に行われる**始業時点検**、使用中に行われる**使用中点検**、使用後に行われる**終業時点検**に分けられ（表2-1）、医療機器ごとに点検表を作成し、毎回の点検で使用する。これら点検表などの記録は、医療法上での保存期間は示されていないが、相当期間（電子カルテに準じると5年間）保存することが望ましい。点検表は、用紙（紙ベース）による管理・保管の他に、電子カルテなどと同様に改竄防止やセキュリティなど一定の条件を満たした上で、PCや携帯情報端末等電子媒体上で用いられる機器管理データベースソフトによっての管理が望ましい。

表2-1　保守点検の分類

時間的	機能	外観点検	性能・機能点検	安全性点検（電気的安全性など）	その他（備品確認、取説・表示など）
日常点検	始業時点検	○	△※1	−	○
	使用中点検	○	△※2	−	○
	終業時点検	○	△※2	−	○
定期点検		○	○	○	○
故障時点検※3		○	○	○	−

※1　電源ON時の機器セルフチェックを含む
※2　機種により異なる
※3　故障箇所、種類により異なる

①始業時点検

使用前に医療機器の基本性能や安全確保のために行う点検。主に、外観と作動（機器の基本性能や各種安全装置、警報装置の確認、同時に使用する消耗品の点検等）の故障を発見するための点検となり、始業時点検表（始業時チェックリスト）を用いて点検を行う（表2-2）。

②使用中点検

使用中、医療機器の作動が正常であるかを確認する点検。輸液ポンプの場合は、医師から指示された投与量や、警報、動作設定が正常であることを時間ごと（1時間ごとなど適宜）に確認する。使用中点検の項目は、医療機器の種類や機能により異なるので、添付文書やサービスマニュアルなどの指示項目により点検項目を設定し、使用中点検表（使用中チェックリスト）を用いて点検を行う（表2-3）。

③終業時点検

使用後に医療機器の安全性、部品の劣化や性能等に問題がないことを確認するための点検。

表2-2　始業時点検表（例：シリンジポンプ）

使用日：○年○月○日

使用機種名：　　　管理番号：　　　実施者：

点検箇所	点検事項	評価
外装（傷・ワレ・変形）	シリンジポンプ本体と電源コードの外観に、機能に影響する傷、ワレ、変形がないこと	合・否
押子スライダー（動作）	押子スライダーを手で押したとき、スムーズに動く	合・否
表示	電源をONにした時、セルフチェックで各LEDが点灯するか	合・否
シリンジサイズ	シリンジサイズが正しく検出されるか	合・否
バッテリー駆動	電源コードを電源に接続し定格電源で駆動中、電源コードを抜いたときにバッテリー駆動に切り替わるか	合・否
押子外れ警報	送液開始時にシリンジに押子から押し子クランプを外し、スタートさせ警報音が鳴るか 輸液中に押子のクランプを外し警報音が鳴るか	合・否
シリンジ外れ警報	送液中にシリンジの外筒をクランプしている外筒クランプを外すと警報音が鳴り停止するか	合・否
残量警報	ポンプの押子押さえを左端に移動させ、残量警報がでるか	合・否
過負荷警報	輸液中にポンプの押子押さえをシリンジ後端方向へ手で力を加え、過負荷警報を出し停止するか	合・否

表2-3　使用中点検表（例：シリンジポンプ）

使用期間：○年○月○日〜○年○月○日

使用機種名：　　　管理番号：　　　実施者：

時間	電源	動作インジケーター	輸液ラインの確認	指示流量	注入流量	積算量	輸液残量	点検実施者
時　分	バッテリー/電源	OK/NG	OK/NG	mL/hr	mL/hr	mL	mL	
時　分	バッテリー/電源	OK/NG	OK/NG	mL/hr	mL/hr	mL	mL	
時　分	バッテリー/電源	OK/NG	OK/NG	mL/hr	mL/hr	mL	mL	
時　分	バッテリー/電源	OK/NG	OK/NG	mL/hr	mL/hr	mL	mL	
時　分	バッテリー/電源	OK/NG	OK/NG	mL/hr	mL/hr	mL	mL	
時　分	バッテリー/電源	OK/NG	OK/NG	mL/hr	mL/hr	mL	mL	
時　分	バッテリー/電源	OK/NG	OK/NG	mL/hr	mL/hr	mL	mL	
時　分	バッテリー/電源	OK/NG	OK/NG	mL/hr	mL/hr	mL	mL	

表2-4　終了時点検表（例：シリンジポンプ）

点検日：○年○月○日

使用機種名：　　　　　　　管理番号：　　　　　　　実施者：

点検箇所	点検事項	評価
外装（傷・ワレ・変形）	シリンジポンプ本体と電源コードの外観に機能に影響する傷、ワレ、変形がないこと	合・否
押子スライダー（動作）	押子スライダーを手で押したとき、スムーズに動く	合・否
表示	電源をONにした時、セルフチェックで各LEDが点灯するか	合・否
シリンジサイズ	シリンジサイズが正しく検出されるか	合・否
バッテリー駆動	電源コードを電源に接続し定格電源で駆動中、電源コードを抜いたときにバッテリー駆動に切り替わるか	合・否
押子外れ警報	送液開始時にシリンジに押子から押し子クランプを外し、スタートさせ警報音が鳴るか　輸液中に押子のクランプを外し警報音が鳴るか	合・否
シリンジ外れ警報	送液中にシリンジの外筒をクランプしている外筒クランプを外すと警報音が鳴り停止するか	合・否
残量警報	ポンプの押子押さえを左端に移動させ、残量警報がでるか	合・否
過負荷警報	輸液中にポンプの押子押さえをシリンジ後端方向へ手で力を加え、過負荷警報を出し停止するか	合・否
患者状態	患者に安全に実施できたか	合・否

　主に外観や作動点検、医療機器を使用中の患者の状態に変化がないこと、安全に作動終了したことを終業時点検表（終業時チェックリスト）を用いて点検を行う（表2-4）。

　以上、日常点検において各医療機器に共通する（一般的に行うべき）保守点検の実施項目を表2-5に示した。

（4）定期点検の実際

　医療機器の**定期点検**は、日常点検と異なり一定の期間（1ヵ月、3ヵ月、6ヵ月、1年間隔など）で、使用された医療機器を詳細に点検し、機器の性能を確認する点検である。日常点検と同様に、付属品などのチェックを行い、製造販売業者が推奨する消耗部品を交換することで、次回定期点検時まで性能の維持を確保することができる。医療機器の性質や性能などにより点検項目を大きく分類すると、外観点検、性能・機能点検、安全性点検（電気的安全性点検）から構成され（表2-1）、定期交換部品の交換なども含まれる。定期点検では、医療機器ごとに専門的知識や技術が必要とされるだけでなく、点検のために必要な工具や測定機器（チェッカ）等が必要となる（3節：点検用

表2-5　医療機器に共通する保守点検項目（日常点検）

項目		点検・確認内容
外観点検	始業時	①本体まわり②ケーブル・プローブ類③電源プラグ④消耗品
	使用中	
	終業時	
動作点検	始業時	①電源スイッチ②バッテリ動作③アラーム設定④アラーム音量⑤バッテリ残量
	使用中	①測定値の確認②プローブ・電極等装着状態の確認③外乱・各種ノイズ有無の確認④AC電源・バッテリ接続の有無
	終業時	①電源スイッチ②バッテリ動作③アラーム設定④アラーム音量⑤バッテリ充電
清掃	終業	①本体②ケーブル・プローブ類③消耗品

機器参照）。定期点検を確実に行うためには、あらかじめ計画を立案し定期点検計画書を作成し、実施後は定期点検報告書に作業内容を記載し、医療

表2-6 定期点検計画書（例：シリンジポンプ）

記入例	管理コード 機器名	1月	2月	3月	4月	5月	6月	7月	8月	9月	10月	11月	12月
		1ヶ月 定期点検		3ヶ月 定期点検			6ヶ月 定期点検						1年 定期点検
No.1	1234-5678 ○○シリンジポンプ	1年 定期点検	1ヶ月 定期点検		3ヶ月 定期点検			6ヶ月 定期点検					
No.2	1235-7898 ○○シリンジポンプ			1年 定期点検	1ヶ月 定期点検		3ヶ月 定期点検				6ヶ月 定期点検		

平成○○年1月から12月　作成者：＿＿＿㊞　医療機器安全管理責任者：＿＿＿㊞

備考：1年定期点検：製造販売業社指定の定期交換部品の交換、3ヶ月点検に加え1年目で行う点検を実施する。

機器が廃棄されるまで保管する必要がある。例として、シリンジポンプの定期点検計画書（表2-6）、定期点検報告書（表2-7）を示す。なお、定期点検を医療機関自らが実施することが困難な場合は、製造販売業者等の外部の専門業者への依頼も可能であるが（医療法第15条の2、医療法施行規則第9条の12）、その場合には医療施設側が定期点検報告書の保管義務があるとともに、保守点検業務が適正に行われるように、委託先の選定はコストのみならず、医療機器に対する専門性など総合的な観点から検討する必要がある。

（中島章夫）

4 保守点検に必要な管理方法

病院に保有する医療資材を大別すると、医薬品と医療機器になる。医療資材の観点からは、医薬品は薬剤部で管理され、病棟、手術部、ICU、外来などで使用される。一方、<u>医療機器は多種多様で、複数の部門が管理を担う</u>。輸液ポンプ、人工呼吸器、各種モニタ、人工透析装置などのME機器を臨床工学部門（CE部門）で、X線CTやMRIの放射線検査装置や治療装置を放射線部で、カテーテルや鋼製器具などの医療材料を材料部（またはSPD）で、各種検査機器を検査部が、手術用顕微鏡装置、麻酔器、人工心肺装置などの手術機器を手術部で管理している。

また、特に、<u>血液浄化、高気圧酸素療法、呼吸療法、人工心肺、手術・ICU関連業務においては、臨床工学技士が各部門で生命維持管理装置の準備・操作はもちろん保守・点検を行うことになる</u>（表2-8）。

次に、医薬品・医療材料・医療機器の流通経路を考えると、医薬品卸から薬剤部に納品された医薬品、販売業者から材料部に納品された医療材料、製造業者か

表2-7 定期点検報告書（例：シリンジポンプ）

ら臨床工学部門に納品されたME機器は、病棟・外来や手術部・ICUなどに払い出し・貸し出されると、最終的に患者に使用されることになる（図2-2）。

そのため、これらの医薬品・医療材料・医療機器の管理だけではなく、どの患者に使用した（使用履歴）のか、どの部門にある（**所在管理**）かを確実に把握する必要があり、そのための安全な使用や効率的な保守点検を行うために、バーコードが有用となる。

従前は、製造販売業者は医療機器にバーコードを表示する慣習がなかった（また、表示されていても企業独自のローカルコードであった）ことから、各病院では医療機器の単品管理を行うために、

表2-8 臨床工学技士が支える主な業務

主な業務分類と関連装置		手術室	ICU CCU	透析室	心カテ検査	高気圧室	病棟外来
血液浄化	血液透析装置、血液濾過装置、血漿交換装置、血液吸着装置など		○	◎			
高気圧酸素療法	高気圧酸素治療装置など					◎	
呼吸療法	人工呼吸器、酸素療法に関連する機器など		◎				○
人工心肺	人工心肺装置・補助循環装置など	◎	◎				
手術室・ICU	除細動器・ペースメーカ・各種監視装置など	◎	◎			○	
保守・点検	その他の治療装置、診断装置、測定機器など	○	○	○	○	○	○

注）◎は業務として不可欠な領域を、○は業務が必要な領域を示す

（「機器安全確保に共通する業務」は保守・点検行にかかる注記）

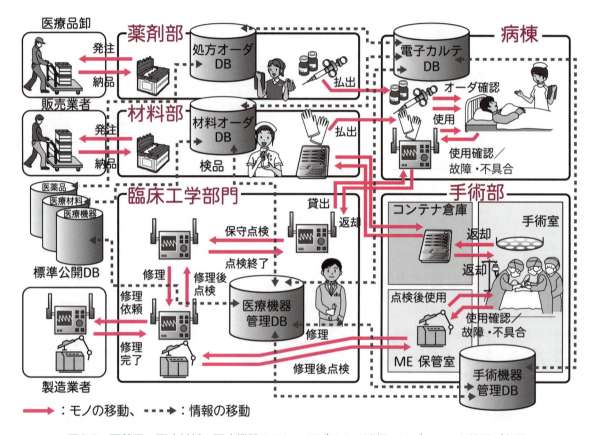

図2-2 医薬品・医療材料・医療機器のトレーサビリティ確保にはバーコード管理が必要

院内独自で医療機器ごとにID識別ができるバーコードを貼付し、貸し出しや返却業務や保守・点検業務に活用していた。

また、単回使用の医療材料には特定保守管理医療機器を中心に病院やSPDがローカルコードでバーコードを附番し、診療報酬請求の請求漏れ防止に役立てていた。しかし、これでは個々の医療機器・医療材料にバーコードが表示されても、ローカルコードであるため製造販売業者の機器情報との整合性がなく、新たな安全性情報を医療機器の安全使用に生かしたり、不具合情報を**独立行政法人医薬品医療機器総合機構（PMDA）**に報告する上で障害となっていた。さらに、病院で電子カルテシステムや医療機器管理システムの導入が進む中、医療機器や医療材料をどの医師・看護師がどの患者に使用したのか、どの期間使用しているのか、などを履歴として残すことの重要性が考えられていなかったことも事実である。

そこで厚生労働省は、医療用医薬品の取り違えによる医療事故を防止するためには、人のチェックだ

けに頼らず、機械的に区別する新たな対策が必要であるとし、2002年4月に「医療安全対策検討会議」がとりまとめた「医療安全推進総合対策」において、「バーコードチェックの利用により、製品の区別は正確かつ容易に行い得るため、国はバーコードチェックがさらに普及するよう、製品のコード表示の標準化について検討を進める必要がある」とした。さらに2003年12月の厚生労働大臣の「医療事故対策緊急アピール」において、医薬品等の「もの」に関する対策として、「2次元コードやICタグを使った医薬品の管理や名称・外観の類似性評価のためのデータベースの整備、抗がん剤等の特に慎重な取り扱いを要する薬剤の処方に際する条件を明確化することなどを通じて薬剤等の使用に際する安全管理の徹底を図る」ことが求められた。そして2007年9月15日には、医療用医薬品を対象に医薬食品局安全対策課長名で「医療用医薬品へのバーコード表示の実施について」を通知し、2008年9月以降の錠剤のPTPシート、注射薬のアンプルなど調剤包装単位でのRSSバーコード表示する方向性を示した。

2013年6月29日には、厚生労働省医政局経済課長・医薬食品局安全対策課長連名通知として、医療用医薬品の**調剤包装単位**（PTP包装シートや散剤の分包等）に製品を特定するバーコードを表示して、それを機械的に読み取れるようにすることにより機械的に製品を識別し、取り違えによる医療事故の防止を図った。それとともに、製造・流通から患者への使用までの流れを記録することにより、**トレーサビリティ**を確保することを目的に、「医療用医薬品へのバーコード表示の実施要項の一部改正」（医政経発0629第1号・薬食安発0629第1号）が通知され、特定生物由来製品以外の医薬品についても、2015年7月（ただし、年1回しか製造していないもの等、特段の事情があるものについては2016年7月）以降に製造販売業者から出荷されるものには**新バーコード（GS1データバー）**を表示することが義務付けられたが、2016年8月30日の法改正通知において、さらに「＊」については2021年4月以降からは必ずバーコード表示することになった（表2-9）。

一方、医療機器の標準バーコード表示について厚生労働省は、2008年3月に「医療機器等へのバー

表2-9　医療用医薬品のバーコード表示の対象

医療用医薬品の種類	Ⅰ）調剤包装単位 PTPシート、バイアル等			Ⅱ）販売包装単位 PTPシートを10枚収納した箱等			Ⅲ）元梱包装単位 販売包装単位である箱が10箱入った段ボール箱等			
	商品コード	有効期限	製造番号又は製造記号	商品コード	有効期限	製造番号又は製造記号	商品コード	有効期限	製造番号又は製造記号	数量
①特定生物由来製品	◎	◎	◎	◎	◎	◎	◎	◎	◎	◎
②特定由来製品	◎	○	○	◎	◎	◎	◎	◎	◎	◎
③注射薬	◎	○	○	◎	◎＊	◎＊	◎＊	◎＊	◎＊	◎＊
④内用薬	◎	○	○	◎	◎＊	◎＊	◎＊	◎＊	◎＊	◎＊
⑤外用薬	◎	○	○	◎	◎＊	◎＊	◎＊	◎＊	◎＊	◎＊

注1：「◎」は必ず表示するもの（必須表示）、「○」は必ずしも表示しなくても差し支えないもの（任意表示）
注2：「＊」については、平成33年4月以降（ただし、特段の事情があるものについては令和5年4月以降）に製造販売業者から出荷されるものに必ずバーコード表示

コード表示について」(医政経発第0328001号)の中で、国際整合性を図ったGTIN(JANコードの頭に梱包インジケータ、グローバル・トレード・アイテム・ナンバー)を推奨し、標準バーコード表示GS1-128と規定した。

この通知によると、医療機器の個装表示については、高度管理医療機器等(特定保守管理医療機器を含む)、特定保険医療材料、上記以外の医療機器などに類別してその必須表示項目と出荷表示時期を明確にしている(表2-10)。なお、表中の「◎」は必須表示、「○」は企業の自主的な判断を示す。

表2-10 厚生労働省「医療機器等への標準コード付与(GS1-128バーコード表示)の実施要項」

①医療機器の個装表示

医療機器の種類	商品コード	有効・使用期限	ロット/シリアル番号	対象の出荷表示時期
高度管理医療機器等	◎	◎	◎	2010年3月〜
特定保険医療材料	◎	◎	◎	2009年3月〜
上記以外の医療機器	◎	○	○	2011年3月〜
体外診断用医薬品	◎	◎	◎	2009年3月〜

②医療機器の中箱表示及び外箱表示

医療機器の種類	商品コード	有効・使用期限	ロット/シリアル番号	対象の出荷表示時期
高度管理医療機器等	◎	◎	◎	2010年3月〜
特定保険医療材料	◎	◎	◎	2009年3月〜
上記以外の医療機器	◎	○	○	2011年3月〜
体外診断用医薬品	◎	◎	◎	2009年3月〜

③医療機器以外の消耗材料

医療機器の種類	商品コード	有効・使用期限	ロット/シリアル番号	対象の出荷表示時期
中箱及び外箱	◎	○	○	2011年3月〜

すでに、一般社団法人日本医療機器産業連合会と一般財団法人医療情報システム開発センター及び一般財団法人流通システム開発センターは、合同で2008年4月に策定した「医療機器等の標準コード運用マニュアル」の中で、医療機器の製造販売業者が医療機器に表示するバーコードの仕様について、国際整合性を考慮して、商品コードとシリアル番号を標準バーコードGS1-128で表示することとした。そして、医療機器本体裏に表示された銘板に代わって、本体の上部や横にその標準バーコードを表示する仕様を提示した(図2-3)。

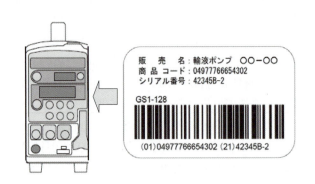

(提供:日本医療機器関係団体協議会)
図2-3 医療機器の標準バーコード表示例

バーコードGS1-128の利用は、従来のJANでの製品識別しかできなかった活用を、機器のID管理、受発注管理、保守管理、トレーサビリティ管理、電子カルテシステムへの記録まで発展させることができる(図2-4)。

(01) 04912345678900　(17) 080625　(21) 12345678
商品コード　　　　　　有効期限　　　シリアル番号
4912345678900　　　08年06月25日　　12345678

活用目的＼各項目	梱包形態商品コード	滅菌期限有効期限	ロット番号/シリアル番号
医療機器の製品識別	◎	−	−
医療機器のID管理	○	−	◎
製品発注/納品管理	◎	−	−
保守管理/品質管理	○	◎	◎
不具合報告	◎	○	◎
トレーサビリティ管理	◎	◎	◎
電子カルテへの記録	◎	○	◎

図2-4 GS1-128各項目の活用目的

米国食品医薬品局（FDA）は、2013年9月に医療機器UDI規則を公示し、全ての医療機器（医療材料を含む）において、2014年9月からクラス別にリスクの高い順に段階的にGS1-128等の標準バーコードを表示することを製造販売業者に義務付けた。この動向は、欧州も同様である。

今後は、医療機器、医療材料の商品識別がGTINになり、外資系企業の医療機器から本体表示が標準バーコードGS1-128に統一される方向にあり、院内バーコードを使って機器管理をする時代ではなくなってきている。このため、従来の医療機器管理システムの機器マスターを、院内コード（機器番号）からシリアル番号の追加されたGS1-128に変更していくことが求められる。

統一されたバーコードにより医療機器のトレーサビリティが実現し、患者が医療機器を使用する際の実施確認が事前にできるチェックシステムが導入されることで、医薬品の誤投与や医療機器・医療材料の不適正使用の防止に大いに役立つ。そのために、製造販売業者の医療機器情報担当者と医療機関の医療機器安全管理者が集うMDICが中心になり、医療機器に絡む患者安全やトレーサビリティ確保のため、医療機器の保守点検に標準バーコードの導入を進めていく必要がある。

厚生労働省は医薬品医療機器等法（2019年、法律第63号）の改正により、医療用医薬品、医療機器及び再生医療等製品の製造販売業者に対して、改正法の施行日となる2021年8月1日までに、対象製品の添付文書情報を（独）医薬品医療機器総合機構（PMDA）のホームページにおいて添付文書を電子的な方法で公表することを義務した。

医療機器については、クラスⅣの医療機器（高度管理医療機器）が法改正以前からPMDAのホームページを通じて添付文書情報が公表されていたが、今回の改正により、表2-10のGS1バーコードの表記は見直され、クラスⅠ、クラスⅡ、クラスⅢの医療機器も含め、全ての医療機器の添付文書情報を公表することが義務付けとなった。さらに、2022年12月1日からは、表2-10のGS1バーコードの表記は見直され、クラスⅠ～Ⅳの医療機器の容器または被包に、GS1バーコードを表示することも義務化された（表2-11）。

なお、2023年7月31日までの経過措置期間内に、PMDAのホームページに掲載した添付文書がGS1バーコードと紐づけできるよう、医療機器の容器又は被包に記載されたGS1バーコードを「**添文ナビ**」等のアプリで読み取った場合、電子化された最新の添付文書が医療現場で閲覧できるようにすることも義務付けされた（図2-5）。

添付文書の電子化された理由には、添付文書が

表2-11　トレーサビリティ向上に向けた医療機器のバーコード表示

医療機器等の区分 （2022年12月1日以降）	個装（販売包装）		販売包装		元梱包装	
	商品コード	製造識別子	商品コード	製造識別子	商品コード	製造識別子
特定保険医療材料	◎（●）	◎（●）	●	●	◎	◎
高度管理医療機器 （特定保守管理医療機器を含む）	○（●）	○（●）	●	●	◎	◎
上記以外の医療機器	○（●）	○（●）	●	●	◎	◎
医療機器以外の消耗材料	○（◎）	○（○）	◎	○	◎	○
体外診断用医薬品	○（●）	○（●）	●	●	◎	◎

●：必須（法に基づく）、◎：必須（通知に基づく）、○：任意、（　）は個装が販売単位の場合
注）製造識別子は有効・使用期限及びロット番号またはシリアル番号等の製造固有の可変情報
「植込み型医療機器」「単回使用医療機器」「再使用可能医療機器」も追加
出典：2022年9月13日付け厚生労働省医政局医薬産業振興・医療情報企画課長、医薬・生活衛生局医薬安全対策課長通知

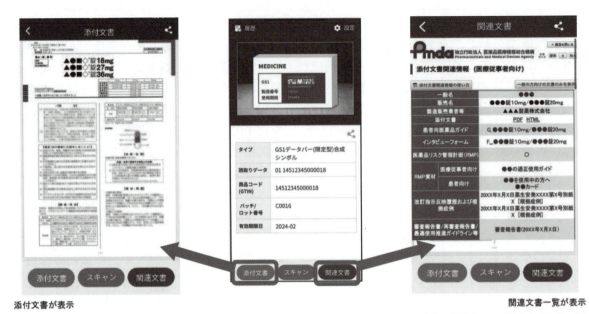

出典：GS1 Japan「添文ナビの使い方」

図2-5 「添文ナビ」アプリでGS1バーコードを読むことで添付文書や関連文章が閲覧できる

頻繁に改訂されるため、同梱されている添付文書は最新の情報ではなくなっている場合があることや、同一の医療用医薬品や医療機器等が医療機関や薬局に納品されるたびに、添付文書が1施設に多数存在し、紙資源の浪費につながっている問題解決とともに、医療用医薬品、医療機器等にバーコードを表示することで、製品追跡（トレーサビリティ）システムの構築が可能となり、製品の受発注、院内での物品在庫管理の効率化や、取り違え防止、回収ロットの特定など医療安全面への活用が期待されるからである。

添文ナビは、日本製薬団体連合会、医療機器産業連合会、GS1 Japanが、改正医薬品医療機器等法による添付文書電子化の施行に合わせて共同で開発した医療従事者用のアプリであり、製品包装上のGS1バーコードをAndroidやiOSのスマートフォンで読み取ることで、PMDAのホームページの添付文書情報を閲覧することができる。

（酒井順哉）

2節 医療機器安全管理責任者による保守点検[1)2)]

1 医療法から見た医療機器安全管理責任

2007年に実施された改正医療法において、病院や診療所などの管理者は厚生労働省令で定めるところにより、医療安全確保のための方針の整備、委員会の開催、職員研修の実施、医療に関わる安全の確保を目的とした改善のための方策を講じることなどの措置を講じなければならないなど、医療安全の確保が求められることとなった（医療法施行規則第1条の11）。さらに、医療機器に関わる安全管理体制の確保のため、医療機器の安全使用のための責任者の配置、医療従事者に対する医療機器の安全使用のための研修実施、医療機器の保守点検に関する計画の策定及び保守点検の適切な実施、医療機器の安全使用のために必要な情報収集、その他の医療機器の安全使用を目的とした改善のための方策実施等の措置を講じなければならないとしている。

ここで定められた医療機器安全管理責任者は、医療機器に関する十分な知識を有する常勤職員で、医師、歯科医師、薬剤師、助産師（助産所の場合に限る）、看護師、歯科衛生士（主として歯科医業を行う診療所に限る）、診療放射線技師、臨床検査技師または臨床工学技士のいずれかの資格を有し

ている者から選任することとなった。一方、病院においては管理者との兼務はできないが、医薬品安全管理責任者等他の役職との兼務が可となっている。

医療機器安全管理責任者は、病院等が管理する医療機器の全て（薬事法第2条第4項）に関わる安全管理のための体制を確保しなければならない。なお、医療機器には病院等において医学管理を行っている患者の自宅、その他病院等以外の場所で使用される医療機器及び当該病院等に対し、貸し出された医療機器も含まれる。

選任された医療機器安全管理責任者は、次に掲げる業務を行わなければならない。また、病院及び患者を入院させる施設を有する診療所においては、安全管理委員会と連携して実施体制を確保する必要がある（医療法施行規則第1条の11）。

・医療機器の安全使用についての研修を従業者に実施
・医療機器の保守点検の計画策定と保守点検の適切な実施
・医療機器の安全使用のための情報収集と改善策の実施

なお、前述したように医療機器安全管理責任者は、医療機器に関する十分な知識を有するという条件が掲げられていることから、医療機器の操作や保守点検を専門とする臨床工学技士が、その役を担っている医療施設が多い。公益社団法人日本臨床工学技士会が全国医療機関の会員技士へアンケート調査した結果によると[3]、臨床工学技士が医療機器安全管理者の職種で最も多いことからも今後の活躍が期待される一方、医療機器安全管理者としての責任を果たさなかったことによる医療事故（コラム参照）が起きたことは、今後の教訓とする必要があるといえる。

〈COLUMN〉
宮城県立循環器・呼吸器病センターで2011年7月に起きた医療事故は、2007年から医療機器安全管理責任者を務めていた臨床工学技士（男性48歳）が、職員を対象とした研修を参加率が低いことなどから次第に実施しなかったことが原因と判明した。2010年10月に導入した心肺補助装置に関しての研修は、記録上開催したことになっていたが、実際は一度も開かれていなかった。研修が行われなかったことにより、この心肺補助装置の使用方法に熟知した医師、看護スタッフは誰もいなかったことが事故の原因であることが報道された。
（2012年2月15日　河北新聞より抜粋）

（中島章夫）

2 医療機器へのGS1バーコード利活用の必要性

従来から院内における医療機器管理には、病院独自のローカルコードを付番、それに対応するローカルバーコードを貼付していたが、厚生労働省からすべての医療機器に添付文書の電子化とGS1バーコード表示が義務付けられたことから、従来のローカルコード、ローカルバーコードで医療機器を管理することは、製造から消費（患者使用）に至るトレーサビリティ管理において煩雑になることが予想される。

医療機器の製造販売業者は、基本的にGS1コードで（一財）医療情報システム開発センター（MEDIS-DC）の医療機器データベースや（独）医薬品医療機器総合機構（PMDA）の添付文書情報データベースに商品コード（GTIN）や商品名・規格等を登録し、販売業者からの注文により電子商取引を行っているため、間違いがなく迅速な受発注が可能となっているが、病院がローカルコードで発注をおこなうと、販売業者において各病院のローカルコードをGTINに変換するテーブルが必要になってくる。この変換作業を手作業でおこなうと数パーセントの確率で製品間違いや数量間違いを起こすことになり、製品の納品に手間取ることになる。

さらに、院内で発生した医療機器の不具合報告や修理など行う際には、ローカルコードの場合、製品が特定できないため、PMDAへの安全性情報報告や製造販売業者での不良ロットの確認対応も遅れてしまうことになる。

これを防ぐには、商品コードをGTINで管理し、医療機器や医療材料にシリアル番号またはロット番号を付加したGS1-128バーコードを貼付することで解決できる。既に先駆的病院では医療機器・医療材料にGS1-128バーコードを院内で貼付する施設もあるが、貼付する手間と時間はムダであるし、貼り間違いによるトラブルも無視できない。

2019年の医薬品医療機器等法改正で製造販売業

者が医療機器等にGS1バーコードを表示することが義務化されたことで、院内でのGS1バーコード貼付が不要になると、従来の貼付作業に伴う手間と時間の無駄と貼り間違いの問題は解消できる。

また、電子カルテシステムに使われている各種マスターは「医療情報システムの安全管理に関するガイドライン」の「基本データセットや標準的な用語集、コードセットの利用」中で厚生労働省標準規格が使われ、SS-MIXなどの病院間情報交換で利用されることになるため、MEDIS-DCが提供する標準マスターが使うことが望ましいことになる。

電子カルテシステムの更新時期に合わせ、病院で保有する医療機器のローカルマスターを標準マスターに変換させることは難しいことではなく、各病院の臨床工学技士の将来を見据えた医療機器管理システムへの熱望次第と考える。

(酒井順哉)

3節 点検用機器

医療現場では、医師を始めとする医療スタッフが患者の検査や治療を行っている。これから紹介するテスタなどは、医療機器の電気的な検査の役割を担う重要な測定機器である。

1 テスタ[4]〜[9]

テスタには現在、アナログ式（指示計器の一種）とデジタル式のタイプがある（図2-6、2-7、2-8）。

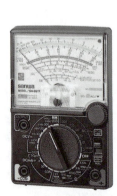
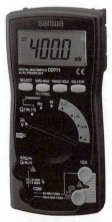

（左：アナログテスタ　右：デジタルマルチメータ）
図2-6　テスタ外観

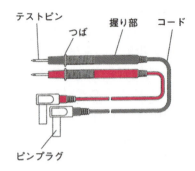

（赤リード：＋端子、黒リード：－端子／COM）
図2-7　テスタのリード

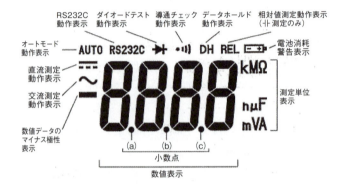
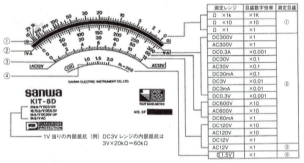

（上：デジタルマルチメータ　下：アナログテスタ）
図2-8　テスタ表示部

呼称もいろいろあり、テスタ、マルチメータ、アナログメータ、デジタル・マルチメータなどと呼ばれている。基本的には電圧や電流、抵抗などの電気的現象を広範囲に測定可能で、高性能なタイプでは、温度測定やダイオード・トランジスタのチェック、オプションのプローブを用いてクランプ計（電流測定）としての利用や、PCと連動して測定データを出力できるタイプもある。一般的にはハンディタイプ（手のひらに載せられる程度）の製品が普及しており、種類も豊富であるが、高価・高性能な据置タイプの製品もある。また、アナログ・デジタルタイプともにキットとしても販売

されており、購入者がはんだ付けなどを行って製作できるタイプもある（製品の詳細については、各社案内を参照のこと）。

ここでは、デジタルタイプの特徴や、テスタで一般的な電圧・電流・抵抗測定の基礎と注意点を述べる。

（1）デジタルマルチメータの特徴

デジタルマルチメータは、アナログ式と比較して、以下の特徴がある。

・一般的に精度[※1]がよく、1台でいろいろな機能を持ち、さまざまな物理量の測定ができるタイプが多い。
・入力抵抗[※2]が高く（DCで10MΩ、ACで1MΩくらい）、出力は直接表示の他、他の電子機器やコンピュータにインタフェースを通じて直接接続できる。
・歪み波形の真の実効値表示[※3]、ノイズ除去などが電子回路によって容易に行える。
・保護回路が容易に組み込めるので、過電圧、過電流に対して強い。
・その他：データ・ホールド機能（押した瞬間の表示値を保持する機能）、オート・パワー・オフ機能（電池消耗防止のため、一定時間で休止する機能）などを有する。

※1 テスタの精度は測定値を読み取ることができる最小単位としての「分解能」として表されることが一般的である。例えば、3桁半（1,999カウント）のデジタルマルチメータの2Vレンジの分解能は、0.001V（1mV）となる。
※2 入力インピーダンス、または内部抵抗を指し、測定端子から見た各測定レンジのインピーダンスである。アナログテスタでは、レンジにより入力インピーダンスが変わる。
※3 一般的な交流信号の測定器は、正弦波以外の交流測定では実効値が不正確な値となる。真の実効値表示タイプでは、特殊な回路により、交流波形の歪みに影響されることなく測定可能なタイプもある。

（2）デジタルマルチメータの動作原理

デジタルマルチメータの動作ブロック図を示す（図2-9）。測定された電圧、電流、抵抗はアナログ量であるため、デジタル量へ変換（AD変換）され、表示器（LCDパネル）や外部インタフェースへ出力される。

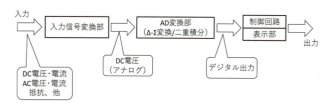

図2-9　動作ブロック図（デジタルマルチメータ）

（3）電圧測定の原理と方法

デジタルマルチメータでの電圧測定は、抵抗の直列接続を応用して、電圧計EをE_0に拡大する**倍率器**と呼ばれる抵抗Rを用いている（図2-10）。

$$R = r(n-1) \quad \therefore n = \frac{E_0}{E} \quad \cdots\cdots (1)$$

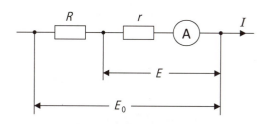

（r：電流計の内部抵抗）
図2-10　倍率器を用いた回路

図2-11に示したR_1、R_3、R_5が直流電圧測定における倍率器の抵抗であり、レンジを切り替えることによって、測定電圧の範囲を拡げることができる（交流電圧測定回路においても同様）。

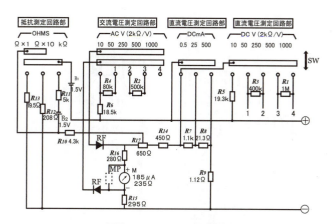

図2-11　テスタ回路例

直流電圧（DCV）の測定では、必ず測定対象と

テスタを並列接続で行う。測定端子に＋（プラス）、－（マイナス）が逆極性の電圧で加わると、－（マイナス）表示となる。デジタルマルチメータにおいて、オートレンジで測定する場合は、テストピン開放時（測定端子などに接触していない状態）に表示が変動することがある。DCVを測定するには、ファンクションスイッチ（レンジ切り替え）を電圧測定モードに合わせ、セレクトスイッチなどでDCV測定モードを表示させ、テストピンを測定対象に当てて表示値を読み取る（図2-12）。

また、測定対象外の周波数では確度は保証されない。ACVを測定するには、ファンクションスイッチ（測定項目の切り替えスイッチ）を電圧測定モードに合わせ、セレクトスイッチなどでACV測定モードを表示させ、テストピンを測定対象に当てて表示値を読み取る（図2-13）。

（4）電流測定の原理と方法

デジタルマルチメータの電流測定は、抵抗の並列接続を応用して、電流計IをI_0に拡大する<u>分流器</u>と呼ばれる抵抗Rを用いる（図2-14）。

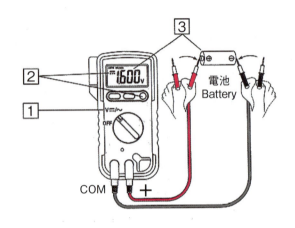

図2-12 直流電圧測定方法

交流電圧（ACV）の測定（電灯線の電圧やトランスのタップ電圧などの正弦波交流電圧）では、DCV測定と同様に必ず測定対象とテスタを並列接続で行う。一般的なデジタルマルチメータでは、正弦波以外の波形の電圧では測定誤差が生じる。

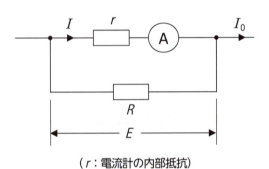

（r：電流計の内部抵抗）

図2-14 分流器を用いた回路

$$R = \frac{r}{n-1} \quad \therefore n = \frac{I_0}{I} \quad \cdots\cdots\cdots\cdots (2)$$

図2-11に示したR_7〜R_9までが分流器の抵抗であり、レンジを切り替えることによって、測定電流の範囲を拡げることができる。

電流の測定では、電圧測定とは異なり、測定対象（負荷）とテスタを直列接続で行う。並列に接続して測定すると、テスタに大きい電流が流れ込み、ヒューズ（例：0.5A/250V）が切れる原因となる。電流レンジを接続すると、テスタの内部抵抗により、実際より小さな電流値になることがある。機種にもよるが、電流測定を行うための＋（プラス）端子は電圧・抵抗測定の＋端子とは別になっており、μA・mA測定端子を使用する。ファンクションスイッチを電流測定モードに合わせ、セレクトスイッチなどで直流／交流測定モードを表示させ、テストピンを測定対象に接続して（テスタが回路の一部となる）、表示値を読み取る（図2-15）。

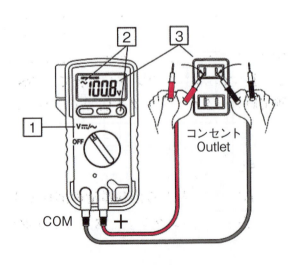

図2-13 交流電圧測定方法

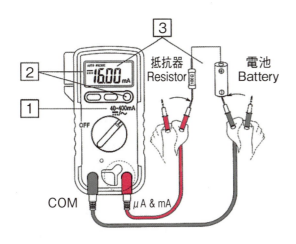

（交流電流の場合は被測定対象が電池ではなく、トランスなどになる）

図2-15　直流電流測定方法

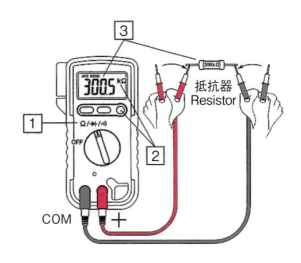

図2-16　抵抗測定方法

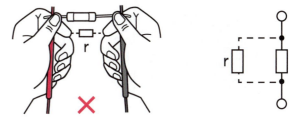

図2-17　抵抗測定時の誤差要因

（5）抵抗測定の原理と方法

抵抗測定では、抵抗→電圧変換回路によって、抵抗値に比例した直流電圧に変換して抵抗値を測定する。オームの法則を利用して、ある一定電流I_Sを未知抵抗R_xに流し、その抵抗値に比例して発生する電圧降下V_{Rx}から間接的に直流電圧を求める（式3）。

$$R_x = \frac{V_{Rx}}{I_s} \quad \cdots\cdots\cdots\cdots (3)$$

抵抗の測定対象として、抵抗器や回路・回路部品の抵抗器などの測定がある。抵抗測定時の注意としては、電圧が加わっている部分は絶対に測定してはならない。ファンクションスイッチを、抵抗測定モード（機種によっては、ダイオードチェックや導通チェックと同じモード）に合わせ、セレクトスイッチなどで抵抗の記号（その機種で最も大きなモード、例えばMΩなど）を表示させ、テストピンを測定対象に並列に接続して表示値を読み取る（図2-16）。

抵抗測定の時、テストピンに指を触れて測定すると、人体の抵抗が測定しようとする被測定物（抵抗器など）と並列に入ってしまうため（図2-17）、測定誤差を生じる要因となるので注意する必要がある。

（6）テスタの測定上のポイント・注意

テスタを用いた各種電気量を測定する時のポイントとしては、次の各項などが挙げられる。

・測定のためにその回路の状態を変化させないこと。
・安定に素早く測定できること。
・必要な精度で測れること。
・事前に電圧・電流の大きさを知る（予想する）こと。
・DCとACの違いを知ること。
・ACの場合はその信号周波数は、いくらかを知る（予想する）こと。
・波形の歪みの有無を確認すること。

これらのポイントをもとに、被測定対象に対して、最適な測定器・測定方法を選ぶ必要がある。

2 オシロスコープ

オシロスコープとは、時間とともに変化する物理現象を電気信号に変えて、波形として画面(LCD)上に描かせ、その波形から定量的、定性的測定を

行う電子計測器の総称をいう。同機器は電気電子分野を始め、物理、化学、医学、機械、自動車、造船、航空機など、多方面での技術革新の一翼を担っている。従来、ブラウン管を用いたアナログ・オシロスコープが主流であったが、近年、LSI技術などの急速な進歩により、高速AD変換技術が身近なものとなり、デジタル・オシロスコープが主流となっている（図2-18）。本節では、デジタル・オシロスコープを中心に、その原理と測定方法について説明する。

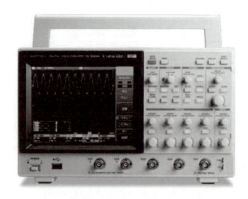

図2-18　デジタル・オシロスコープ[10]

（1）オシロスコープの原理[11]

オシロスコープは、基本的には電気信号の時間変化を表示する機器である。測定対象例として、次の信号がある。
- 電圧や時間
- 周波数
- 可動部分が信号に与える影響
- 信号の特定部分の発生頻度
- 正常に動作していない部品の影響
- **直流（DC）成分**と**交流（AC）成分**の割合
- ノイズ成分の大きさや時間変化

デジタル・オシロスコープの特徴としては、次の点が挙げられる。
- 単発信号を測定可能。
- 観測結果をデジタル化して保存可能。
- 波形解析が可能（デジタルデータとしてPCなどでの解析、及び本体単体でも可能）。
- 全現象に対して観測できる時間が短い。
- 表示が平面的（XYの情報のみ）なため、表示される波形に頻度情報が失われる。

オシロスコープの性能基準の1つに周波数帯域があり、表示される垂直軸の増幅度が、基準の周波数（一般的には100kHz）、あるいは入力電圧の最大値と比較して（−3dB）下がった周波数を上限の周波数とし、DCからこの上限周波数までを周波数帯域としている（図2-19）。例えば図2-18に示したオシロスコープの周波数帯域例においては、−3dBとなる周波数が300MHzであるため、このオシロスコープの周波数帯域はDC〜300MHzとなる。周波数帯域を越えた信号でも観測はできるが、表示振幅が小さくなり、波形は忠実に再現できなくなる。

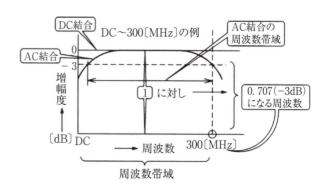

図2-19　オシロスコープの周波数帯域例

（2）オシロスコープの基本的な設定

オシロスコープを操作するに当たり、次のような設定を行う。
- 直軸の調整：垂直軸［V/div］のアッテネータを適切に設定し、目的の信号の振幅を望ましい測定レンジに合わせる。
- 時間軸の調整：時間軸［s/div］を操作し、画面水平方向の目盛り当たりの時間に設定する。
- 同期の調整：トリガレベルを調整し、繰り返し信号が安定して見えるようにする。単発信号の場合は、トリガがかかるように設定する。

（3）電圧プローブ

一般的にオシロスコープで電圧を測定する場合、専用プローブを用いる（図2-20）。測定信号を正確に再現するためには、オシロスコープと組み合わせた時に、オシロスコープの周波数帯域幅の5倍以上の周波数帯域幅を持つプローブを選ぶ必要がある。プローブには、被測定対象の電圧に合わせて

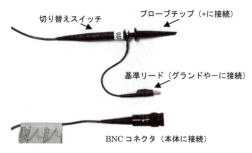

図2-20　電圧プローブの外観と機能

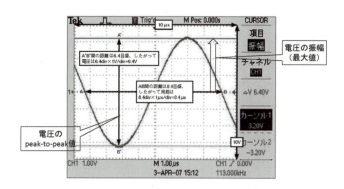

図2-21　オシロスコープの測定画面と
電圧・時間の測定方法

ゲイン（倍率）を変更可能なものがあり、一般的な信号を測定する受動プローブは、スイッチによって1倍と10倍を切り替えられる。もしスイッチを10倍に切り替えたならば、オシロスコープには実際の電圧の1／10の信号が入力される。一般的に、電圧振幅が不明な信号を測定する場合や、高電圧を測定する場合には、高電圧がオシロスコープに誤って入力されると故障の原因となるため、10倍の設定を用いて測定する。

（4）オシロスコープによる測定

オシロスコープは、もともと電圧を測定するための機器であるため、電圧を測定すればオームの法則を用いて他の電気量（抵抗値や電流値）を求めることができる。電圧は、回路内の2点間の電位差で通常2つの点のうち1つはグランド（0V）となる。交流信号の電圧を測定する場合は、波形のピーク間、つまり、ある信号の最大値と最小値との差を指す（図2-20）。

電圧測定の最も基本的な方法として、オシロスコープの垂直スケール上で、波形の長さの目盛数を数えることにより電圧値を読み取れる。同様に、オシロスコープの水平スケールを使うことにより、時間の測定ができる。時間の測定には、パルスの周期とパルス幅の測定がある。周波数は、周期と逆数の関係にあるため、周期を測定し、その値の逆数をとれば周波数値が得られる。電圧・時間測定ともに、オシロスコープ画面1目盛（1div）当たりの設定値によって値（大きさの単位やオーダー）が変わってくるので、注意が必要である（図2-21）。

測定信号がパルス波の場合は、パルス幅と立ち上がり時間を測定する。立ち上がり時間とは、パルスが低い電圧（最高電圧の10％）から高い電圧（最高電圧の90％）に移動する時の時間の長さを指す。

パルス幅とはパルスが低い電圧から高い電圧に移り、また低い電圧に移動する時の時間の長さで、一般的に最高電圧の50％の時間幅で計測する（図2-22）。

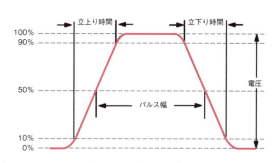

図2-22　立ち上がり時間とパルス幅測定

3 その他（各種アナライザ他）

これまで説明してきたデジタルマルチメータやオシロスコープの他に、医療機器の保守点検に用いる点検用機器について簡単に紹介する。

（1）スペクトラムアナライザ

スペクトラムアナライザは、電気信号を周波数別に、目に見える形で測定する測定器である。被測定信号に含まれる角周波数成分が、周波数軸上の対応した位置に対応した振幅の大きさとして表示される。オシロスコープの横軸は時間であるが、スペクトラムアナライザの横軸は周波数になる（図2-23）。例えば、心電図信号をスペクトラムアナライザで測定した場合、心電図の角周波数成分（P波、QRS波、T波など）がどのくらいの周波数で、どのくらいの信号強度（振幅）を含んでいるかを測定することができる。また、院内でテレメータ管

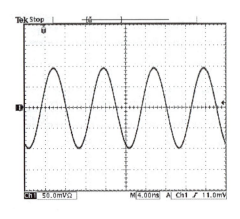

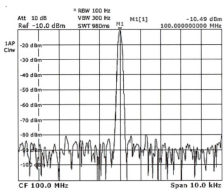

図2-23　オシロスコープ（上）と
スペクトラムアナライザ（下）の測定画面

理などを行う時、携帯電話やアマチュア無線など外部からの電磁波ノイズについて測定する時など、どの周波数帯域の信号がどのくらいの強さで出力されているかなどを測定することができる。

（2）LCRメータ

コイルやコンデンサ、抵抗などの素子に交流や直流の電流を流して、両端に発生する電圧によりそれぞれのインピーダンスを測定することができる装置である（図2-24）。通常のデジタルマルチメータでも抵抗測定モードでコイルの抵抗分を測定することができるが、LCRメータ（L：自己インダクタンス、C：キャパシタンス、R：抵抗）で測定した場合、損失係数や品質係数の指標で抵抗成分とインダクタの比率を知ることもできる。また、抵抗器やコイル、コンデンサなどの素子に加える周波数を変化させ、各種測定項目（インピーダンスや静電容量、位相角）ごとに周波数特性を測定することが可能である。実際の素子には個体差があることと、構造上や材質上の理由により、インピーダンスや静電容量などの値

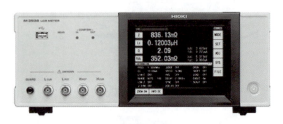

図2-24　LCRメータ[12]

が周波数に依存することがあるため、抵抗器やコイル、コンデンサの値を測定する場合は、その素子を実際に使用する周波数で測定することが必要である。

（3）漏れ電流測定器

電気機器は、感電などの危険を防止するために、人が触れる恐れのある部分（例えば機器の筐体）と電源間は絶縁されている。理想的には、この絶縁抵抗は無限大でなければならないが、実際には漏れ電流が存在し、経時的な絶縁劣化により漏れ電流も変化する。そこで、医用電気機器のみならず一般電気機器の操作者や患者の安全性を確保するために、漏れ電流測定という安全性点検が必要である。各種法律や規格でその試験方法が定められており、図2-25のような漏れ電流測定器が用いられている。

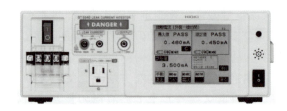

図2-25　漏れ電流測定器（市販品例）[13]

（中島章夫）

4節　電気的安全測定法

医用電気機器の電気的安全性については、JIS T 0601-1：2017（以下、0601-1）に述べられているが、これらには製造業者が出荷試験として厳密に行うべき試験を規定している。しかし、医用電気機器の使用者が医療現場で電気的安全性のチェックを行うには、設備や技術などの面で必ずしも適切ではない。

また、0601-1の安全通則は、患者や操作者の感電（電撃）に対する保護が重要項目として取り扱われており、接触・接地・患者測定電流・患者漏れ電流、及び合計患者漏れ電流の規制値は、B、BF、CF形の装着部別に、正常状態（以下、NC）と単一故障状態（以下、SFC）に分類されている（17頁・表1-6）。そこで本節では、これら規制されている値の根拠を理解するとともに、主に病院などで使用者が用いる身近な測定機器による測定法について、解説する。

1 コンセント・接地端子の測定法

病室を含む医用電気機器の使用場所で商用交流電源を確保するには、差し込む穴が3つある**3Pコンセント**と呼ばれるコンセントが一般的に用いられている（図2-26）。穴が2つの一般家庭のコンセントとの違いは、アース専用の穴（アースorグランド、0V）があり、電源プラグを差し込むと自動的に機器のアースがとれる構造にある。縦に2つ並んだ穴の、幅の狭い方（HOT）に100V(実効値)の電圧がかかっている。一般家庭の2Pコンセントも、左側の幅の広い方の端子（ニュートラル、0V）は高電圧を100Vに変換するトランス（電柱に付いているトランス）のところで接地されていて、大地との電位差はほとんど0Vである（本来、このニュートラルとアースの目的は異なるので、機能の違いを正しく理解して使い分ける必要がある）。

2 電気安全用測定計器

（1）漏れ電流用測定器具（MD）

漏れ電流用測定器具として、測定インピーダンス回路と電圧計のシステムを用いる（図2-27a）。入力側をA、B端子、出力側をC、D端子とし、A、Bは被測定機器に接続し、C、Dには、3.1で説明したデジタルマルチメータなどを接続する（図2-27b）。

このデジタルマルチメータは、「直流から1MHzまでの合成波形に対して、1MΩのインピーダンスを持ち、真の実効値が、±5%以内の誤差で表示可能」という性能を必要とする測定機器を用いることが規定されているが、簡易的にデジタルマルチメータを用いて、以下の測定を行うものとする。MDは、抵抗2つとコンデンサ1つで作れる簡単な回路である。R_1(10kΩ±5%)、R_2(1kΩ±1%)ともに無誘導抵抗器、C_1(0.015μF±5%)は、50mm四方程度のユニバーサル基板か、ラグ板に、セラミック・コンデンサを用いてはんだ付けして製作できる。

なお、MDの他に、3P・2P変換アダプタ、ワニ口クリッ

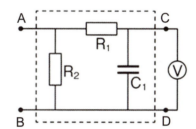

R_1：10kΩ ± 5%　　R_2：1kΩ ± 1%
C_1：0.015μF ± 5%

(a) 漏れ電流用測定用器具（MD）

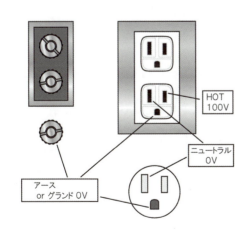

図2-26　アース端子（左）とコンセント（右）

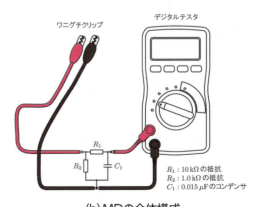

(b) MDの全体構成
図2-27　漏れ電流用測定器具（MD）

プ付きリード線、2Pテーブルタップなどが必要となる。

(2) 漏れ電流測定用電源ボックス

漏れ電流は電源の極性を変えると、その大きさも変わる。極性を変えて大きい方の値をその機器の漏れ電流値とすることになっているが、3P・2P変換アダプタの向きを変えて差し込み直しながら測定する場合、極性切り替えの都度に向きを変えると、どちらの極性を測定しているか分からなくなってしまうこともある。そこで、市販の電源極性切換ボックスを用いる方法もある（図2-28）。また、**漏れ電流測定用電源ボックス**（図2-29）を作り、被測定機器の電源プラグと壁面コンセントの間に挿入し、デジタルマルチメータで測定する方法もある。

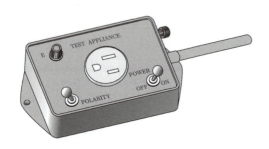

図2-28　電源極性切換ボックス

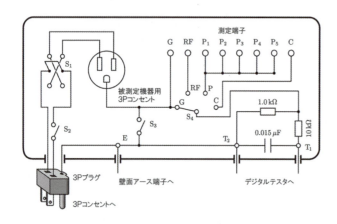

S_1は電源極性切換スイッチ、S_2は電源導線の1本の断線を模擬するスイッチ、S_3は保護接地線の断線を模擬するスイッチ、Eは壁面接地端子への接続端子

図2-29　漏れ電流測定用の電源ボックス

3 医用電気機器の漏れ電流測定法[15)〜20)]

医用電気機器の漏れ電流は、**接地漏れ電流、接触電流、患者漏れ電流、合計患者漏れ電流、患者測定電流**等、合わせて7種類がある（17頁・表1-6）。ここでは、前述のMD（測定用電圧計のデジタルマルチメータを含む）を用いた簡易的な測定方法について説明し、図2-27に示した電源極性切換ボックスでの測定は省略することとする。

以下、漏れ電流の測定法、許容値は0601-1に基づいて説明する。単位表記も0601-1に合わせ、μAに統一して説明することとする。

(1) 接地漏れ電流［NC］の測定

被測定機器の電源コードとMDを接続する（図2-30）。**被測定機器の3Pプラグのアースピンから漏れてくる電流を、MD内デジタルマルチメータにより出力電圧として測定する**。測定レンジは、交流電圧100〜200mVくらいが適当となる。結果は、測定値をMDで用いている人体模擬抵抗の1kΩで除算し、電流値に直す（1kΩ＝1,000Ωなので、mVの値をそのままμAに読み替えればよい。以下の漏れ電流測定でも同様である）。

なお、3P・2P変換アダプタの極性を変えて、再度同様に測定する（図2-31）。アダプタによっては、差し込みプラグの電圧側とニュートラル側の幅が同じで、逆極性にはコンセントに差し込めない場合もあるので注意が必要である（→両極刃が同じ幅のものを用いる）。

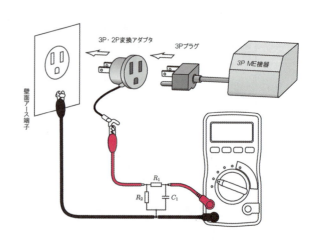

図2-30　接地漏れ電流［NC］の測定例

第Ⅱ章 医療機器の保守点検

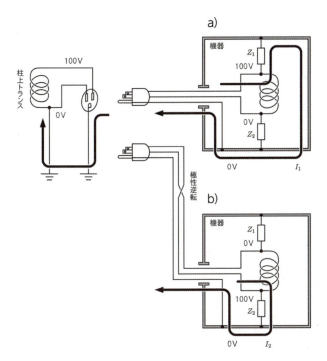

a) 正極性（I_1のみ）、b) 負極性（I_2のみ）
図2-31 接地漏れ電流回路

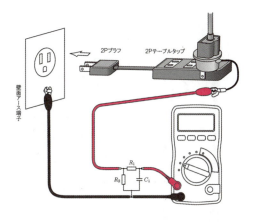

図2-32 接地漏れ電流［SFC］の測定。
電源導線の1本が断線した状態

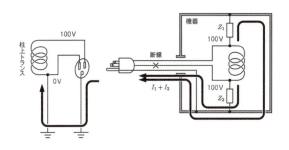

図2-33 接地漏れ電流の単一故障状態のモデル
$I_1 + I_2 \leqq 2I$（I はI_1、I_2の大きい方）

（2）接地漏れ電流［SFC］の測定

　接地漏れ電流のSFCとは、電源導線の1本断線を指す。この状態を再現するため、2Pテーブルタップを用意し、これに3P・2P変換アダプタの極刃を1本のみ差し込んで正常状態の時と同じ方法で測定を行う（図2-32）。本測定は「アダプタの極性を変える（2通り）×テーブルタップの差し込み穴を換える（2通り）」で計4通りの測定を行う必要がある。測定値は全て記録し、最大値を測定値とする。

　電源導線の1本が断線した時に、なぜ漏れ電流が増えてしまうのかを考えてみる（図2-32）。

　電源導線の1本が断線すると、図2-33のZ_1、Z_2を流れる電流が足されて流れるため、およそ2倍の電流値となる。両者の電流値が異なる場合は、片方ではNCの値である$5,000\mu A$を超えてはならないため、その合計は最大でも、$5,000\mu A + 5,000\mu A = 10,000\mu A$となる。つまり、接地漏れ電流のSFCの漏れ電流の許容値が、NCの許容値の2倍となっている。

　よって、新JISにおける接地漏れ電流の許容値は、人体へ直接流れることがないという根拠を元に、$5,000\mu A$（NC）と$10,000\mu A$（SFC）となった。

（3）接触電流［SFC］の測定

　単一故障状態（SFC）での接触電流の測定は、3P・2P変換アダプタのアースリードはどこにもつながずに、いわゆるブラブラの状態にさせておき、MD内デジタルマルチメータの端子（ワニ口クリップのリード線）を被測定機器の外装金属部に接触させる（図2-34）。この状態は、保護接地線の断線を模擬している状態となる。この測定も、電源の極性を切り替えて2度行い電流値の大きな方を測定値とする。

　次に、前述のブラブラ状態にさせておいたアースリードを壁面アース端子に接続し、この漏れ電流がほぼ$0\mu A$になることを確かめる（NCの測定）。なお、最近の医療機器は外装がプラスチックで覆われた絶縁外装の機器が多いため、外装に20cm×10cm（人間の手が触れた状態の模擬）のアルミホイルなどを貼り付け測定を行う（図2-35）。

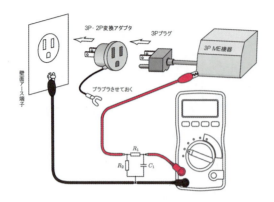

図2-34　接触電流［SFC］の測定

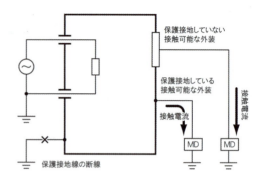

図2-36　接地漏れ電流の許容値（NC：5,000μA）が接触電流の許容値（SFC：500μA）に制限される理由

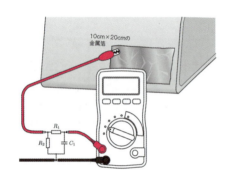

図2-35　絶縁外装の接触電流測定

0601-1で接触電流の測定は、次のように規定されている。
・MDを使用して、保護接地していない外装と大地との間を測定する。
・MDを使用して、保護接地していない外装の部分の相互間を測定する。
・保護接地線の断線というSFCにおいては、MDを使用して、保護接地している外装の各部分と大地との間を測定する。

0601-1での電撃に対する保護の基本法則の単一故障状態で規定されているように、（保護接地線の断線時の接触電流）＝（NCの接地漏れ電流）となることが分かる（図2-36）。

また、接地漏れ電流の正常状態は5,000μAに緩和されたが、保護接地線の断線という単一故障状態の接触電流値は500μAと規定されていることから、接地漏れ電流の正常状態の許容値は500μAとなることが分かる。これらの注意点を補足するため、

2014年に発行された追補1に、「正常状態における接地漏れ電流は、単一故障状態における接触電流になる場合がある」（8.7.3 許容値 d）接地漏れ電流 注記2）と注意喚起されている。

（4）患者漏れ電流の測定

患者漏れ電流は、患者漏れ電流と合計患者漏れ電流とに大別され、各々患者接続部から患者を介して大地に流れる電流、SIP／SOP（信号入出力部）へ外部電圧を印加した場合の電流を測定する。

これらの測定方法は、3Pプラグを持つ医用電気機器（心電計など）にMD内デジタルマルチメータを接続し、患者リードの1本1本について測定することとなる（図2-37）。それぞれの測定では、電源極性を変えて測定し、デジタルマルチメータの最大値を測定値とする（電流値の算出方法は、前

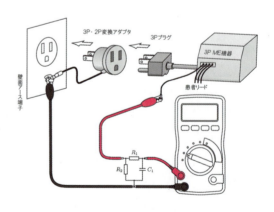

図2-37　患者漏れ電流［NC］の測定

述した接地漏れ電流の測定方法参照)。

0601-1では、生体情報モニタなど複数の患者接続部が同一の形式(B形、BF形、CF形)ではなく、1人の患者に使用されることが多くなってきたことを想定し、同一の形式の全ての装着部の患者接続部を互いに接続した合計の許容値として合計患者漏れ電流という概念が誕生した。また、患者接続部から大地(患者を介して)へ流れる漏れ電流の他に、SIP／SOPに外部電圧を印加することによって装着部から大地に(患者を介して)流れる漏れ電流という概念に分けられた。

(5) その他の漏れ電流の測定

その他の漏れ電流の測定として、
- 特別な試験下の患者漏れ電流(F形装着部の患者接続部へ外部電圧を印加した場合の電流、保護接地していない金属の接触可能部分への外部電圧を印加した場合の電流)
- 患者測定電流(ある患者装着部からの電流が、患者を介して別の患者接続部に流れる電流)

がある。

4 保護接地線抵抗の測定法

医用電気機器を使用する全ての医用室にはクラスⅠ機器が使用できるよう、3Pタイプの医用コンセントを使用しなければならないと定められている。このため医用接地方式を敷設し、保護接地端子を設けることになっている。各医用室には医用接地センタを設け、その部屋全ての金属をそれに一点接地することによって、安全確保につながる。これらの保護接地端子は、10Ω以下の接地抵抗を持った接地極(病院建物の地下部分を利用)に接続する。

保護接地線回路の抵抗測定は、10～25Aの交流電流を流すことが規定されているが、実際にはこのような測定用変圧器を用いることは困難であるため、簡易的な測定として、2A程度の交流電流で被測定機器の保護接地回路の抵抗値を測定する方法にて行う(図2-38)。スイッチSが2側で保護接地回路側の電圧V_2が1側で、3Ωの抵抗の両端電圧V_1を測定することになる。保護接地回路の抵抗R_xは、

$$R_x = 3 \times \frac{V_2}{V_1} \ [\Omega] \quad \cdots\cdots (4)$$

として求めることができる。本測定では、金属外装と結ぶ導線はなるべく短くし、かつ接触抵抗が少なくなるようにネジ止めするなどの配慮が必要となる。

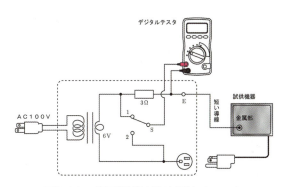

図2-38　簡易保護接地線抵抗チェッカ

5 等電位接地(EPR)システムの測定方法

病院電気設備の安全基準(JIS T 1022：2023)において、手術部やICU・CCUなどミクロショックが起こる可能性のある環境下では、**等電位接地(EPR〈Equipotential Patient Reference〉)システム**を設けなければならないことになっている。

金属部分間を接続する導線の抵抗の長さや漏れ電流値によって、各機器の金属部分の接地点(アース点)に対する電位が異なるため、人体が触れる可能性のある全ての金属部分との間の電位差は、実際には0Aにはならない。

そこで、基準として人体がミクロショック対策として許容している10μA以上の電流が流れない電位差までを、EPRシステムとして規定している。これは、人体が触れる可能性のある2点間の電位差が10mV以下と仮定した場合、人体の模擬抵抗1kΩで除算すると、人体には10μA以上の電流が流れないことに起因して決められている。そこで、EPRポイントを接地センタとして、その端子と各機器や設備の金属部分間を順次、MD及びデジタルマルチメータを用いて測定を行う(図2-39)。

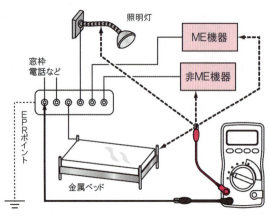

図2-39　EPRシステムの点検概念図

【参考文献】
1) 厚生労働省. 医療機器に係わる安全管理のための体制確保に係わる運用上の留意点について（厚生労働省医政局指導課長：医政指発第0330001号，厚生労働省医政局研究開発振興課長通知，医政研発第0330018号．平成19年3月30日）. http://www.mhlw.go.jp/shingi/2007/05/dl/s0507-3n-10.pdf
2) 公益社団法人日本臨床工学技士会. 医療機器の保守点検計画と適切な実施に関する解説書. http://www.ja-ces.or.jp/10topics/kaisetsu070401.pdf
3) 公益社団法人日本臨床工学技士会. 臨床工学技士に関する実態調査2012集計結果. http://www.ja-ces.or.jp/ce/?p=1991
4) 三和電気計器. アナログマルチテスタSH-88TR　カタログ. http://www.sanwa-meter.co.jp/prg_data/goods/img/PH51390807214.pdf
5) 三和電気計器. デジタルマルチメータCD771　カタログ. http://www.sanwa-meter.co.jp/prg_data/goods/img/PH51390804701.pdf
6) 三和電気計器. デジタル・マルチメータの制作実習　組立・取扱説明書.
7) 三和電気計器. アナログマルチテスタKIT-8D　組立・取扱説明書.
8) テスタとディジタルマルチメータの使い方. CQ出版社，2005.
9) テスタ使いこなしテクニック. 誠文堂新光社，2005.
10) 岩通計測. デジタル・オシロスコープ「ViewGoⅡ」DS-5400Aシリーズ. https://www.iti.iwatsu.co.jp/ja/products/ds/ds5400a/ds5400a_top.html
11) 日本テクトロニクス. オシロスコープの全て～さらに詳しい入門書～.
12) 日置電機. LCRメータIM3536. https://www.hioki.co.jp/jp/products/detail/?product_key=281
13) 日置電機. 漏れ電流試験器ST5540. https://www.hioki.co.jp/jp/products/detail/?product_key=544
14) （社）日本生体医工学会ME技術教育委員会監修. MEの基礎知識と安全管理. 改訂第7版，南江堂，2020.
15) ME機器保守管理マニュアル. 改定第3版. 南江堂，2009.
16) （社）日本生体医工学会ME技術教育委員会. 第1種ME技術実力検定試験講習会テキスト. 改定初版第1刷，2014.
17) 白井康之. 電気安全テスタ. Clinical Engineering　2002, Vol.13（5），p375-381.
18) 小野哲章. 初学者のための安全通則の見方・考え方～漏れ電流の規定値の理解を中心に～. Clinical Engineering 2000, Vol.11（3），p234-246.
19) 医用電気機器—第1部．基礎安全及び基本性能に関する一般要求事項．JIS T 0601-1，2017.
20) 萩原敏彦. JIS T 0601-1に関するQ&A. Clinical Engineering 2015, Vol.26（8），p798-799.

（中島章夫）

第Ⅲ章

生体計測機器の原理・取り扱い上の注意と保守点検

第Ⅲ章　生体計測機器の原理・取り扱い上の注意と保守点検

1節　循環関連

1　心電計と生体情報（心電図）モニタ

（1）使用目的

生体情報モニタを臨床で使用する最大の目的は、心電図などの情報の急激な変化（特に不整脈の発生）を捉え、医療従事者に向けて警報（アラーム）を発生させることにある。

生体情報モニタは、心電図だけでなく呼吸や血圧などのバイタルサインを継続的にモニタリングする装置の総称である。生体情報モニタは、心電図（心拍数）をモニタする心電図モニタとして誕生したが、その後の技術の進歩と臨床現場からの需要により、心電図以外の各種パラメータを同時に、かつ長時間連続でモニタリングすることが可能となった。多くの病院では、このような生体情報モニタを使用することが一般的となっている。モニタリングの対象患者は、重症病棟（ICU、CCU、NICUなど）や救命救急センターに収容されている患者、手術中の患者、救急車で搬送中の患者、一般病棟に入院している患者などである。モニタリングすべきパラメータは患者の症状や重症度に応じて異なる。最近では、放射線検査や内視鏡検査などの検査室や血液透析時などでも生体情報モニタを使用しており、臨床上必須の機器として位置付けられている。

（2）原理・構造

心電計の基本的な構造は、心電図を導出するための増幅器と記録するための記録器とから成る。心電図記録法は臨床検査において確立された電極位置と導出法（標準12誘導法）があり、市販の心電計はこれに対応している。また、心電図導出のための構成要素として専用の電極が必要であり、心電図の使用目的により、リユーザブル（再利用可能）電極とシングルユース（単回使用）電極とを使い分ける。標準12誘導法による心電図からは、虚血性心疾患、不整脈、心筋肥大、心房負荷、電解質異常などの診断に必要な情報が得られる。また、カテーテル電極を用いて導出される心内心電図は、心臓刺激伝導系の情報が得られる。

生体情報（心電図）モニタは、患者の心電図や心拍数などのバイタルサインを長時間にわたる連続モニタリングが可能で、LCD（液晶ディスプレイ）などの表示装置に、波形や計測値情報を表示する。

生体情報を本体に伝える方式には、有線式と無線式がある。有線式は、患者からの心電図入力部とモニタ本体が誘導コード（有線）で直接接続されている。有線式は、主に手術室やICU・CCUなどの重症患者を対象としたモニタリングに用いられる。無線式は、心電図入力部からの信号を電波により伝える。モニタ本体がナース・ステーションなどベッドサイドから離れた所に設置されている場合に有利で、一般病棟で広く使用されている。無線式は正式には小電力医用テレメータというが、現場では単に「テレメータ」と呼ばれる。また、使用環境から1人用のベッドサイドモニタと多人数用のセントラルモニタとに分類できる。

①ベッドサイドモニタ

1人用のベッドサイドモニタでモニタリングする基本的なバイタルサインとして、心電図、呼吸数、非観血血圧、血中酸素飽和度、体温がある。これらに加え、患者の病態により、不整脈、観血血圧、心拍出量、呼気終末炭酸ガス分圧、脳波などのパラメータもモニタリングする。

これらの計測パラメータについてはアラームを設定でき、設定した範囲から外れた場合や設定した条件に一致した場合に、音や表示器で医師や看護師に知らせる仕組みになっている。また、人工呼吸器などの生体情報モニタ以外の医療機器の情報を取り込み、総合的に患者データを表示、記憶できる装置もある（図3-1）。

計測パラメータのモジュール方式や、各種オプションで機能を追加できる機種もある。また、機器によっては、使用環境に適応したソフトウェアオプションが選択できる場合がある。

一方、簡便なモニタリングでよい場合には、ベッドサイドでは表示を行わず、医用テレメータ方式（図3-2）や無線LAN方式の送信機を患者に装着し、心電図などをセントラルモニタに送信してモニタリングする場合もある。

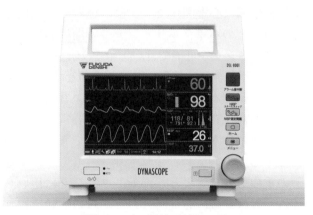

図3-1　ベッドサイドモニタ

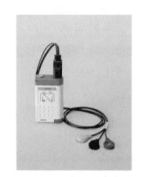

図3-2　医用テレメータ送信機

②セントラルモニタ

　セントラルモニタではベッドサイドモニタやテレメータ送信機の患者情報をナース・ステーションなどで集中的にモニタリングできる。

　セントラルモニタで多人数の患者を同時にモニタする場合は、心電図（心拍数）を中心に限られたパラメータの情報（波形情報や計測値、アラーム情報）を表示させる装置を使用することが多い。数日間におよぶ各種パラメータやアラームの経過情報を記憶し、後日、表示させて経過を確認することができる機能を有するものもある。使用施設での需要に応じて最適な機器を選択し、患者のケアレベルに応じてモニタするパラメータを選択する必要がある（図3-3）。

　セントラルモニタで患者情報を集約して扱えることから、セントラルモニタと電子カルテなどの病院情報システムとを連携させ、患者属性情報や計測値情報などをやりとりできる。あるいはナースコールシステムと連携し、アラーム情報をナースコールシステムに送る例もある。

　接続方式は、LANを用いる有線方式と、無線方式がある。無線の場合は、小電力医用テレメー

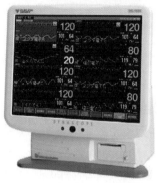

図3-3　セントラルモニタ

タに定められた周波数帯を使用して特定小電力無線機として運用する場合の他、微弱無線や無線LANを利用する場合がある。無線LANは、イーサネット（IEEE 802.11）などの標準的なネットワーク方式を利用することが多い。有線や無線のLANを用いる場合、院内情報ネットワークとの共用も可能な場合もあるが、通信量を十分に把握して、生体情報の継続的モニタに支障が起きないように、あらかじめ院内の無線LANの管理部署などとの検討が必要である。また、医用テレメータの場合には、混信防止のためにゾーン配置によるチャネルプランが必須である。

③心電図用電極

●リユーザブル（再利用可能）電極

　心電計による安静時心電図検査では、仰臥位での記録においては頻繁に電極の着脱を繰り返すためにリユーザブル電極を用いるのが一般的である。電極の生体との接触部分の材質は、長期間の再利用に耐えるために従来からステンレスや銅合金が用いられている（図3-4）。このため、シングルユース電極に比べると大型で、重量も大きい。

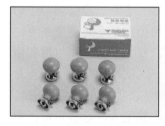
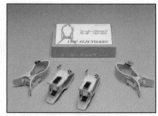

図3-4　リユーザブル電極の例

第Ⅲ章　生体計測機器の原理・取り扱い上の注意と保守点検

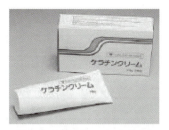

図3-5　導電ペーストの例

電極の使用に際しては、導電ペースト（図3-5）を皮膚に塗り、電極と皮膚との電気的接触状態を良好にする必要がある。

● シングルユース（単回使用）電極

運動負荷心電図検査、あるいはホルター心電図検査では、立位で運動する患者の心電図を長時間にわたって記録するため、軽量で粘着性のシングルユース電極を用いるのが一般的である。

生体情報モニタで心電図をモニタリングする場合も長時間使用となるため、シングルユース電極を用いる。1つの誘導のみでモニタリングする場合は、第Ⅱ誘導に近い位置に電極を装着することが多い。また、胸部に全ての電極を装着して、標準12誘導心電図を導出する場合は、運動負荷心電図検査と同様に、Mason-Likar誘導を用いるのが一般的であり、注意点も1つの誘導のみの導出と同様である。

シングルユース電極の基材や形状にはいろいろな種類があるが、電極の生体接触表面には電気的に安定した材料である銀塩化銀が用いられることが多い（図3-6）。ただし、冠動脈造影検査などでは、電極を胸部に接着したまま検査できるように、X線透過性の高い炭素電極を用いる。

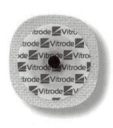 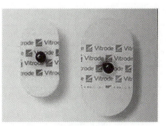

図3-6　シングルユース電極の例

シングルユース電極は長時間装着が可能であるが、モニタリングで使用する場合は、患者の状態により皮膚のかぶれや接触状態の悪化に対する注意が必要である。一般的に病棟ではバイタルチェック時に電極交換を行うが、新しい電極の貼付時に装着位置をずらすことで皮膚トラブルの対策ともなる。

（3）取り扱い上の注意

心電図モニタにはテレメータ方式が多用されているため、まず表3-1にテレメータに関するトラブルの原因と対策を示す。表3-2に心電図モニタの波形異常に関するトラブルの原因と対策、表3-3に心電図モニタのアラームメッセージに関するトラブルの原因と対策を示す。

（4）保守点検

取扱説明書をよく読み、点検方法だけでなく、原理・構造、操作法なども理解する。

日常点検は、装置を使用する流れの中で行う。一般的に心電図モニタの多くは、病棟あるいはICU・CCUで看護師が操作する。また、急患室や手術室などでは医師も操作する。したがって、医師や看護師による点検も必要となる。臨床工学部などの機器管理部門で中央管理され貸し出し使用されている場合には、日常点検のうちの始業・終業点検を、機器を管理する部署の臨床工学技士も行う。

定期点検に関しては、添付文書事項・メンテナンスマニュアルなどに則り、機器管理部門の臨床工学技士の業務となるので、本稿では割愛する。

①始業点検

使用前にモニタ装置の安全性や基本性能を確保するために行う。表3-4に点検項目を示す。

②使用中点検

モニタリング中に定期的（勤務交代ごとやシングルユース電極の交換時など）に実施し、モニタリング開始時の状態で装置が作動し、患者の状態に適したアラーム設定がなされていることを確認する。また、トラブルが発生した場合の対応も必要である。

● 受信状態の確認

受信機のディスプレイに波形が表示され、

表3-1　無線式モニタに関するトラブルの原因と対策

トラブル	原因	対策
送信機オフ時に不明の心電図が表示される	同一チャネル送信機の別病棟(部署)での使用	専門家による調査が必要
	同一チャネル送信機の近隣病院での使用	
受診不良のメッセージやマークが表示される	送信機の電池が消耗	送信機の電池を交換
	送信機の電源がオフ	送信機の電源スイッチをチェック
	送信機と受信機の距離が遠すぎる	受信用アンテナの敷設工事を専門家に依頼
	受信用アンテナの接触不良	受信用アンテナの接続をチェック
	送信機が不良	専門家に点検修理を依頼
	受信用アンテナ設備のブースタ電源がオフ	専門家に点検修理を依頼
電池交換のメッセージやマークが表示される	送信機の電池が消耗している	新しい電池への早めの交換
患者未使用中にアラームが鳴る	送信機の電源がオンになったままである	患者未使用時は送信機をオフ
		清拭や電池交換時に電極を外す場合、一時的に送信機をオフ
送信機の電源がオンにならない	電池が消耗	新しい電池に交換
	スイッチが故障	専門家に点検修理を依頼
送信機オン時でも波形が表示されない	送信機と受信機のチャネルの不整合	チャネルを合わせる
	送信機が故障	専門家に点検修理を依頼

表3-2　心電図モニタの波形異常に関するトラブルの原因と対策

トラブル	原因	対策
心電図波形の大きな乱れ	患者の体動	電極位置を体動影響の少ない部位に変更
		電極コードの固定(テープなどで)
	電極の接触不良	皮膚の前処理後、電極を交換
	電極コードの断線	電極コードの交換
心電図波形が低振幅	電極位置の不適切	電極を適切な位置に貼り替え
	電極外れ（or外れかかり）	電極の貼り直し
	不適切な感度設定	感度を上げる
交流雑音の混入	3P-2P変換アダプタの使用	3Pコンセントに直接接続
		2Pコンセントの場合はアース線をアース端子に接続
	ベッド金属枠の未接地	アース線で金属枠と壁面アース端子とを接続
	電気毛布の使用	電気毛布の電源コードをコンセントから抜く
		2Pプラグの差込を左右逆にし、雑音低減を確認
	患者近くに電源コードがある	電源コードを患者からなるべく遠ざける
	電極の接触不良	皮膚の前処理をしてから電極を新しくする
	電極ゲルの乾燥	新しい電極に取り換える
		電極を密閉容器で保管する
	電極コードの断線	電極コードの交換
心電図波形の基線の動揺	呼吸性の変動（呼吸リズムと一致している場合）	呼吸による胸郭の動きが少ない部位に、皮膚の前処理後、新品電極に貼り替え
	静電気の発生	皮膚の前処理後、電極を交換
		静電気対策（静電気防止スプレー、室内湿度を上げるなど）
	電極の接触不良	皮膚の前処理後、新品電極に貼り替え

表3-3　心電図モニタのアラームメッセージに関するトラブルの原因と対策

トラブル	原因	対策
電極外れのメッセージやマークの表示	電極の外れかかり	電極の貼り直し
	電極の接触不良	皮膚の前処理＆新品電極の貼り替え
不整脈アラームの頻発	不適切なアラーム設定	観察が必要なアラームのみオンにする
	正常R波とVPC波との識別不良	誘導または電極貼り付け位の変更
	患者の体動	皮膚の前処理後、新品電極に貼り替え
		電極コードの固定（テープなどで）
心拍数以上のアラームの頻発	不適切な心拍数の上限値と下限値の設定	適切な設定
	P波またはT波のダブルカウント（R波だけでなく）	R波のみカウントする誘導への変更
	患者の体動	皮膚の前処理後、電極を交換
		電極コードの固定（テープなどで）

表3-4　点検項目

項目		点検内容
電池と電源スイッチ	送信機	アルカリ電池を使用している
		電源スイッチをオン
		患者リード接続
	受信機	電源スイッチをオン
		フロア・アンテナへ接続
		チャネル設定の確認
		「受信不良」の表示がない
電極装着		シングルユース電極のペースト
		皮膚表面の処理
受信状態の確認		ディスプレイの波形表示
		「電極確認」の表示がない
		心拍数の表示の確認
		R波同期音の確認
アラームの設定		心拍数の上限・下限
		不整脈アラーム
		心停止アラーム
		アラーム音量を下げない
観察と記録		波形の位置
		波形の感度
		「定時記録」「警報記録」の設定
		日付、時刻の確認

歪みや雑音がなく、「電極確認」の表示がないことを確認する。同時に、心拍数の表示も正しいことを確認する。また、R波同期音が鳴ることを確かめ、音量を適正に調整する。

● アラームの確認

不要なアラームの発生を防ぐため、アラーム設定が患者状態にふさわしいことを確認する。必要に応じて、医師の指示を受けて設定する。また、アラーム音量はなるべく絞らずに使用する。

③ 終業点検

モニタリング終了時に、モニタ装置の動作や外観に異常がないことを確認する。電極を装着していた部分の患者の皮膚状態も、点検対象となる。異常やトラブルが確認できた場合には、院内の医療機器管理部門に報告し、トラブル対応、あるいは修理をする。

また、次の使用に備えて備品の確認・補充を行う。受信機、及び送信機に薬液などの汚れがある場合には清拭する。

④ 故障点検

心電図モニタ（心電計）に故障が生じた時に、異常部位がどこにあるかを判別する。必要に応じて、性能及び安全性について点検を行う。院内で修理ができない場合には、メーカに修理依頼をする。修理を要する場合、故障・トラブル時の波形記録はその原因追及に非常に役立つので、修理依頼とともに提出することが望まれる。

【参考文献】

1）（社）日本エム・イー学会ME技術教育委員会編．MEの基礎知識と安全管理（改訂第7版）．南江堂，2020．p130-145．

2) 財団法人医療機器センター監修. 渡辺敏, 小野哲章, 峰島三千男編集. ME機器保守管理マニュアル—臨床工学技士の業務を中心として—. 改訂第3版, 南江堂, 2009, p254-264.
3) 一般社団法人日本生体医工学会ME技術教育委員会監修. 第1種ME技術実力検定試験テキスト編集委員会. 第1種ME技術実力検定試験テキスト（改訂）初版, 2014, p84-103.

〈写真提供〉
　図3-1：フクダ電子株式会社

（中島章夫、新 秀直）

2 血圧計

(1) 観血式血圧計

①使用目的

　血圧は、血液を体の隅々まで送るための駆動力として、心臓（心筋）の収縮により発生する。血圧測定は現在、観血式と非観血式の2つの方法で行われている。観血式は、直接血管内の圧力を測定する。一方、非観血式は、カフを用いて体外から血圧を測定する。

　観血式による血圧計測は侵襲的であるが、連続的な血圧波形及び血圧値が得られる。血圧測定に用いるカテーテル、及び血圧ラインを介する種々の要因により共振周波数が低下し、系全体の周波数特性の高域は30〜40Hz程度である。したがって、血圧波形の表示に必要な周波数特性はDC〜30Hz程度でよい。また、観血式血圧計は心臓に対するミクロショック対策として、使用する圧力トランスデューサ（血圧センサ）及び増幅器はF形装着部（フローティング回路）を持たなければならない（図3-7）。

②原理・構造

　観血式血圧計は血圧を血管内から導出して行われるが、一般の圧力計測と異なり、圧力媒体である血液が異物に触れると凝固する。これを防ぐため、血圧を導出するカテーテル及びカニューレ（以下、カテーテル）の血液が接触する表面を、凝固しにくい材料で構成する、円滑化する、血液凝固防止剤によるコーティングを施す、などの対策がとられる。

　カテーテル先端から血液が拡散してカテーテ

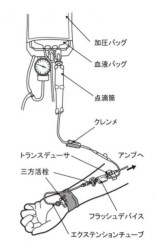

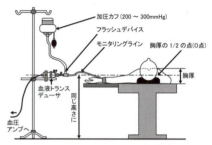

図3-7　血圧測定回路の構成

ル内に入り凝固するのを防ぐために、ヘパリン加生理食塩液で連続的にフラッシュするための加圧バッグ、生理食塩液パック、輸液セットなどを備える必要がある。さらに、血圧ゼロ点は患者の三尖弁の高さの大気圧を基準とするので、血圧ゼロ点を決めやすくするためのホルダスタンドなどが必要となる。また、カテーテルを血圧測定用、採血あるいは薬注用、初期の生理食塩液充填などの用途に切り替えるための三方活栓、センサとカテーテルを接続する延長チューブなどが必要である。血圧測定回路の構成例を図3-7に示す。動脈にカテーテルを挿入して計測するので、挿入部位を清潔に保つ工夫が必要である。

　また、血圧波形は図3-8に示すように、心室内から末梢の動脈に至るまでの間で平均血圧値は少しずつ低下するが、脈圧の振幅は増大する性質があることにも注意する必要がある。

　市販の血圧センサキットは、半導体圧力センサを用いた血圧センサと圧力導管を組み合わせた滅菌済みキットとして供給される。図3-9に血圧センサの構造を示す。図に示す受圧膜にカテー

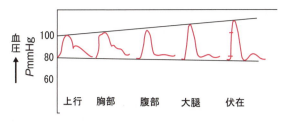

図3-8　動脈各部の血圧波形

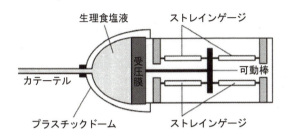

図3-9　血圧センサの構造

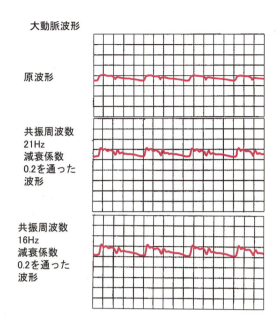

図3-10　血圧測定回路の周波数特性による波形歪み

テル及び延長管内の生理食塩液を介して血圧が伝わる。血圧とセンサ内部の背気室との圧力差により半導体ストレインゲージがたわみ、歪みが生じる。この歪みによる半導体ストレインゲージの抵抗変化をブリッジ回路により電圧変化に変換し、血圧値を検出する。血圧センサは、フラッシュ用のバルブの他に、ガラス細管を抵抗管として圧力差により微小流量を（2mL/h程度）を発生させる持続フラッシュ機構を備えている。新生児用、あるいは脳内圧用などに用いる場合は、持続フラッシュ機構が組み込まれていないものを用いる。

③取り扱い上の注意
●波形の忠実度

波形の忠実度は、周波数特性で決まる。血圧測定回路において、周波数特性はカテーテルと延長管の内部の液体の質量と粘性抵抗及び測定回路内に残留する気泡の容積コンプライアンスで決まる。したがって、周波数特性の面からはできるだけ短く太く固い延長チューブを使うことが好ましい。

図3-10に血圧測定回路の周波数特性による動脈圧波形の変化を示す。

●循環障害

撓骨動脈にカテーテルを挿入して血圧測定を行うと、撓骨動脈の末梢側に対する血流を遮断することになる。この時に尺骨動脈からの血流が手掌部への血流を保障できれば問題はないが、保障できないと血液循環不足による障害が起きる。この障害を防止するには、アレンテスト（撓骨動脈を圧迫して閉塞し手掌部の血色を観察し、血液が循環していることを確認するテスト）を行い、血液循環が保たれることを確認してから行う必要がある。

●トラブル対応

表3-5に観血血圧計のトラブルの原因とその対策を示す。

④保守点検

侵襲的な処置が必要なため、モニタリングの準備などは医師の指示の下に行う。

●始業点検

測定に必要となる物品をそろえ、測定の準備を行う。表3-6に点検項目を示す。

●使用中点検
・フラッシュ

カテーテルや動脈針の先端部や内部の血栓形成を防ぐ目的で、ヘパリン入り生理食塩液でフラッシュする。これを少なくとも3時間に1回以上行う。フラッシュ機構を備えた血圧センサを使用する場合は、持続的な微量フラッ

表3-5　観血血圧計のトラブルの原因と対策

トラブル	原因	対策
波形のピークが尖っていて最高血圧値が異常に高い	共振現象により波形が歪んでいる	デジタル表示の最高血圧値を採用しない
		間接法の最高血圧値を採用する
		ダンパを使用する
最高と最低の両方の血圧が同じ圧だけ高く(低く)表示される	トランスデューサの位置が右房の高さでない	右房の高さにする
	ゼロ調整ができていない	トランスデューサを大気開放にしてゼロ調整を行う
血圧の平均値は変わらないが波形がナマっている	気泡が混入している	気泡を除去する
	血栓でカテ先が詰まりぎみである	急速フラッシュをする
血圧波形がナマって平均値も低くなっている	カテ先が血管壁に当たっている	カテ先の位置をわずかにずらす
		手首の角度を変えてみる
	血栓でカテ先がふさがっている	カテーテルを交換する
血圧波形がまったく出ない（アラーム発生）	血圧モニタリングラインが外れている	早急に外れた個所を探して対処する
	血栓でカテ先が完全にふさがっている	カテーテルを交換する

表3-6　観血血圧モニタの始業点検項目

項目	点検内容
物品の準備	装置本体
	血圧トランスデューサ
	動脈針またはカテーテル
	エクステンションチューブ
	三方活栓
	輸液セット
	輸液ボトル（ヘパリン入生理食塩液）
	フラッシュ装置
	加圧バッグ
	シングルユースドーム
トランスデューサの滅菌	薬液滅菌やガス滅菌
モニタリングラインの組立	最初から組み立てられているものもある
回路の気泡抜き	トランスデューサドーム、回路接続部、三方活栓などに残留気泡がないことを確認
トランスデューサの設置	患者の右房の高さ（胸厚の1/2）
ゼロ調整	血圧トランスデューサを大気開放し、ゼロ調整ボタンを押す

シュを自動的に行う。

・ゼロ調整

　血圧モニタリングを長時間続けると、ゼロ点がずれてくることがある。この場合には、血圧センサに加わる圧力をゼロ（大気開放）にしてゼロバランスを調整する。特に感度を上げる低圧系（肺動脈圧、静脈圧）のモニタリング時には重要である。波形記録の直前や重要な血圧測定時に確認する。

（2）非観血式血圧計

①使用目的

　非観血式血圧計の始まりは、ロシアの軍医ニコライ・コロトコフ（Nikolai Korotkov）が発見したコロトコフ音を用いてイタリアの小児科医リバ・ロッチ（Scipione Riva-Rocci）が開発した**コロトコフ法**によるものである。その後、**オシロメトリック法**を用いた非観血式血圧計がクリチコン（Critikon）社から発売された。以下に非観血式血圧計について概説する。

　臨床では従来、聴診法（コロトコフ音を検出するコロトコフ法）が用いられてきたが、現在は、マンシェット(環状帯)内の圧変化(オシレーション)を検出するオシロメトリック法が電子式自動血圧計として用いられている。その他、体表面から動脈をある条件で圧迫すると、動脈を圧迫する圧力が血圧に比例することを利用した**トノメトリック法**、マンシェット（カフ）の容積変化を打ち消すように制御したカフ圧から血圧を計測する**容積補償法**などがある。トノメトリック法と容積補償法は血圧の連続波形も得られる

が、センサなど装置の構造や操作法が複雑で、臨床ではあまり使われない。

非観血式血圧計には、病院用として重症患者、特に血圧が下がった患者、末梢循環の悪い患者であっても測定できるように開発されたものと、健康管理用に健常者に用いられる家庭用の血圧計がある。本節では主に病院用の非観血式血圧計について述べる。病院用の血圧計は、主に術中、重症患者の他、搬送中の患者に対して用いられる。したがって、安定的に長時間にわたって測定が行えることが必須である。また、極めて低い血圧になっても測定できることも求められる。さらに、医師、介護者がカフに触れる、患者が体を動かすなどの雑音があっても測定できることが望ましい。最近では、救急車、あるいはストレッチャーによる搬送中の振動があっても血圧測定ができる能力が要求されている。

②原理・構造

患者監視装置用の非観血式血圧計には、「感度が高い」、「体動に強い」、「安定に計測できる」などの理由で、オシロメトリック法が用いられる。カフ内の圧力と血圧波形との関係は、図3-11に示すような変動が起こることから、オシロメトリック法では、カフ圧を収縮期血圧よりも高いところから下げて行った時に発生するカフ内の心周期に同期した圧力振動の振幅とカフ圧の関係から、血圧を推定する。

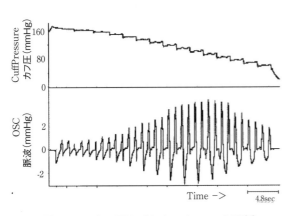

図3-11　カフ圧とオシレーションの関係

カフ圧とオシレーション振幅の関係から血圧を求める計算の方法を、図3-12に示す。

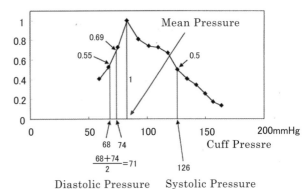

図3-12　血圧の計算方法

● 信号と雑音

上腕に成人用のカフを巻いた場合、最大振幅で5mmHg程度から1mmHg程度のカフ圧変化が得られるが、血圧が極端に低下した場合や未熟児の場合などでは、0.2mmHg程度の最大振幅しか得られない場合もある。生体情報モニタでの血圧測定の場合、血圧の低い患者に使用する場合が多いので、十分な感度を持った血圧計が必要である。雑音として考慮する必要があるものとして、患者の体動（特に未熟児）、患者のけいれん（救急患者）、医師のカフへの接触（術中患者）、車両の振動（救急患者）などがある。

● 雑音除去

雑音には大別して、振幅が大きく、周期性がなく、持続時間の短い雑音（体動及び医師のカフへの接触による雑音）と比較的周期的でオシレーションの基本波より周期が早く周期性のある雑音（車両の振動、患者の震顫など）がある。体動性の雑音は、測定したカフ圧変動の大きさを、前後の変動と比較によりかなり除去できる。また、周期性がないことを利用しても除去できる。

そのような波形例を、図3-13、3-14に示す。車両の振動、患者のけいれんについては心拍動より早い周期の振動が脈波に重畳することを利用して、フィルタバンク、ウエーブレット変換、FFTなどを用いてオシレーション波形を分離できる場合もある。

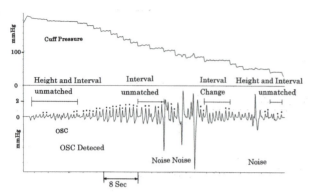

図3-13　Over all Efficacy OSC Detection

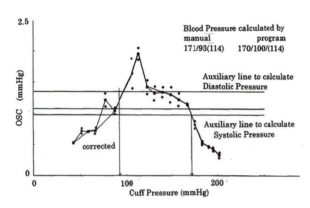

図3-14　Cuff Pressure (mmHg)

③取り扱い上の注意

●測定部位

主に上腕を用いるが、治療の都合上、上腕で血圧が測定できない場合がある。このような場合、図3-8に示すような部位による血圧変化があるので、測定部位を記録しておくことが有用である。

大腿部で測定を行うとカフ圧を上げた時、患者はかなりの痛みを感じるので、大腿部の測定はできるだけ避けた方がよい。

●カフ部の皮膚障害

カフには従来のゴム袋を布で覆ったタイプから、軟質のプラスティックフィルムなどで作られた単回使用のカフまで、さまざまなものがある。カフの被覆素材は、柔らかく、皮膚に接触する部分にできるだけしわの寄らないものを用いると、皮膚障害を発症しにくくなる。また、カフの角が丸く仕上げてあるものは、丸くないものと比較して角の部分による皮膚障害（みみず腫れ）が少ない。

●異常な測定値

体動がある場合、術者の接触がある場合、看護あるいは介護のために患者に看護師が触れている場合などには、装置が雑音を血圧変動によるオシレーションとして誤認識し、誤った血圧値を表示する。したがって、使用者はこのことを理解して、誤認識が疑われるような状況では、再度測定する、聴診法で再確認する、などの対処を要する。

表3-7に非観血血圧計のトラブルの原因とその対策を示す。

④保守点検

非観血式血圧計の点検方法及びトラブル対処法については、装置に付属する取扱説明書の記載に従う。

始業・使用中点検では、血圧計本体のスイッチや表示部、マンシェット、電源コード、アース線などの汚れ、損傷がないことを確認する。

まずは電源を入れ、正しく表示することを確認する。測定条件や測定間隔を設定して血圧測定を行い、設定通りに作動することを確認する。

【参考文献】
1) （社）日本生体医工学会 ME 技術教育委員会監修．MEの基礎知識と安全管理．改訂第5版．南江堂，2008，p158-168．
2) 財団法人医療機器センター監修．渡辺敏，小野哲章，峰島三千男編集．ME機器保守管理マニュアル―臨床工学技士の業務を中心として―．改訂第3版．南江堂，2009，p264-274．
3) 一般社団法人日本生体医工学会ＭＥ技術教育委員会監修．第１種ＭＥ技術実力検定試験テキスト（改訂）初版．第１種ＭＥ技術実力検定試験テキスト編集委員会．2014，p104-109．

❸ 血流計・心拍出量計

（1）血流計

①使用目的

血流計は、血液の流れ（血流）を測定する装置であり、血管やチューブ内を流れる血液量やその流速を測定する。血流計の種類として、主に血流速度を測定するタイプ（超音波トランジット型血流計、超音波ドプラ血流計、レーザドプラ

表3-7 非観血血圧計のトラブルの原因と対策

トラブル	原因	対策
最高及び最低血圧が低く出る	カフを巻いた部分に対して、カフ幅が広すぎる	上腕の太さ(直径)より1.2～1.5倍のカフ幅を選択する
	カフを巻いた位置が心臓より高い	心臓と同じ高さにする。特に仰臥位が良い
	きつくカフを巻いた	カフを巻いたとき、指1～2本分が入る程度にする
最高及び最低血圧が高く出る	カフを巻いた部分に対して、カフ幅が狭すぎる	上腕の太さ(直径)より1.2～1.5倍のカフ幅を選択する
	カフを巻いた位置が心臓より低い	心臓と同じ高さにする。特に仰臥位が良い
	緩くカフを巻いた	カフを巻いたとき、指1～2本分が入る程度にする
最高血圧と最低血圧の脈圧差が少ない	脱気速度が異常に速い	水銀血圧計で確認し、機器の故障が考えられる場合は交換する、もしくは専門家に点検修理を依頼する
	脱気機構が故障している	
カフが加圧されない	チューブが屈曲している	屈曲している部分を直す
	カフもしくは機器と中継チューブ接続部の緩みや外れがある	緩み部分を確認し、確実に接続する
	カフに接続する中継チューブの亀裂・破損による空気漏れがある	中継ケーブルを交換する
	カフの亀裂や破損による空気漏れがある	カフを交換する
	加圧機構が故障している	機器を交換するか、専門家に点検修理を依頼する
繰り返し血圧測定されてしまう	患者が動いている	測定時は、できるだけ患者を安静な状態に保つ
	患者の血圧が、機器の上限設定値より高かった	適切な上限設定値に変更する

血流計)と、血流量と血流速度が測定できるタイプ(**電磁血流計**)がある。本節では、臨床(バイパスグラフト(CABG))時の血流解析や人工心肺回路の流量計測など)で多用されている超音波トランジット型血流計について述べる。

②原理・構造

超音波トランジット型血流計の測定原理を図3-15に、装置外観を図3-16に、プローブヘッドを図3-17に示す。反射型(図3-15(b))では、流路の上流側に配置された**超音波振動子**T_2より超音波が発振されると、超音波は管内を流れる血液を透過し、反射板で反射して再び管を通過して下流側に接地された超音波振動子T_1で受信される。この時、超音波が血管を通過する伝搬時間をt_dとする。次に、超音波振動子T_1から反射板を経て超音波振動子T_2に到達した時の伝搬時間t_uを求める。ここで超音波が血流と同じ方向に進むt_dの方が、t_uよりも伝搬時間がドップラ効果により短くなる。この伝搬時間の差を計測することによって、血流速を測定することが可能と

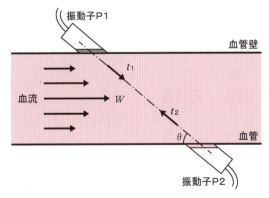

(a) プローブ対向型

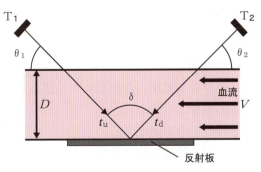

(b) プローブ反射型

図3-15 超音波トランジット型血流計の測定原理[1]

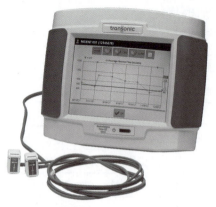

図3-16　超音波トランジット型血流計

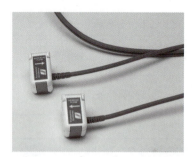

図3-17　プローブヘッド外観

なる。超音波トランジット型血流計は、電磁血流計と同様にプローブを直接血管に装着する必要があるため侵襲は大きいが、血管のプローブへの装着が容易であり、精度よく測定できることで、現在の血流計測の主流となっている。

③取り扱い上の注意[2]

バイパスグラフトの開存度測定時に、以下の確認を行う。
・グラフトを締め付けないサイズ設定
・プローブを滅菌生食へ浸して気泡を除去
・超音波ゲルをプローブへ塗布
・プローブと血管を直角に装着
　また、アーチファクトの原因確認として、
・プローブの動き
・超音波反射板の変形
・プローブ装着部の血管のねじれや閉塞
・血管の痙攣
などを確認する必要がある。

日常の取り扱いの注意事項を下記に示す。
・3Pプラグ付き電源コードを使用する。
・複数のME機器と併用する場合は、ミクロショック対策として等電位接地下にて使用する。
・プローブケーブル、電源コードなどを引っ張ったり、引っかけたりしないようにする。
・アラーム機能がないため、常に患者状態の把握を確認する。
・使用時にはプローブを滅菌する。
・傷や亀裂があるプローブは使用しない。
・測定終了後はプローブを本体から取り外す。
・プローブをぶつけたり落としたりしない。

④保守点検

装置を正しく使用するための主な定期点検項目を、表3-8に示す。

表3-8　超音波トランジット型血流計の定期点検項目

項目	点検内容
外観	各部汚れ、錆・傷の有無
	スイッチ・コネクタ類のガタつきの有無
操作部	全てのキーの機能の確認
入・出力部	プローブ・プローブヘッドの傷の有無
	接続ケーブルの破損・断線
	出力信号の確認
表示部	LEDの表示確認
	LEDの汚れ・傷の有無
接続部	コネクタの接続状態・破損の有無
電源部	電源コード破損の有無
	電源電圧の確認
電気安全	漏れ電流の確認

【参考文献】
1）クリニカルエンジニアリング誌　1997, vol8,No.10, 2002. vol13, No.3, 2006, vol17,No.1.
2）一般社団法人日本臨床工学技士教育施設協議会監修．臨床工学講座　生体計測装置学．医歯薬出版，2010, p124-125.
3）財団法人医療機器センター監修．渡辺敏，小野哲章，峰島三千男編集．ME機器保守管理マニュアル―臨床工学技士の業務を中心として．改訂第3版．南江堂，2009, p280-283.
4）一般社団法人日本生体医工学会ME技術教育委員会監修．第1種ME技術実力検定試験テキスト編集委員会．第1種ME技術実力検定試験テキスト（改訂），初版，2014, p113-114.

〈写真提供〉
図3-16、図3-17：ニプロ株式会社

(2) 心拍出量計

①使用目的

心拍出量を間接的に測定する方法として、**フィック法**、**色素希釈法**、**熱希釈法**の3つの方法がある。色素希釈法、熱希釈法は、ともに指示薬希釈法であり、濃度と量が一定の指示薬をある液体に注入し、よく混合した後、その指示薬の濃度を測定することにより全体の量を求める方法である。

1970年代の初め、Dr. SwanとDr. Ganzの2人は温度を検出することができる特殊な肺動脈カテーテル（**サーモダイリューション・カテーテル**）を用いて、熱希釈法の信頼性と再現性を実証した。それ以来、臨床現場では熱希釈法が広く用いられている。本節では、熱希釈法を中心に概説する。

②原理・構造

●熱希釈法

熱希釈法では、一般的に0℃に近い温度に冷却した5%ブドウ糖液10cc、または5cc(小児は3cc) を肺動脈カテーテルの注入用側孔ルーメンより右心房内に素早く注入する。この注入用側孔の位置はカテーテルの種類により異なるが、尖端から21〜30cmにある。注入された冷却液は、右心房を経て右心室で充分血液と混合した後、肺動脈内に流れ込み、肺動脈内の血液温度に変化をもたらす。この温度変化を、カテーテル尖端付近に埋め込まれたサーミスタ（温度計）を介して心拍出量測定装置に取り込み、時間と温度を両軸にとった曲線（熱希釈曲線）を得る（図3-18）。

なお、一定量の冷却液を注入した際、心拍出量が多ければ多いほど肺動脈内での温度変化は小さい。逆に、心拍出量が少ないほど温度変化が大きい。

心拍出量測定装置は、エネルギー（熱エネルギー）保存の法則に基づく計算式（**スチュアート・ハミルトンの式**）に、熱希釈曲線の面積を始めとする数種類のデータを代入することにより、冷却液注入後1分以内に心拍出量を表示する。

ちなみに、熱希釈法による心拍出量を求めるために用いられる肺動脈カテーテルを、開発者の名前より通称**スワンガンツ・カテーテル**と呼ぶことが多い。これは商品名であり、サーモダイリューション・カテーテルが一般名称である（図3-19）。

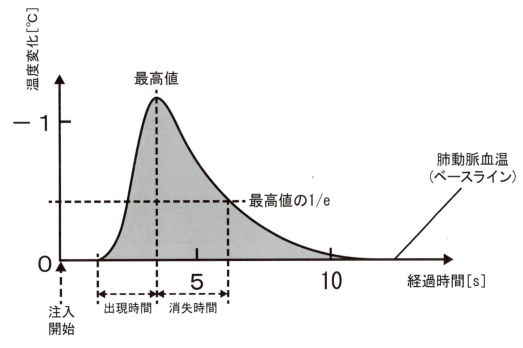

図3-18　熱希釈曲線

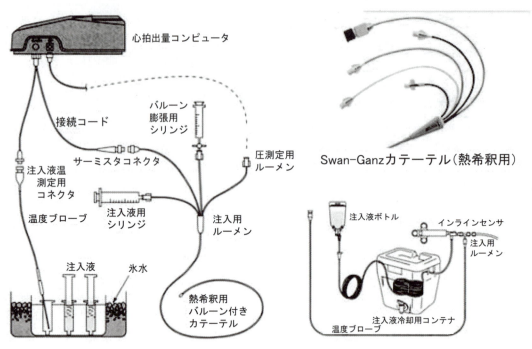

図3-19 熱希釈法基本構成

● 連続的心拍出量測定

1990年代になると間欠的な熱希釈法の原理を応用して、冷却水を注入することなく、かつ連続的に心拍出量を測定することが可能になった。従来の間欠的な**心拍出量：CO**（Cardiac Output）に対して、**連続的心拍出量をCCO**（Continuous Cardiac Output）と呼んでいる。従来の測定方法が冷却液を用いるのに対し、連続的心拍出量測定は、血液に熱を加えることによる微小な血液温度の上昇を捉えて心拍出量を求めるものである。

なお、連続心拍出量の測定には、専用のカテーテルと専用の器械／モニタが必要である（図3-20）。

間欠法のように血液温度より低温の冷却液を入力信号として使用するのではなく、カテーテルボディに巻きつけられた長さ約10cmのサーマル・フィラメントから、オン／オフの繰り返しによるパルス状のエネルギーを発信し、肺動脈の温度変化と入力信号の一致をコンピューター・アルゴリズムを検出する（図3-21）。

入／出力信号の交差相関によって熱希釈のウォッシュアウト曲線を求め、スチュワート・ハミルトンの式を応用して心拍出量を算出する（図3-22）。このプロセスを約30〜60秒ごとに繰

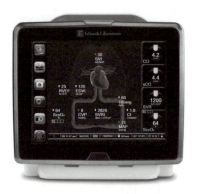

図3-20 心拍出量測定装置

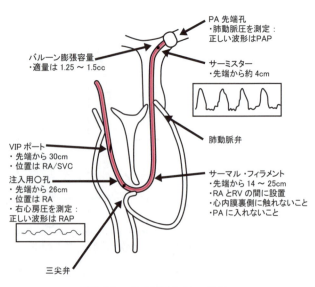

図3-21 CCO用カテーテル

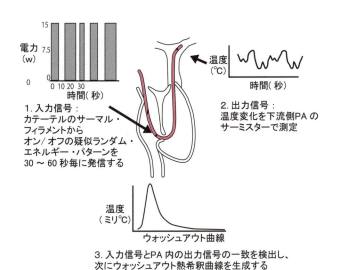

図3-22　連続熱希釈法による心拍出量測定

り返し、測定値を更新する。このCCO測定法を使用することにより、<u>冷却液注入法（bolus）にみられる誤差の原因の多くが解消されるとともに、常に血行動態を監視できるようになった。</u>

③取り扱い上の注意

取り扱いは、各社装置の取扱説明書の記載に従い、以下の注意が必要となる。

- ●測定誤差の要因

熱希釈法による測定では、注入したブドウ糖液の熱量が血液と完全に混和することは期待できず、また、熱量は血液以外にも血管壁などを通って拡散する。臨床上問題とならないが、以下に示す原因によって不正確な心拍出量測定が生じることがあるので、注意が必要である。

・不適切なカテーテル（サーミスタ）位置
・極端な肺動脈血液温度の変化、心拍出量の急激な変化
・サーミスタ上の血栓形成
・カテーテル係数の設定間違い
・人工呼吸時使用時の基線の動揺
・患者の極端な体動変化
・繰り返し測定時間が短い場合
・電気メスや電気的外科手術装置による電気的・電磁気的干渉

- ●その他取り扱い上の注意

カテーテルを挿入する際は、事前に使用するカテーテルの添付文書を熟読し、取り扱い方法や警告・注意、及び仕様を理解する。

また、他の医療機器との相互作用として、高圧酸素治療装置や可燃性麻酔ガス、及び高濃度酸素雰囲気内での使用は禁止となっている。また、磁気共鳴画像診断装置（MRI装置）を用いた検査を行う時には、併用が禁止されていることに加え、本体装置に接続されているトランスデューサ類を患者から取り外すことが必要である。

④保守点検

始業前・終業時点検として、本体外装などのチェックの他、特に接続ケーブル、温度ケーブルの破損や紛失などの異常を点検し、その他各社取扱説明書に従った動作試験を行う。

【参考文献】
1) (社) 日本エム・イー学会ME技術教育委員会編. MEの基礎知識と安全管理 (改訂第7版). 南江堂, 2020, p170-180.
2) 財団法人医療機器センター監修. 渡辺敏, 小野哲章, 峰島三千男編集. ME機器保守管理マニュアル―臨床工学技士の業務を中心として―. 改訂第3版, 南江堂, 2009, p283-286.
3) 一般社団法人日本生体医工学会ME技術教育委員会監修. 第1種ME技術実力検定試験テキスト (改訂) 初版. 第1種ME技術実力検定試験テキスト編集委員会. 2014, p109-113.
4) エドワーズライフサイエンス株式会社. ビジランスヘモダイナミックモニター（添付文書）.
http://edwards.jp/jp/professionals/ifus/vigilance/
5) フクダ電子株式会社. 心拍出量計EH-11（添付文書）.
http://www.fukuda.co.jp/medical/products/attached_document/pdf/eh-11.pdf

〈写真提供〉
図3-20：エドワーズライフサイエンス株式会社

（中島章夫）

2節　呼吸関連

1　パルスオキシメータ

（1）使用目的

赤血球中のヘモグロビンのうち、酸素と結合しているヘモグロビンの割合を酸素飽和度という。**パルスオキシメータ**は、光を利用して低侵襲に

動脈血の酸素飽和度を測定する装置である。**動脈血酸素飽和度**とともに脈拍数も得られるため、呼吸・循環のモニタリングに使用される。特に低酸素血症、末梢循環低下、不整脈などの早期発見、ならびにそれらに対して治療・処置を行う際の状態変化の確認などに有用となる。パルスオキシメータで得られる**動脈血酸素飽和度**は、略語で**SpO$_2$**と表記し、単位は%である。SpO$_2$は正常状態で97%以上を示し、90%未満の場合は呼吸機能の低下（呼吸不全）が疑われる。血液ガス分析との違いは、リアルタイムな測定が連続的に行えることと、採血が不要で低侵襲な点である。

(2) 原理・構造

パルスオキシメータの基本構成は、本体及びプローブである（図3-23）。パルスオキシメータのプローブには、発光部と受光部がある。発光部では、LEDが赤色光（波長660nm付近）と赤外光（波長940nm付近）を交互に照射しており、受光部では、フォトダイオードなどの受光素子が生体組織を透過してきたこれらの光を捉える（図3-24）。測定原理は、これら2種類の光を用いた動脈成分の抽出と、酸素飽和度の算出から成る。

①動脈成分の抽出

動脈成分の抽出は、光電容積脈波の原理と同様である（図3-24）。測定部位（プローブ装着部位）の生体成分は、動脈、静脈、その他の組織に大別される。このうち、心臓の拍動に伴って変化（拍動）するのは、主に動脈である。したがって、赤色光と赤外光の吸収は、静脈とその他の組織では時間で大きく変化しないが、動脈では、拍動に伴い増減する。この赤色光と赤外光の吸収が、時間で変化する部分を取り出すことで動脈成分が抽出される。これをもとに、脈波波形の表示と脈拍数の計測を行う。

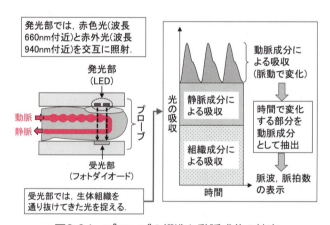

図3-24　プローブの構造と動脈成分の抽出

②酸素飽和度の算出

赤血球中には、主に酸素を結合したヘモグロビン（**酸素化ヘモグロビン**）と酸素を結合していないヘモグロビン（**脱酸素化ヘモグロビン**）が存在する。なお、両者の間には光の吸収特性に違いがみられる。**酸素化ヘモグロビン**は赤色光をあまり吸収せず、赤外光をよく吸収する。一方、**脱酸素化ヘモグロビン**は赤色光をよく吸収し、赤外光はあまり吸収しない（図3-25）。そのため、赤色光と赤外光の吸収の比率（赤色光／赤外光）は、脱酸素化ヘモグロビンの量と酸素化ヘモグロビンの量の比率に比例する。パルスオキシメータは、この赤色光と赤外光の吸収

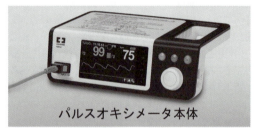

パルスオキシメータ本体

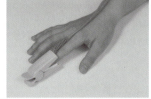 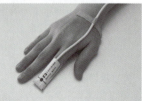

プローブ（クリップ式）　　プローブ（粘着式）

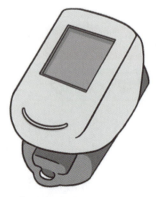

図3-23　パルスオキシメータ本体とプローブ

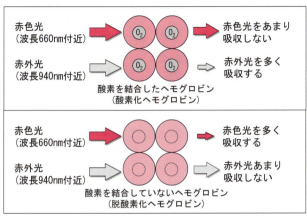

図3-25 ヘモグロビンの吸光特性の違い

の比率(赤色光/赤外光)から酸素飽和度を算出している。

つまり、パルスオキシメータは赤色光、赤外光の吸収が時間で変化する部分を動脈拍動に伴う変化として捉え、この時の赤色光と赤外光の吸収の比率(赤色光/赤外光)から、酸素飽和度を測定している。実際の装置では、この比率と発光波長のばらつきなどを補正してSpO_2を得ている。

(3) 取り扱い上の注意

パルスオキシメータは、光の吸収が時間で変化する部分を動脈拍動に伴う変化として捉えている。しかし、体動が生じると、プローブ装着部位の揺らぎが原因で、動脈成分の特定が困難となる。その対処法として、粘着式のプローブを用いると、体動による影響が軽減される。また、血管の収縮、低体温、末梢血管疾患、ショックなどから末梢循環が低下した状態では、動脈拍動の変化が小さくなり測定が不能になる。その他、色素の影響として、パテントブルーなど、青や緑色を呈する診断用色素を投与した患者では、赤色光の吸収(赤色光/赤外光)が大きくなり、SpO_2が実際よりも低値を示す。

(4) 保守点検

始業点検、使用中点検、終業点検を以下に示す(表3-9)。

表3-9 パルスオキシメータ点検表

【始業点検】		良	否
外観点検	①本体の確認		
	②中継ケーブルの確認		
	③プローブの確認		
	④電源プラグの確認		
動作点検	①電源スイッチの確認		
	②バッテリ動作の確認		
	③アラーム設定の確認		
	④アラーム音量の確認		
【使用中点検】		良	否
外観点検	①本体の確認		
	②中継ケーブルの確認		
	③電源プラグの確認		
動作点検	①電源の確認		
	②プローブ装着状態の確認		
	③測定値、表示部の確認		
	④プローブに周辺光が照射していないかの確認		
【終業点検】		良	否
清掃	①本体の清掃		
	②中継ケーブルの清掃		
	③プローブの清掃(再使用形のみ)		
外観点検	①本体の確認		
	②中継ケーブルの確認		
	③プローブの確認		
	④電源プラグの確認		
動作点検	①電源スイッチの確認		
	②バッテリ動作の確認		
	③アラーム設定の確認		
	④アラーム音量の確認		

①始業点検

〈装置本体、電源コード、中継ケーブル、プローブが同一メーカの製品であること、ならびに破損がないことを確認する〉

現在、多くのパルスオキシメータが市販されており、原則、同一メーカの製品でない限り、本体、中継ケーブル、プローブは接続できないようになっている。しかし、全てが他社製品であるにも関わらず接続できる場合がある。このような誤接続では計測ができないだけでなく、プローブ受光部のフォトダイオードに過大な電流が流れ、熱傷を発生させた事例も報告されている。

〈AC(商用電源)電源での動作確認とともに、バッテリでも駆動することも確認する〉

〈アラームの設定・音量を確認する〉

酸素飽和度上限・下限アラーム、脈拍数上限・下限アラーム、電源電圧低下、システムエラーなどを確認する。

②使用中点検

〈プローブの装着状況を確認する〉

　測定部位をプローブで圧迫すると、動脈の拍動に伴う変化が小さくなり、測定値を表示しなくなる。また、測定部位の圧迫は、動脈の拍動が静脈に伝わる現象（静脈拍動）を引き起こす。これにより、本来は動脈の拍動に伴う変化のみを捉えるべきところが、静脈の拍動に伴う変化も加わり、SpO_2が低めに表示される。さらに、粘着式のプローブを強く巻き付けると循環障害を引き起こし、組織の壊死、水泡の形成などの皮膚障害が生じる。以上の理由から、プローブによる測定部位の圧迫は厳禁である。

〈測定値が安定しているかを確認する（電磁障害有無の確認）〉

　電磁障害として、交流障害（50Hz、60Hz）及び手術室での高周波障害が挙げられる。交流障害対策のため、信号の入力部分（特に受光部のフォトダイオードから本体）にシールドが施されており、プローブによっては、2重シールドを行っているものもある。シールド線が断線すると、交流雑音が混入してしまう。一方、手術室では、電気メス使用中にプローブ装着部位へ高周波電流が流れる高周波分流から雑音が混入することがある。対策としては、装置をバッテリ駆動とし、装置を絶縁された台の上に置くとよい。

〈プローブに周囲の光（無影灯などの光）が直接当たっていないことを確認する〉

　パルスオキシメータは、光を用いて測定を行うため、プローブ内部に外部から光（太陽光線、保温装置の赤外線、蛍光灯、無影灯など）が入射すると、動脈拍動に伴い変化する光の吸収を正確に捉えきれず、測定できなくなることがある。したがって、これらの光がプローブに直接、当たらないように配慮し、必要に応じてプローブ装着部を布などで覆い遮光する。

③終業点検

〈装置本体、電源コード、中継ケーブル、プローブ（再使用形の場合）などに破損がないことを確認する〉

　特にプローブは、発光部・受光部の傷の有無を確認する。

〈添付文書に記載された方法で、装置本体、電源コード、中継ケーブル、プローブ（再使用形の場合）などを清拭する〉

〈バッテリの残量を確認し、充電状態で保管する〉

【参考文献】
1) 青柳卓雄, 鵜川貞二. 光計測が生んだパルスオキシメータ. クリニカルエンジニアリング, 1996, Vol.7 No.2, p102-110.
2) 諏訪邦夫. パルスオキシメータ. 中外医学社, 1989.
3) 真茅孝志. パルスオキシメータの正しい使い方　原理と測定上の留意点を把握する. 検査と技術, 2011, Vol.39 (7), p534-535.

〈写真提供〉
図3-23：コヴィディエンジャパン株式会社

2 カプノメータ

（1）使用目的

　カプノメータは、呼吸ガスに含まれる二酸化炭素の分圧（濃度）を測定する装置である。呼気の終わりでは、肺胞に由来するガスが呼出されるため、このときの二酸化炭素分圧（濃度）を測定値として表示する。この呼気終末二酸化炭素分圧（濃度）は、略語で$EtCO_2$と表記し、「Et」はend tidal(呼気終末)を表す。なお、$EtCO_2$は分圧または濃度で表示することができる。分圧表示の場合は略語で$P_{Et}CO_2$と表記され、単位はmmHgである。一方、濃度表示の場合は略語で$F_{Et}CO_2$と表記され、単位は％である。一般に$EtCO_2$は、動脈血二酸化炭素分圧（$PaCO_2$）と比較しやすい$P_{Et}CO_2$で表示することが多い。$P_{Et}CO_2$は、正常状態で35～45mmHgを示し、$PaCO_2$に近い値を示す。分圧、濃度表示ともに$EtCO_2$は$PaCO_2$と同様、肺胞換気量に反比例するため、その値から患者の換気状態を把握することができる。つまり、$EtCO_2$は過換気状態で低値を示し、低換気状態では高値を示す。血液ガス分析との違いは、リアルタイムかつ連続的な測定が、採血不要で低侵襲に行えることと、呼吸回数のモニタリングも可能である点である。

(2) 原理・構造

①測定原理

呼吸ガス中の二酸化炭素分圧（濃度）を測定する装置を総称してカプノメータと呼ぶが、一般的には二酸化炭素の赤外線吸収特性を利用した装置のみを指すことが多い。二酸化炭素や亜酸化窒素（笑気）などの多原子分子は、特定の波長の赤外線を強く吸収する性質がある。カプノメータは、この多原子分子の性質を利用している（図3-26）。二酸化炭素の場合、波長4.3μm付近の赤外線を高率に吸収し、吸収される光の量は、測定ガス中に含まれる二酸化炭素の分子数に比例する。呼吸ガスをチャンバに取り込み、これに4.3μm付近の赤外線を当てると赤外線の吸収が起きる。この時、呼吸ガスに含まれる二酸化炭素の分子数が多ければ赤外線は高率に吸収される。その結果、チャンバを透過してくる光の量が少なくなる。カプノメータは、この変化を捉え、$EtCO_2$と波形（**カプノグラム**）を表示している（**赤外線吸収法**）。

また、チャンバ内で吸収された赤外線は、二酸化炭素分子にエネルギーを与えることとなり、チャンバ内の二酸化炭素の分子運動（振動）が活発となる。その結果、二酸化炭素分子がチャンバ壁に衝突し、音の変化として捉えることができる。音の強さは分子数に比例するので、これをもとに二酸化炭素分圧（濃度）を測定する方法もある（**光音響光学法**）。

ここでは、赤外線吸収法のカプノメータについて述べる。本装置は内部に二酸化炭素濃度の基準となるセルを持っており、これと大気圧（ゼロ点）で自動的に校正して、チャンバ内の二酸化炭素を測定する。

②装置の構造と測定方式

二酸化炭素を測定するセンサの位置から、測定方式として、①サイドストリーム方式、②メインストリーム方式に分けられる（図3-27、図3-28）。

●サイドストリーム方式

サンプリングチューブを介して、呼吸ガスの一部を装置本体内のセンサまで吸引して測定する方式である。呼吸ガスの吸引量は1分間当たり、50mL～250mLと機種で差があり、1回換気量が少ない新生児、小児に使用する場合はこの点に留意する必要がある。また、呼

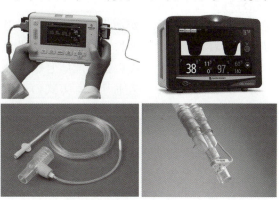

サイドストリーム方式　　メインストリーム方式

図3-27　カプノメータの外観

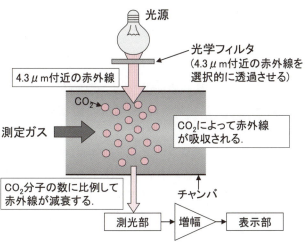

図3-26　カプノメータの測定原理

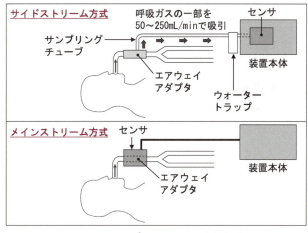

図3-28　カプノメータの測定方式

吸ガスを吸引してから測定するまでの遅延時間がある。

● **メインストリーム方式**

センサを患者の口元に装着して、エアウェイアダプタ（チャンバ）内を通過する呼吸ガスの二酸化炭素分圧（濃度）の変化を測定する方式である。したがって応答速度が速く、また呼吸ガスを吸引しないので、換気条件に影響を及ぼさない。なお、エアウェイアダプタ部の結露による影響を回避するため、センサ部は40℃程度に加温される。

(3) 取り扱い上の注意

カプノメータは、二酸化炭素が4.3μmの赤外線を高率に吸収する特性を利用している。そのため、吸光特性が二酸化炭素に近い亜酸化窒素などの気体が呼吸ガス中に含まれる場合は、測定に際して補正が必要となる。

なお、メインストリーム方式では、保温装置などの赤外線を発する機器がセンサ近くにあると、測定誤差を生じる可能性がある。そのため、患者の口元に装着したセンサ部に、他の医療機器が発する赤外線が強く当たらないよう配慮しなければならない。また、メインストリーム方式のセンサを不用意に取り扱い、床に落下させてしまうとセンサが破損するので、取り扱いには十分注意を払う。

一方、サイドストリーム方式では、サンプリングチューブが気道分泌物で閉塞することが多い。そのため、エアウェイアダプタのサンプリングチューブ接続部は必ず上向きにする。

(4) 保守点検

始業点検、使用中点検、終業点検を以下に示す（表3-10）。

①始業点検

・装置本体、電源コード、吸引チューブ、エアウェイアダプタなどに破損がないことを確認する（メインストリーム方式では、電源を投入した後にセンサが温まっているかも確認する）。
・装置本体と吸引チューブ、エアウェイアダプタの接続を確認する（メインストリーム方式ではセンサの接続も確認する）。

表3-10　カプノメータ点検表

【始業点検】		良	否
外観点検	①本体の確認		
	②サンプリングチューブの確認（サイドストリーム方式）		
	③センサの確認（メインストリーム方式）		
	④エアウェイアダプタの確認		
	⑤電源プラグの確認		
動作点検	①電源スイッチの確認		
	②表示、基線（ゼロ表示）の確認		
	③アラーム設定の確認		
	④アラーム音量の確認		
【使用中点検】		良	否
外観点検	①本体の確認		
	②サンプリングチューブ、ウォータートラップの確認（サイドストリーム方式）		
	③センサの確認（メインストリーム方式）		
	④エアウェイアダプタの確認		
	⑤電源プラグの確認		
動作点検	①電源の確認		
	②患者接続部の確認		
	③測定値、表示部（カプノグラム）の確認		
【終業点検】		良	否
清掃	①本体の清掃		
	②センサの清掃（メインストリーム方式）		
	③エアウェイアダプタ（再使用形）の清掃、消毒		
	④ウォータートラップの水抜き、清掃（サイドストリーム方式）		
外観点検	①本体の確認		
	②センサの確認（メインストリーム方式）		
	③エアウェイアダプタの確認		
	④電源プラグの確認		
動作点検	①電源スイッチの確認		
	②表示、基線（ゼロ表示）の確認		
	③アラーム設定の確認		
	④アラーム音量の確認		

・ウォーミングアップ終了後、表示がゼロを示し、カプノグラムが基線にあるかを確認する（標準ガスを用いた校正は毎回行うことが理想であるが、1回／月程度の校正でも問題なく使用できる）。
・アラームの設定（測定値の上限、下限など）と音量を確認する。
・手術室内で使用する場合、亜酸化窒素の補正を行っているかを確認する。

②使用中点検

・サイドストリーム方式では、気道分泌物によるサンプリングチューブ内の閉塞の有無、ウォータートラップ内の水分貯留を確認する。なお、サンプリングチューブ内に閉塞を認めた場合は、新しいものと交換する。
・メインストリーム方式では、センサ部に他の医療機器が発する光が当たっていないことを確認する。
・測定値（$EtCO_2$、呼吸回数）ならびにカプノ

グラムが表示されていることを確認する。測定値やカプノグラムに問題があると思われる場合は、標準ガスを用いて校正を行う。

③終業点検
・装置本体、電源コード、センサ（ケーブル部、センサ部）、エアウェイアダプタなどに破損がないことを確認する。
・サイドストリーム方式では、ウォータートラップに貯留した水分を廃棄する。
・添付文書に記載された方法で、装置本体、電源コード、センサ（ケーブル部、センサ部）、エアウェイアダプタ（再使用形）などを清拭する。また、エアウェイアダプタは決められた方法で消毒を行う。
・サンプリングチューブを新しいものと交換する（サイドストリーム方式）。
・バッテリ残量を確認し、充電状態で保管する。

【参考文献】
1) 宮坂勝之. 麻酔の安全とカプノメータの応用. 日本医学館, 1988.
〈写真提供〉
　図3-27：日本光電工業株式会社
　　　　　コヴィディエンジャパン株式会社

3 経皮的血液ガス分析装置

（1）使用目的

経皮的血液ガス分析装置（図3-29）は、皮膚表面に装着したセンサで酸素分圧（$PtcO_2$）、ならびに二酸化炭素分圧（$PtcCO_2$）を測定する装置である。なお、略語の「P」はPartial pressure（分圧）、「tc」はtranscutaneous（経皮的な）を表す。通常、血液ガス分析を行う際は動脈血の採取が必要であるが、経皮的血液ガス分析では採血が不要で、リアルタイムかつ連続的な測定が可能となる。このように、動脈血を用いた血液ガス分析と比較して低侵襲な経皮的血液ガス分析は、循環不全ならびに呼吸不全から、酸素療法が必要な新生児のモニタリングに有用である。また、神経筋疾患、慢性呼吸器疾患の患者に対しては、NPPV（non-invasive positive pressure ventilation：非侵襲的陽圧換気）

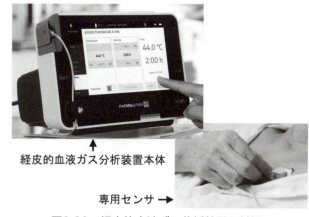

図3-29　経皮的血液ガス分析装置の外観

療法の適応や、換気の設定が適切であるかの判定にも用いられる。

（2）原理・構造

①測定原理とセンサの構造

皮膚表面を42〜44℃に加温すると、真皮の毛細血管が拡張し、血流が増加する。この状況で皮膚表面に拡散してくる酸素と二酸化炭素の分圧を、皮膚表面に装着したセンサで測定する（図3-30）。

$PtcO_2$と$PtcCO_2$の同時測定が可能な、複合型センサの構造を図3-31に示す。皮膚と接触する面には、酸素と二酸化炭素を透過させるガス透過膜が取り付けられる。センサ内部には皮膚の温度を42〜44℃に保つため、ヒータと温度センサ（サーミスタ）が組み込まれている。また、電極として白金（Pt）電極とpHガラス電極、ならびに銀-塩化銀（Ag-AgCl）電極を有する。$PtcO_2$の測定はClark（クラー

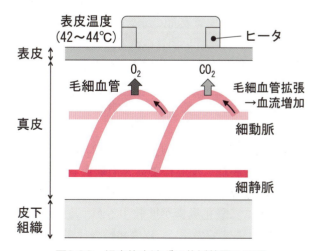

図3-30　経皮的血液ガス分析装置の原理

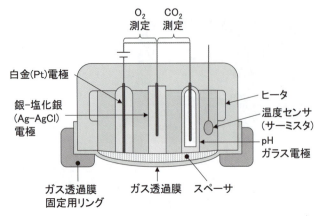

図3-31 複合型センサの構造

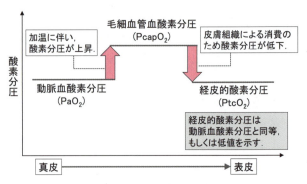

図3-32 動脈から表皮における酸素分圧の変動

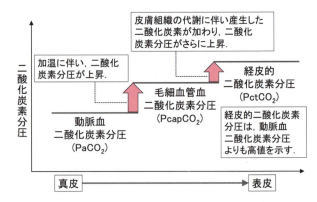

図3-33 動脈から表皮における二酸化炭素分圧の変動

ク）電極を応用したものであり、酸素分圧に比例した電流が、白金（Pt）電極と銀塩化銀（Ag-AgCl）電極間に流れる（**電流測定法**）。また、$PtcCO_2$の測定は、**Severinghaus（セバリングハウス）電極**を応用している。二酸化炭素がガス透過膜を通過して、電解液を満たしたスペーサまで到達すると、$CO_2 + H_2O \rightarrow H_2CO_3 \rightarrow HCO_3^- + H^+$の反応を受ける。この反応で生じた$H^+$（水素イオン）が二酸化炭素の量と比例するため、pHガラス電極と銀塩化銀（Ag-AgCl）電極間の電位差から$PtcCO_2$を測定する（**電位差測定法**）。

②経皮的血液ガス測定値の解釈

●経皮的酸素分圧（$PtcO_2$）

ボイル・シャルルの法則から、加温によって毛細血管血の酸素分圧は上昇する。また、ヘモグロビンと酸素の結合力も弱まり、ヘモグロビンから酸素が解離することで酸素分圧が上昇する。毛細血管血から皮膚組織に酸素が拡散するが、酸素は皮膚表面に到達するまでの間に皮膚組織の代謝に伴い消費されるため、分圧は低下する。結果として、皮膚表面のセンサで捉えた酸素分圧（$PtcO_2$）は、動脈血の酸素分圧と同等もしくは低い値を示す（図3-32）。

●経皮的二酸化炭素分圧（$PtcCO_2$）

酸素同様、加温によって毛細血管血の二酸化炭素分圧も上昇する。毛細血管血から皮膚組織に二酸化炭素が拡散するが、皮膚表面に到達するまでの間に、皮膚組織の代謝に伴い産生された二酸化炭素が加わり、分圧はさらに上昇する。結果として、皮膚表面のセンサで捉えた二酸化炭素分圧（$PtcCO_2$）は、動脈血の二酸化炭素分圧よりも高い値を示す（図3-33）。

（3）取り扱い上の注意

①測定値に関する注意点

経皮的血液ガス分析装置で測定した$PtcO_2$と$PtcCO_2$は前述の通り、動脈血の血液ガスとは本質的に異なる。測定値は、センサ装着部の血流量、皮膚のガス透過性、皮膚組織の厚さや性状、皮膚組織の代謝など、多くの因子の影響を受ける。また、新生児と成人では測定値の傾向が異なり、新生児では動脈血の血液ガスとよく相関するが、成人では必ずしも相関しない場合がある。

②センサ装着時の注意点

センサの装着は、太い皮下静脈や骨の直上、皮膚のびらんや潰瘍、体毛がある部位を避ける。センサを装着する際には、装着部位をアルコール綿などで清拭した後、専用のコンタクト液を介して皮膚に接触させる。その際、皮膚と電極

の間に空気が混入すると誤差を生じるので、空気が混入しないように注意を払う。なお、センサ装着後、測定値が安定するまでに、約15～20分程度の時間が必要である。

③センサ装着部の熱傷に対する注意点

センサは皮膚を加温し、皮膚温を42～44℃に保つ。そのため、<u>同一部位での連続測定は熱傷の危険性がある</u>。新生児では43℃、小児・成人では44℃を超えないようにセンサ温度を設定して、同一部位での4時間を超える測定は避ける。4時間を超える測定が必要な場合は、センサの装着を別の部位に変更する。

（4）保守点検

始業点検、使用中点検、終業点検を以下に示す（表3-11）。

表3-11　経皮的血液ガス分析装置点検表

【始業点検】		良	否
外観点検	①本体の確認		
	②センサ部の確認		
	③センサケーブル部の確認		
	④電源プラグの確認		
動作点検	①電源スイッチの確認		
	②表示部の確認		
	③校正ガス残量の確認		
	④校正結果の確認		
	⑤アラーム設定の確認		
	⑥センサ温度設定の確認		

【使用中点検】		良	否
外観点検	①本体の確認		
	②センサ部の確認		
	③センサケーブル部の確認		
	④電源プラグの確認		
動作点検	①電源の確認		
	②センサ装着状態の確認		
	③測定値、表示部の確認		
	④連続測定時間の確認（同一部位で4時間を超えていない）		

【終業点検】		良	否
清掃	①本体の清掃		
	②センサ部の清掃		
	③センサケーブル部の清掃		
外観点検	①本体の確認		
	②センサ部の確認		
	③センサケーブル部の確認		
	④電源プラグの確認		
動作点検	①電源スイッチの確認		
	②表示部の確認		
	③校正ガス残量の確認		
	④校正結果の確認		
	⑤アラーム設定の確認		
	⑥センサ温度設定の確認		

①始業点検

・装置本体、電源コード、センサ（ケーブル部、センサ部）などに破損がなく、ガス透過膜が正しく取り付けられているかを確認する。
・本体にセンサを接続し、校正用ガスボンベを取り付ける。
・校正チャンバにセンサを挿入し、電源を投入する。
・表示部が正しく表示されているか、校正用ガスの残量は十分であるかを確認する。
・校正を開始し、正常に終了することを確認する（校正が受け入れられない場合は、ガス透過膜の劣化が考えられるため、ガス透過膜の交換を考慮する）。
・アラームの設定（測定値の上限・下限など）、センサの設定温度を確認する。

②使用中点検

・センサの装着状態を確認する。
・測定値が表示されていることを確認する。測定値に問題があると思われる場合は、センサを一旦取り外し、校正を行う。
・<u>同一部位での測定が4時間を超えていないことを確認する。測定時間が4時間を超える前に、センサは一旦取り外す</u>。取り外したセンサは校正を行った後、別の部位に装着する。

③終業点検

・装置本体、電源コード、センサ（ケーブル部、センサ部）などに破損がないことを確認する。
・添付文書に記載された方法で、装置本体、電源コード、センサ（ケーブル部、センサ部）などを清拭する。
・センサを校正チャンバに取り付け、充電状態で保管する。

【参考文献】

1) 山越憲一, 戸川達男. 生体用センサと計測装置. コロナ社, 2000, p204-206.
2) 日本呼吸器学会 肺生理専門委員会編集. 呼吸機能検査ガイドラインⅡ－血液ガスパルスオキシメーター. メディカルレビュー社, 2006.

〈写真提供〉
図3-29：ラジオメーター株式会社

（真茅孝志）

3節 内視鏡装置

（1）使用目的

内視鏡は、生体内部を観察する機器であり、検査のみならず治療、処置にも用いられる。内視鏡は、その構造から、①挿入部が金属製の硬い管からなる**硬性鏡**（図3-34上図）と、②挿入部が柔らかい素材からなり、レバーの操作で内視鏡先端部が湾曲し、視野を変えることができる**軟性鏡**（図3-35）に大別される。なお、硬性鏡には、観察対象部位に適した形状を持つ様々な製品がある（表3-12）。

このほか、③硬性鏡と同様、挿入部が金属製の硬い管からなるが、先端に湾曲部を設け、視野を変えることができる**硬性・先端湾曲内視鏡**（図3-34下図）、④通常の内視鏡では観察できない粘膜下の病変を調べるため、内視鏡先端の超音波プローブから超音波を照射し、超音波断層像を得る**超音波内視鏡**（図3-36上図）、③口から飲み込み、内視鏡が通過する際の消化管（おもに小腸）の画像を撮影する**カプセル内視鏡**（図3-36下図）などがある。

表3-12 硬性鏡の種類と観察対象部位

器官の分類	硬性内視鏡の一般的名称	観察対象部位
神経系	硬性神経内視鏡	中枢神経系（頭蓋に開けた孔から挿入）
	硬性脊椎鏡	脊椎
耳鼻咽喉系	硬性鼓膜鏡	耳道（耳の開口部～鼓膜の間の管）
	硬性鼻腔鏡	鼻腔内（外鼻孔から挿入）
	硬性副鼻腔鏡	副鼻腔
	硬性喉頭鏡	喉頭
	硬性鼻咽喉鏡	鼻腔～喉頭
眼など	眼科用内視鏡（眼内内視鏡）	眼球および眼球の附属器官
	硬性涙道鏡	涙道内腔
呼吸器系	硬性気管支鏡	気管支および肺
	硬性縦隔鏡	縦隔（胸骨の後ろで、左右の胸膜腔の間にある、中央部の胸腔）
消化器系	硬性口腔鏡	口腔内部
	硬性直腸鏡	直腸および肛門
泌尿器系	硬性腎盂鏡	腎臓、腎盂、大腎杯、小腎杯
	硬性尿管鏡	尿管および腎盂（外尿道口から挿入）
	硬性尿管腎盂鏡	
	硬性膀胱鏡	膀胱（尿道または上部尿路から挿入）
	硬性膀胱尿道鏡	膀胱および男性の尿道（前立腺部を含む）
生殖器系	硬性子宮鏡	子宮頸部および子宮腔（子宮）
乳腺（乳管）	硬性乳管鏡	乳管内
運動器（関節）	硬性関節鏡	関節（膝関節、肩関節など）
胸腔・腹腔内	硬性胸腔鏡	胸腔
	硬性腹膜鏡	腹腔、後腹膜腔

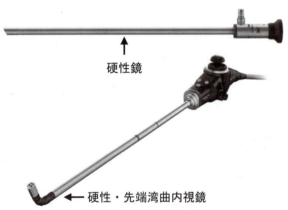

図3-34 硬性鏡と硬性・先端湾曲内視鏡の外観

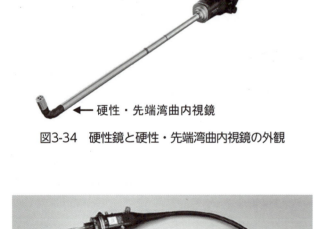

図3-35 軟性鏡の外観

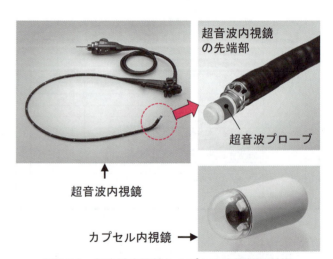

図3-36 超音波内視鏡とカプセル内視鏡の外観

(2) 原理・構造

①内視鏡の光学系（基本構成）

図3-37に内視鏡の光学系（基本構成）を示す。光学系は、観察部位に照明光を与える照明系と、内視鏡先端でとらえた画像を伝送、観察する観察系に分かれる。照明系のうち、光源部にはハロゲンランプやキセノンランプなどの光源がある。光源部から出射した光は、ライトガイドファイバ（光ファイバ）を介して内視鏡先端の照明レンズに送られ、体内の観察部位に照射される。体内の観察部位に照射された光は、反射、散乱を受ける。この光を内視鏡先端の対物レンズで捉え、観察部位の像を得る。観察部位の像は、像伝送系を介して表示部（接眼レンズやモニタなど）に送られる。なお、像伝送系には、リレーレンズ方式、ファイバ方式、電子撮像方式があり、内視鏡の種類で異なる。

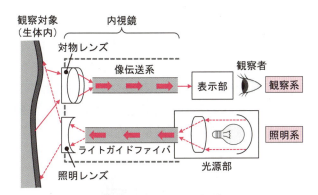

図3-37 内視鏡の光学系(基本構成)の模式図

● **リレーレンズ方式**

対物レンズで捉えた像を、レンズで表示部に伝送する。図3-38のように通常のレンズを用いたものと、円柱状のロッドレンズを用いたものがある。表示部は、おもに接眼レンズである。画像の観察は、接眼レンズを直接覗くか、電荷結合素子（CCD）などの撮像素子を搭載したカメラヘッドを接眼部に取り付け、画像をモニタに映し出すことで行う。

● **ファイバ方式**

対物レンズで捉えた像を、光ファイバで表示部に伝送する。像の伝送に用いる光ファイ

通常のレンズを用いたもの
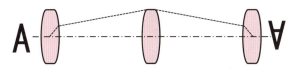

ロッドレンズを用いたもの
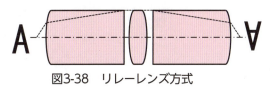

図3-38 リレーレンズ方式

バをイメージガイドファイバと呼ぶ。表示部は、リレーレンズ方式と同様、おもに接眼レンズであり、画像の観察もリレーレンズ方式と同じ方法で行う。

● **電子撮像方式**

対物レンズで捉えた像を、内視鏡先端に組み込んだ電荷結合素子（CCD）などの撮像素子で電気信号に変換して、表示部となるモニタ装置に伝送する。

②内視鏡の種類と構造

● **硬性鏡**

像伝送系として、リレーレンズ方式のほか、ファイバ方式や電子撮像方式を採用したものがある。

● **軟性鏡**

像伝送系の違いからファイバスコープと電子内視鏡に分類される。ファイバスコープでは、像伝送系がファイバ方式となっている。そのため、ファイバスコープの名称は、照明系と像伝送系の双方に光ファイバが用いられていることに由来する。一方、電子内視鏡では、像伝送系が電子撮像方式となっている。

軟性鏡の内部構造として、①照明系のライトガイドファイバと照明レンズ、②観察系の対物レンズと像伝送系のほか、③鉗子などの処置具を挿入する鉗子チャネル、④観察部位を広げるために空気を送る送気チューブ、⑤洗浄用の生理食塩水を送る送水チューブがある（図3-39）。

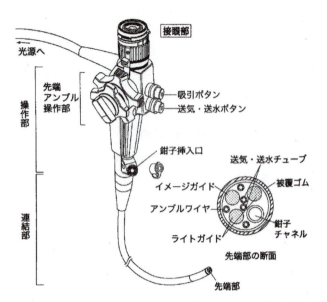

図3-39 軟性鏡（ファイバスコープ）の構造

● カプセル内視鏡

　カプセル内視鏡は、直径約10 mm、長さ約30 mmの大きさで、口から飲み込み、内視鏡が通過する際の消化管（おもに小腸）の画像を撮影する。カプセル内視鏡の構造（図3-40）は、①照明用の発光ダイオード（LED）、②画像を捉えるレンズ、③レンズで捉えた画像を電気信号に変換する撮像素子（CCD）、④カプセル内視鏡の動作を制御する電気回路である無線送信モジュール、⑤画像を電波として送信する無線送信アンテナ、⑥電源のボタン電池などからなる。カプセル内視鏡から送信された電波は、体表面に装着した画像受信用アンテナで受信し、その情報は記録装置に保存される。記録装置に保存された画像データは、専用のソフトウェアとコンピュータからなるワークステーションで観察する。

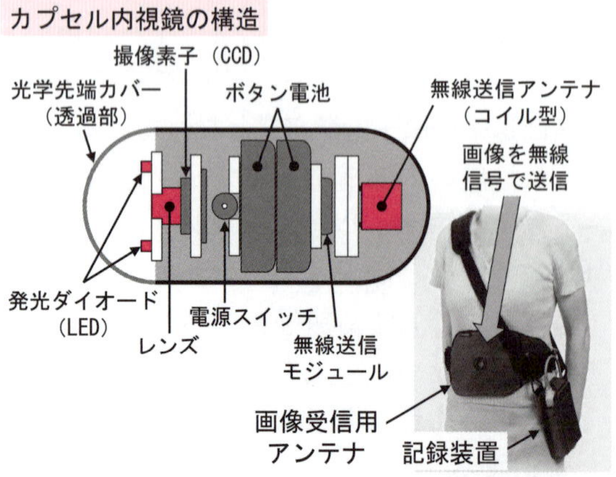

③内視鏡の周辺装置

　硬性鏡や軟性鏡を用いて生体内部を観察する際に必要となる周辺装置（図3-41）として、①内視鏡に照明光を供給する光源装置、②内視鏡先端やカメラヘッドに組み込まれた撮像素子（CCDなど）から送信された電気信号を、モニタ装置に対応した信号に変換するビデオプロセッサ、③画像を表示するモニタ装置のほか、④各種メディアに画像を保存する記録装置やプリンタなどがある。

　硬性鏡や硬性・先端湾曲内視鏡は、胸腔、腹腔内臓器の外科手術（鏡視下手術）にも用いられる。鏡視下手術で使用する周辺装置として、組織の切開・凝固を行うため、手術用処置具にエネルギーを供給する高周波焼灼装置や超音波凝固切開装置などがある。また、腹腔内臓器の鏡視下手術では、手術時の視野を確保するため、腹腔内に二酸化炭素を送る気腹装置が用いられる。胸腔、腹腔内臓器に対する鏡視下手術では、胸壁、腹壁に開けた小さな穴にトロッカーと呼ばれる筒状の器具を挿入し、これを介して硬性鏡や各種手術用処置具を体内に挿入する。

図3-40 カプセル内視鏡の構造と受信装置

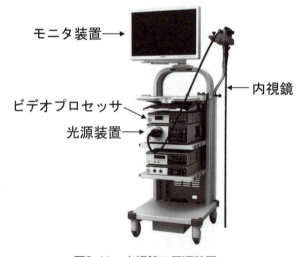

図3-41 内視鏡の周辺装置

(3) 取り扱い上の注意

鏡視下手術中に、光源を点灯させた状態で硬性鏡をドレープ（覆布）の上に置いておいたところ、ドレープが焦げて患者に熱傷を引き起こした事故事例がある。そのため、硬性鏡の先端部が臓器やドレープに触れていると、光源からの熱で熱傷を引き起こす可能性があり、注意が必要である。

内視鏡の被覆に破れやピンホールがあると絶縁不良が起こり、治療や処置のため高周波通電を行った際に、目的以外の部位に作用する恐れがある。そのため、日常点検で内視鏡の被覆に破れやピンホールがないかを必ず確認する。

使用後の内視鏡は、交差感染を防止するため、取扱説明書に記載されている方法で、洗浄、消毒、滅菌を行う。

軟性鏡では過度な外力が加わると光ファイバが折れてしまい、光量が減少してしまう。そのため、軟性鏡を取り扱う際には、過度な力が加わらないよう注意を払う。また、使用後の軟性鏡を曲げた状態で保管すると、光ファイバの折れの原因となるため、必ず専用のハンガーに掛け、真っ直ぐな状態で保管する。

(4) 保守点検

おもに軟性鏡とその周辺機器（内視鏡システム）に対する、始業点検、使用中点検、終業点検を以下に示す（表3-13）。

①始業点検
- 内視鏡の外装、ケーブル部、コネクタ部に破損がないか、吸引、送気・送水ボタンと鉗子栓の状態（取り付けられているか）を確認する。
- 内視鏡システムの各部位に破損がないかを確認する。
- 内視鏡について、上下・左右レバーでの動作を確認する。
- 内視鏡システムについて、光源装置のランプが点灯するか、画像が正しく表示されるか、送気・送水、吸引が行えるか、画像記録装置が記録可能な状態にあるかを確認する。

②使用中点検
- 内視鏡と内視鏡システムの外観に破損がないかを確認する。
- 内視鏡と内視鏡システムの各種動作に異常がないかを確認する。
- 画像記録装置による記録が正常に行われているかを確認する。

③終業点検
- 使用後の内視鏡を取扱説明書に記載されている方法で、洗浄・消毒する。
- 内視鏡システムを清掃する。
- 内視鏡の外装、ケーブル部、コネクタ部に破損がないかを確認する。
- 内視鏡システムの各部位に破損がないかを確認する。
- 送気・送水機能、吸引機能に問題ないかを確認する。

【参考文献】
1) （社）日本生体医工学会ME技術教育委員会監修. MEの基礎

表3-13 内視鏡（軟性鏡）・周辺機器点検表

【始業点検】		良	否
外観点検（内視鏡）	①外装、レンズ部の確認		
	②ケーブル部の確認		
	③コネクタ部の確認		
	④吸引、送気・送水ボタン、鉗子栓の確認		
外観点検（内視鏡システム）	①外装の確認		
	②スイッチ類の確認		
	③電源コード、ケーブル、コネクタ類の確認		
動作点検	①内視鏡の上下・左右レバーでの動作確認		
	②光源装置のランプ点灯の確認		
	③画像が正しく表示されるかの確認		
	④内視鏡先端から送気・送水できるかの確認		
	⑤吸引ボタンを押して、吸引できるかの確認		
	⑥画像記録装置が記録可能な状態にあるかの確認		

【使用中点検】		良	否
外観点検	①内視鏡外観の確認		
	②内視鏡システム外観の確認		
動作点検	①内視鏡の上下・左右レバーでの動作状況の確認		
	②光源装置のランプ点灯の確認		
	③画像が正しく表示されているかの確認		
	④送気・送水機能の確認		
	⑤吸引機能の確認		
	⑥画像記録装置による記録の確認		

【終業点検】		良	否
清掃、洗浄・消毒	①内視鏡の洗浄・消毒		
	②内視鏡システムの清掃		
外観点検（内視鏡）	①外装、レンズ部の確認		
	②ケーブル部の確認		
	③コネクタ部の確認		
外観点検（内視鏡システム）	①外装の確認		
	②スイッチ類の確認		
	③電源コード、ケーブル、コネクタ類の確認		
動作点検	①送気・送水機能の確認		
	②吸引機能の確認		

知識と安全管理．改訂第7版，南江堂，2020．p318-323．
2) 医薬品医療機器総合機構PMDA医療安全情報．光源装置、電気メス、レーザーメスを用いた手術時の熱傷事故について．No. 33改訂版，2017年3月．
3) 二木泰行．内視鏡の種類と原理．JOHNS 2014, Vol. 30 No. 2, p143-148．

〈写真提供〉
　図3-34、図3-35、図3-36、図3-41：オリンパスマーケティング株式会社

(真茅孝志)

第IV章

治療機器の原理・取り扱い上の注意と保守点検

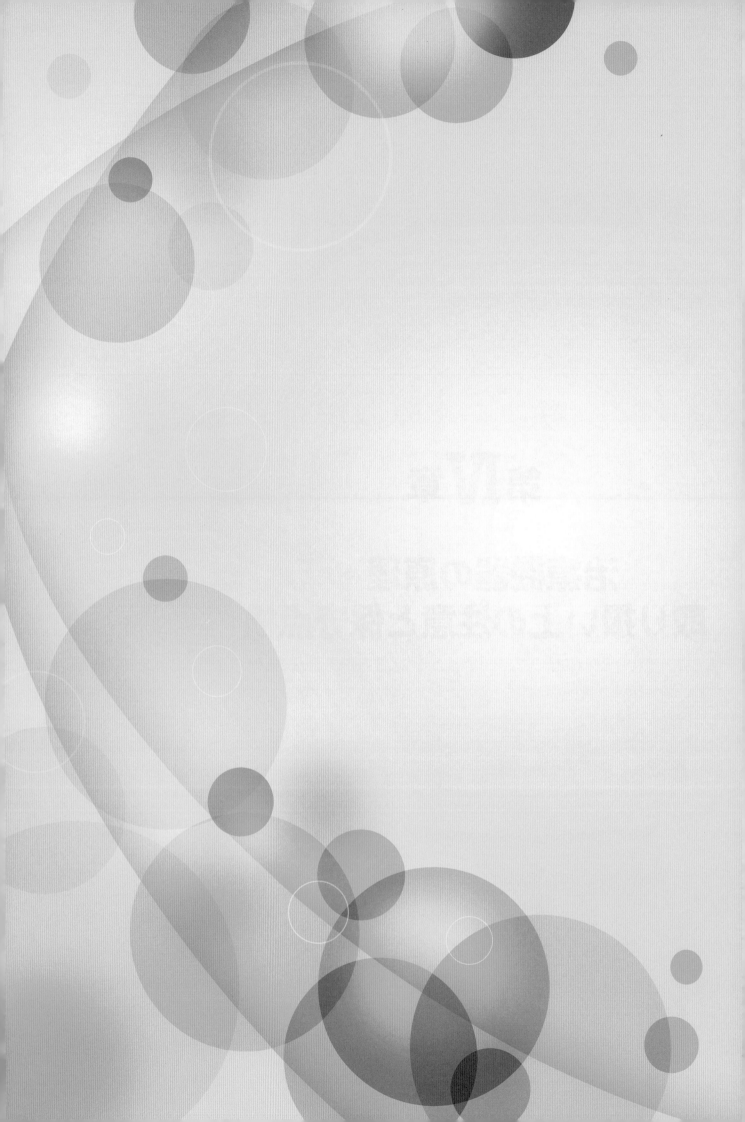

1節 呼吸関連

1 人工呼吸器

(1) 使用目的

人体は、大気中の酸素を体内に取り込み、体内細胞で酸素が消費された結果、発生した二酸化炭素を体外へ排出している。このようなガス交換の流れを、一般的に呼吸と呼んでいる。呼吸をするための機能が低下したり障害を受けたりした場合、必要な酸素が取り込まれない状態（低酸素血症）や体内に二酸化炭素が蓄積してしまう状態（高二酸化炭素血症）になり、最後には命に関わる危険な状況に陥る。人工呼吸器は、この呼吸機能を代行もしくは補助する装置である。すなわち、呼吸が完全に停止した患者に対して換気の代行を行う、もしくは換気の弱い患者の換気補助を行う装置であり、換気量、換気回数、酸素濃度を調整する機能を有している。主な働きは、①適切な換気量の維持、②血液酸素化の改善、③呼吸仕事量の軽減、である。

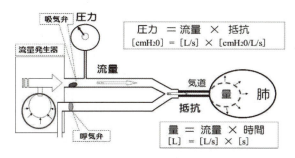

図4-1　人工呼吸器の動作原理

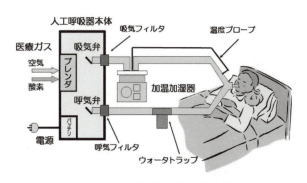

図4-2　人工呼吸器の基本的な構成

(2) 原理・構造

①人工呼吸器の動作

人工呼吸器の動作を理解する上で、次の2つの関係が重要である（図4-1）。

・回路内圧力 [cmH_2O] ＝流量 [L/s] ×抵抗 [$cmH_2O/L/s$]
・量 [L] ＝流量 [L/s] ×時間 [s]

人工呼吸器の基本構成を、図4-2に示す。

まず、病院施設の壁配管やボンベから圧縮空気、及び酸素を取り入れて、混合器（ブレンダ）で酸素濃度を調整する。吸気時には吸気弁が開放（この時は反対側の呼気弁は閉じている）され、この混合ガスが呼吸回路の吸気回路側へ送られる。本体のコントロールパネルで回路内圧力、流量、時間などを設定することにより、その設定条件で吸気弁が調節されて混合ガスが送られる。その後、患者から排出された呼気ガスは、呼気側回路を経由して呼気弁の開放（この時は反対側の吸気弁は閉じている）によって大気へ開放される。人工呼吸器の外観例を図4-3に示す。

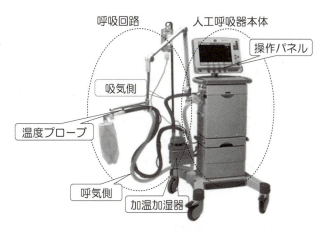

図4-3　人工呼吸器の外観例

人工呼吸器の構成は、本体と呼吸回路に大別できる。

本体パネルでは、人工呼吸器の動作設定を行う。高機能なものは、呼吸波形や呼吸波形より演算される換気力学的なモニタ機能を有する。

図4-3の点線で囲んだ部分が、呼吸回路の一例である。呼吸回路は吸気側と呼気側に分かれたチューブで構成されており、単回使用型と再使用型の2タイプがある。また、吸気側の回路部分においては、加温・加湿器を通す必要がある。通常の呼吸では吸い込んだガスは鼻腔を通ることにより加温加湿されるが、人工呼吸器を使用

する患者は気管内チューブを介して供給されるので、低温で乾燥しているガスが直接患者に送られることになる。このため気道が乾燥することになり、痰の粘着性が増したり、合併症を引き起こしたりする。そこで、この状態を回避するために吸気ガスを加温加湿器に通すか、人工鼻を使用して加湿することが必要である。

②人工呼吸器の機能

人工呼吸器で設定する基本項目は、下記の通りである。
・酸素濃度
・換気様式
・換気モード
・換気量
　1回換気量（流量×吸気時間）
　分時換気量（1回換気量×換気回数）
・トリガ感度
・補助機能（PEEP、EIP、PSV等）

●換気様式

吸気と呼気を切り替えして行う方式の人工呼吸器であり、圧規定換気方式（PCV：Pressure Control Ventilation）、量規定換気方式（VCV：Volume Control Ventilation）の2通りがある（図4-4）。高機能の人工呼吸器は両方を兼ね備えているが、いずれかの方式だけのものも多く使用されており、量規定換気方式のものが多い。

以下に各方式の概要を記す。
・圧規定換気方式：呼吸回路内の圧力が設定した圧力に達すると、呼気に転ずる（設定した圧力に達し、かつ設定した吸気時間を経過すると、呼気に転ずる）。
・量規定換気方式：設定した量を送ると、呼気に転ずる（設定した吸気流量で設定した吸気時間が経過すると、呼気に転ずる）。

両者とも一長一短があり、量規定強制換気は肺の状態が悪化し硬くなってくると、最高気道内圧が上昇してしまい、肺に外的損傷を与えてしまう危険性が出てくる。そのため最高気道内圧を最初に決めて、それ以上気道内圧を上昇させない圧規定強制換気の使用が増えてきているが、換気量をモニタしていないと低換気状態に気づかない恐れがある。

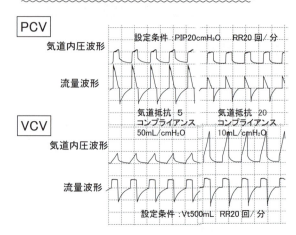

図4-4　圧規定換気方式（上段）と量規定換気方式の波形例

●換気モード

換気モードとは、人工呼吸器による呼吸のさせ方である。基本モードは、強制換気と補助換気に分けられ、補助換気には種々の付加機能が付く。

換気様式と換気モードの関係を、図4-5に示す。

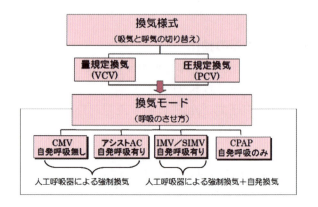

図4-5　換気様式と換気モード

〈強制換気（CMV：Continuous Mandatory Ventilation）〉

自発呼吸ができない患者に対して、設定された換気回数、1回換気量、吸気流量（量規定）、または設定された換気回数、最高気道内圧（圧規定）、吸気流量で、強制的に換気を行うもの。

〈補助換気（AV：Assist Ventilation）〉

患者の自発呼吸がある場合に不足する換気量を人工呼吸器で補うもので、代表的なモー

ドとして、間欠的強制換気を患者の自発呼吸と同調させた<u>同期式間欠式強制換気（SIMV：Synchronized Intermittent Mandatory Ventilation）</u>が挙げられる。なお、<u>患者の自発呼吸を感知する機能として、トリガ機能がある</u>（図4-6）。

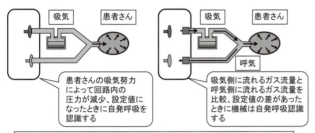

図4-6　トリガ機能

自発呼吸が十分にできて人工呼吸器からの離脱（ウィーニング）前などに用いられるのが、**持続的気道陽圧（CPAP：Continuous Positive Airway Pressure）**である。これは気道に常時、陽圧をかけながら自発呼吸をさせる方式である。

● 付加機能

上記の他、<u>呼気終末陽圧（PEEP：Positive End-Expiratory Pressure）</u>、<u>吸気終末休止（EIP：End Inspiratory Pause）</u>、そして<u>圧支持（PSV：Pressure Support Ventilation）</u>などの付加機能を組み合わせて使用する。

③ モニタリング機能

最近の人工呼吸器はモニタ画面を搭載しており、グラフィックを見ることにより、瞬時に患者の状態を把握できるようになっている。また、アラームも音だけでなく視覚的に確認することができる。

グラフィックは、気道内圧、流量、換気量を一呼吸ずつ時系列で表示する。また、ループ波形（気道内圧と換気量、もしくは流量と換気量を組み合わせて表示する曲線）も表示することができる。

基本的な分時換気量、呼吸回数、最高気道内圧などの実測値をデジタルで表示できるだけでなく、肺メカニクス項目であるコンプライアンス、気道抵抗、呼吸仕事量などを表示できる機器も増えてきている（図4-7）。

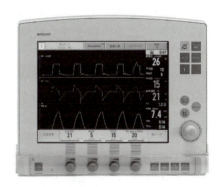

図4-7　モニタリング画面の例

(3) 取り扱い上の注意

<u>人工呼吸器使用中に起こり得る異常には、以下のものがある。主な臨床症状は、低換気による「高二酸化炭素血症」と「低酸素血症」である。</u>

- 駆動源の異常
- 人工呼吸本体の異常
- 呼吸回路の異常（回路からのリーク、接続ミス、フィルタ、呼気弁など）
- 吸気酸素濃度の異常
- 加温加湿器（人工鼻を含む）の異常
- 誤使用による異常
- 電磁波による異常

人工呼吸器には、機器本体の異常や呼吸回路の外れなどにより換気が設定通りに行えない場合に、その異常を検知し、操作者・使用者に知らせるアラームが備えられているが、トラブル事例が多い。現在、アラームに関する基準は、<u>「人工呼吸器警報基準の制定等について（厚生労働省医薬局長通知医薬発第837号：平成13年7月30日）」があり、その内容には、人工呼吸器が次に掲げる基準に適合するものでなければならないこととされている。</u>

- 呼吸回路が外れた場合には、音声による警報を発すること。
- 呼吸回路が外れた場合に発せられる音声による警報を一時的に消音し、かつ、当該警報の消音時から2分以内に自動的に当該警報を発する機能を有すること。
- 呼吸回路が外れた場合に発せられる音声による警報は、一時的に消音する場合を除き、消

音できないこと。
・給電が停止した場合には、音声による警報を発すること。
・本体を駆動させるスイッチは、接触などにより容易に切断されない構造または機能を有すること。

これらアラーム音は、患者や医療従事者にとってしばしば煩わしがられる傾向にあるが、アラーム音量を下げたことによる事故事例が過去に多く発生していることから、アラーム設定時、及び設定後には、以下のような配慮や注意が必要である。

・アラームの意味について理解する。
・アラームの音量を下げない。
・アラームの設定は、患者の状態に合わせて適切に設定する。
・換気条件変更時には、必ずアラーム設定も確認する。
・患者ベッドサイドを頻回に巡回する。
・個室の場合は、ドアを少し開けるなどしてアラーム音が聞こえるようにしておく。
・生体情報モニタを併用し、生体情報モニタのアラーム設定も適切に行う。

人工呼吸器の最も基本的な機能は「換気」となるが、回路の再接続忘れや、回路の外れによる死亡事故が毎年散見されるため、これらの事象を早期発見するためにも、低分時換気量と気道内圧低下のアラーム設定ができる機種を使用することが望ましい。

(4) 保守点検

人工呼吸器は繰り返し使用することにより、消耗や破損が起こり、安全性が損なわれてしまう。また、長期使用することにより経年劣化を起こす箇所も出てくる。こうしたことを事前に発見したり、対応したりするためには、予防的な定期交換部品の交換を含む保守点検が必要になる。

この保守点検には、日常行う使用前・使用中・使用後点検と、ある一定期間に行う定期点検がある。人工呼吸器点検表の例を、表4-1に示す。

①始業点検

・消耗品の補充
　加温加湿器のモジュール、カテーテルマウン

表4-1　人工呼吸器点検表

始業点検		良	否
外観点検	①呼吸器本体の確認		
	②加温加湿器本体の確認		
	③電源プラグの確認		
	④ホースアセンブリの確認		
患者回路	①組み立ての確認		
	②各パーツの確認		
	③患者回路および内部回路にリークの確認		
動作点検	①各種モードの動作確認		
	②PEEPの動作確認		
	③各アラームの動作確認		

使用中点検		良	否
外観点検	①呼吸器本体の確認		
	②加温加湿器本体の確認		
	③電源プラグの確認		
	④ホースアセンブリの確認		
	⑤患者回路の接続および破損の確認		
各種設定	①モード（　　）②一回換気量（最高気道内圧）（　　）		
	③換気回数（　　）④PEEP（　　）⑤PS（　　）		
	⑥トリガ感度（　　）⑦酸素濃度（　　）％		
実測値	①一回換気量（　　）②分時換気量（　　）		
	③最高気道内圧（　　）④換気回数（　　）		
	⑤I:E（　　）⑥PEEP（　　）⑦加湿器温度（　　）		
患者状態	①胸の動き（　　）②SpO2（　　）③心拍数（　　）		

終業点検		良	否
清掃	①呼吸器本体の清掃		
	②加温加湿器本体の清掃		
	③患者回路の水洗および消毒		
外観点検	①呼吸器本体の確認		
	②加温加湿器本体の確認		
	③電源プラグの確認		
	④ホースアセンブリの確認		

トなどの消耗品を確認する。
・人工呼吸器本体、加温加湿器、電源プラグ、ホースアセンブリの破損などを確認する（図4-8）。
・呼吸回路の組み立て、各パーツの破損、劣化の有無を確認する。
・呼吸回路及び本体内部回路のリークの有無を確認する（図4-9）。
・テスト肺を用いて各種モードでの動作を確認する。
・各アラームの動作を確認する。

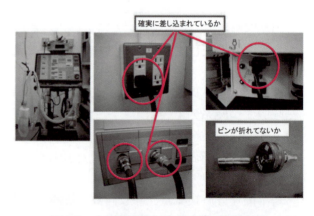

図4-8　人工呼吸器本体点検時の留意箇所

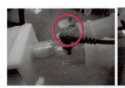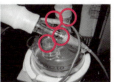
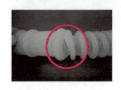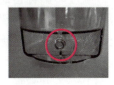

図4-9 人工呼吸器の呼吸回路点検時の留意箇所

②使用中点検
・各アラームや動作、異常音、各種設定値を確認する。
・加温加湿器の温度や水量の確認及び補充をする。
・ウォータトラップの水抜きを確認する。
・各種モニタの表示を確認する。

③終業点検
・各パーツの破損、劣化を確認する。
・呼吸器本体、加温加湿器、電源プラグ、ホースアセンブリの破損などを確認する。
・呼吸回路の水洗、一次消毒、紛失などを確認する。

　特に使用後の回路は付着物などを取り除くために水洗を行い、感染対策に応じた薬液に浸漬させる（一次消毒）。浸漬後、再度入念に水洗を行い、十分に乾燥後、回路素材に適した滅菌方法で滅菌を行う。なお、消毒薬や時間などは各施設のプロトコールに従う。
・本体、加温加湿器の清拭をする。
　機器の本体は、感染対策に応じた薬液を用いて付着した薬液や血液などを拭き取る。
・冷却用ファンなどのフィルタがある場合は、目詰まりの確認をし、水洗い、または交換を行う。
・電源コード、ホースアセンブリは清拭し、アダプタプラグの先端などが破損していないか確認する。

【参考文献】
1) 日本エム・イー学会ME技術教育委員会監修. MEの基礎知識と安全管理. 南江堂, 2002, p272-282.
2) 医療機器センタ編. ME機器保守管理マニュアル. 南江堂, 1996, p135-146.
3) 渡辺敏, 安本和正編. クリニカルエンジニアリング別冊新版人工呼吸療法. 東京, 秀潤社, 1996.
4) （社）日本生体医工学会. （財）医療機器センター. 医療機器安全基礎講習会共通テキスト. 平成22年度版, 2010, p47-65.

2 麻酔器

（1）使用目的

　全身麻酔には大別して、吸入麻酔と静脈麻酔とがある。今日、「麻酔器」という時、それは吸入による全身麻酔器のことをいう。麻酔ガスは通常、[酸素＋亜酸化窒素（笑気）＋揮発性麻酔薬]の混合ガスである。今日では亜酸化窒素を使用せず、空気を使用する場合も増えている。

　吸入麻酔は、吸気→肺胞→動脈血→脳中枢神経系の順で麻酔薬が伝わり、麻酔効果を生じる。

（2）原理・構造

①麻酔ガスの安定供給

　外科手術への吸入麻酔の初めての臨床応用は、1846年のことである。この時に使用されたのは、エーテルをしみ込ませた海綿をフラスコ状の容器に入れた簡単な吸入器であった。その後すぐに改良が進み、現在の、気化器・呼吸回路・マスクへと進化した。

　流量や濃度の安定を目指していくつかの新たな技術開発が行われ、20世紀初頭には、酸素ボンベ・亜酸化窒素ボンベ→圧力調整器→流量調節弁→流量計→気化器→呼吸回路という、基本的には今日の麻酔器と同様のガスの流れが確立された。

②循環式呼吸回路

　その後の吸入麻酔の発展に大きく貢献したのは、循環式呼吸回路の発明である。吸入麻酔中の患者呼気には、酸素や麻酔ガスが多く残っている。これを一方的に捨ててしまうのは不経済であり、再利用しながら足りない分を新しい麻酔ガス＝「新鮮ガス」（fresh gas）として追加するというのが、循環式呼吸回路のコンセプトである。つまり、[吸気＝（呼気－二酸化炭素）＋新鮮ガス]

であり、1920年代に臨床応用が始まった。

各接続口を除く原理的な構成要素は、吸気・呼気を分離する**一方向弁**と、呼気から二酸化炭素を取り除くための**吸収剤入り容器**である（図4-10）。

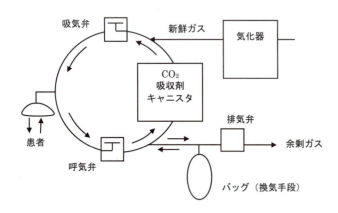

図4-10　典型的な循環式呼吸回路

③気化器

吸入麻酔ガスの中心は、揮発性麻酔薬である。先のエーテルに始まり、その後、クロロフォルム、サイクロプロパンなどが使用された。

揮発性麻酔薬は室温の熱エネルギーによって気化するので、**気化器**の材質・構造には比熱や熱伝導などへの配慮が求められる。1950年代になって強力な揮発性麻酔薬ハロタンが開発されると、温度の影響を最小限にして安定した濃度を得ることが特に重要となった。そこで発明されたのが、温度補償機構である。温度が下がると気化室を通過するガス流量の割合を増やす、温度が上がると減らすという形で温度の影響を最小限にして、気化器出口の濃度を安定させるものである。

その後、エンフルラン、イソフルランなどが使用され、日本では今日、セボフルラン、デスフルランが多く使用されている。

④麻酔器の内部構成

機能的には、麻酔器内ガス配管を持つ麻酔器本体からのガス供給部と、患者へガスを運ぶための呼吸回路で構成される（図4-11）。

⑤麻酔器（麻酔システム）の概要

今日の麻酔器は、「麻酔システム」と呼ばれることがある。その理由は、伝統的な麻酔器のガ

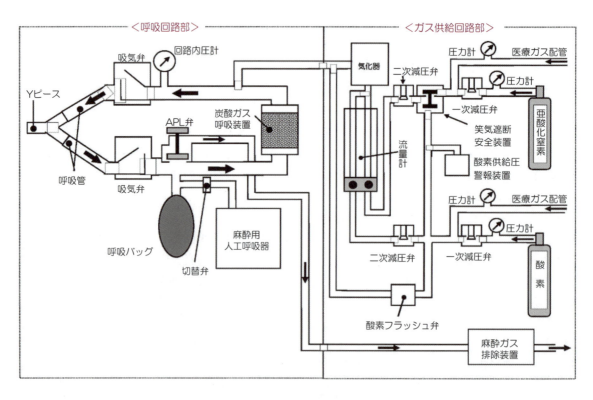

図4-11　麻酔器の基本的な構成

ス配管回路・循環式呼吸回路に加えて、呼吸管理のためのベンチレータ、換気と麻酔ガスに関わるアラーム付モニタ、麻酔ガスの排除に関わる回路など、複数の構成要素が集まってシステム化されているためである（図4-12）。

● **麻酔器内部のガス配管回路**

医療ガス配管設備から麻酔器までガスを運ぶのが、**ホースアセンブリ**と呼ばれる、両端にガス別特定のコネクタを備えた耐圧ホースである。

ホース連結部から**新鮮ガス出口**（または、共通ガス出口）までが麻酔器内部のガス配管回路であり、それぞれのガスを安定的に調節し、新鮮ガスとして供給するための回路である。この配管回路は、その内部圧力によって2つに分けることができる。

ホース連結部→配管圧力計→二次圧力調整器→流量調節弁までが**高圧系**（High Pressure System）であり、一般的に酸素・亜酸化窒素の非常用小型ボンベ回路が併設される。二次圧力調整器は、配管設備やボンベ出口の圧力変動が流量調節に影響しないようにするためのものである。また、酸素供給圧警報装置と、それに連動する亜酸化窒素遮断装置が備えられている。

そして、流量調節弁→流量計→気化器→新鮮ガス出口までが**低圧系**（Low Pressure System）である。

流量調節弁やその前後には、低酸素濃度の新鮮ガス供給を防止するための装置（低酸素防止装置）が備えられており、通常、酸素濃度25％以下の新鮮ガスを供給できないようになっている。

高圧系と低圧系をつなぐ部品として、**酸素フラッシュ弁**がある。純酸素を呼吸回路へ急速供給するためのもので、高圧系の二次圧力調整器直前と、低圧系の新鮮ガス出口直前とを必要に応じて直結する。

● **呼吸回路**

先に述べた循環式呼吸回路は、呼気の再利用を図る再呼吸回路であるが、特に小児麻酔の領域を中心に、呼気の再利用を（ほとんど）しない非再呼吸回路も使用されている。主要な構成部品は、新鮮ガスの供給チューブ・呼吸管・呼吸バッグだけである。高い新鮮ガス流量（fresh gas flow・L/min）を用いて呼吸管内を洗い流しながら、溜まった新鮮ガスを吸気として換気する。回路は簡単で通気抵抗も少ないが、低温で乾燥した新鮮ガスへの加温加湿が欠かせないこと、1分間の積算換気量である分時換気量の少なくとも2倍以上の新鮮ガス流量を必要とするなどの問題点がある。

最新の麻酔システムには、数10mLの小さい1回換気量から使用できる循環式呼吸回路とベンチレータを備えたものもあり、成人と区別なく使用できる環境が用意されつつある。

なお、循環式呼吸回路に加えて、ベンチレータ回路のうちの呼気・吸気の両方または一方が通過する回路部分も、呼吸回路の一部である。

● **麻酔ガスの排除**

麻酔器では、新鮮ガス流量とほぼ同量の余剰麻酔ガスが、呼吸回路から外部に捨てられる。これが手術室に漏れ出さないように、医療ガス配管設備の一部として、**余剰麻酔ガス排除装置のAGSS**（Anesthetic Gas Scavenging System）が備えられている。

呼吸回路の余剰ガス出口と、このAGSSと

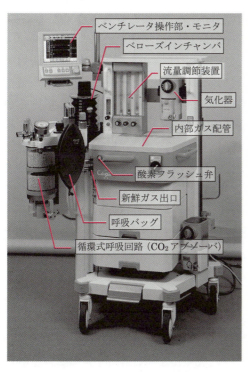

図4-12　麻酔システムと主要各部

のインタフェースとして、麻酔器には一般的に余剰ガスリザーバが備えられている。その目的は、余剰麻酔ガス漏洩防止に加え、AGSSの呼吸回路への悪影響防止、つまり、呼吸回路の異常な陽陰圧化を防止することにある。

● **麻酔用ベンチレータ**

今日、多くの麻酔器が、呼吸管理のためのベンチレータを内蔵している。呼吸回路もこれに対応し、詳細は機器によって異なるが、例えば図4-11のバッグの接続箇所に切換弁を設けて、そこにベンチレータが接続される。切換弁とベンチレータの動作がワンアクションで済むように連動されている場合が多い。

麻酔用ベンチレータでは、2～3 hPaの内圧で立ち上がる軽量軟質のベローズを透明圧力容器に入れた、ベローズインチャンバ、ベローズインボックスなどと呼ばれる、ガス駆動タイプのベンチレータが多く使用されている。呼気の圧力で受動的に上昇するので（上昇型ベローズ）、呼吸回路に無視できないリークがあればベローズは十分に上昇できず、すぐに異常を知ることができる。

他に、ピストンや硬質なベローズを電気駆動するベンチレータもある。ピストン、つまり大きなシリンジを電気モータで駆動するベンチレータの場合、［断面積×移動距離＝1回換気量］の原理で安定したボリューム換気が期待できる。一方で、患者呼気のフローパターンと関係なくピストンが動くため、呼出を妨げたり、逆に一時的な陰圧を生じたりする可能性もあるので、緩衝のためのリザーバを別途備える場合もある。

● **モニタ**

全身麻酔中のモニタ項目は、循環系・呼吸系・その他、に大別される。麻酔システムに通常備えられているモニタとしては呼吸系のものが中心であり、**換気モニタ**とガスモニタに大別できる。

換気モニタは通常、呼吸回路の患者接続口や吸気・呼気の接続口に設置された圧力ポートとフローセンサからの情報を元に作動している。今日使用されるフローセンサの多くは差圧型であり、流量に応じて生じる差圧を圧力トランスデューサによって電気信号化し、これを演算処理して吸気量・呼気量を表示する（表4-2）。

表4-2 換気モニタ

換気要素	波形表示	関連モニタ項目	ループ表示
圧力P	プレッシャ（気道内圧）	吸気ピーク圧	P-V F-V
		吸気プラトー圧	
		呼気終末陽圧	
容量V	ボリューム	吸気量	
		呼気量	
		分時換気量	
流量F	フロー	吸気抵抗	

● **低流量麻酔**

図4-10と、循環式呼吸回路の原理式［吸気＝（呼気－二酸化炭素）＋新鮮ガス］から分かるように、新鮮ガス流量を分時換気量相当以上流すと、呼気はほとんど再利用されずに循環回路から押し出されてしまう。つまり、回路内を新鮮ガスで洗い流し、溜まった新鮮ガスを次の吸気とするいわば機能的非再呼吸回路の状態となる。

また、新鮮ガス流量をどんどん減らし、最終的には患者摂取量相当にまで減らすと、呼気のほとんどが再利用され、余剰ガスとして回路外へ捨てられるガスがなくなる。つまり、機能的には閉鎖状態となる。

このように循環式呼吸回路は、新鮮ガス流量に対するフレキシビリティが極めて高い呼吸回路であり、この点が幅広く用いられている理由である。

換気量モニタや麻酔ガスモニタがなかった時代ならともかく、信頼のおけるモニタや流量計・気化器・ベンチレータが整備されつつある今日、保守点検の行き届いた機器を使用するなら、安定した麻酔維持状態下で、新鮮ガス流量を分時換気量の（例えば）半分以下に減らす**低流量麻酔**は合理的な麻酔方法といえる。

（3）取り扱い上の注意

麻酔器は、麻酔のみならず人工呼吸にも用いられるため、その取り扱いを誤ると適切な麻酔を維持できないばかりか、患者の呼吸が維持できなく

表4-3 麻酔器で起こりやすいトラブルとその対策

	トラブル内容	現象	対策
医療ガス	・医療ガス供給圧低下 ・医療ガス供給停止	・低酸素血症、高二酸化炭素血症 ・適切な麻酔実施不能	・医療ガスの予備供給設備の設置 ・患者の呼吸状態の監視
	・酸素または亜酸化窒素の誤投与	・低酸素血症	・酸素濃度計の設置 ・麻酔器の保守点検の励行 ・患者の呼吸状態の監視
流量計	・流量計の誤読 ・ノブの誤操作	・低酸素血症 ・適切な麻酔実施不能	・正しい操作法の実施 ・酸素濃度計の設置 ・麻酔器の保守点検の励行 ・患者の呼吸状態の監視
気化器	・間違った薬液の注入 ・ダイアルの誤操作	・適切な麻酔実施不能	・麻酔ガス濃度計の設置 ・麻酔器の保守点検の励行 ・患者の呼吸状態の監視
酸素フラッシュ	・過剰供給 ・供給不能	・圧損傷 ・低酸素血症	・麻酔器の保守点検の励行 ・患者の呼吸状態の監視
APL弁	・排気不能	・圧損傷	・麻酔器の保守点検の励行 ・患者の呼吸状態の監視
吸気弁、呼気弁	・弁の破損 ・弁の吸着	・低酸素血症、高二酸化炭素血症 ・圧損傷	・回路内圧警報装置の設置 ・麻酔器の保守点検の励行 ・患者の呼吸状態の監視
呼吸回路	・接続部の脱落 ・不完全な接続 ・回路の亀裂または損傷	・低酸素血症、高二酸化炭素血症 ・適切な麻酔実施不能	・回路内圧警報装置の設置 ・麻酔器の保守点検の励行 ・患者の呼吸状態の監視
二酸化炭素吸収装置	・二酸化炭素吸収能低下または停止	・高二酸化炭素血症	・呼気二酸化炭素濃度計の設置 ・麻酔器の保守点検の励行 ・患者の呼吸状態の監視
麻酔ガス排除装置	・排除能力の異常	・手術室内の麻酔ガスによる汚染 ・適切な麻酔実施不能	・吸引量の調節 ・麻酔ガス排除装置の保守点検の励行

なり、致命的な障害を患者に与えることになる。また、麻酔ガスが漏出することにより、手術室内医療従事者に影響をおよぼしたり、電気メスなどの使用による引火・発火の原因ともなる。麻酔器で起こりやすいトラブルとその対策を表4-3に示す。

(4) 保守点検

始業点検は麻酔科医の責任において行うべきで、公益社団法人日本麻酔科学会では、麻酔を始める前に、始業点検指針にしたがって始業点検を行わなければならないとしている。保守点検のための項目を表4-4に示す。

麻酔器は麻酔のみならず人工呼吸にも用いられるため、その取り扱いを誤ると適切な麻酔を維持できないばかりか、患者の呼吸が維持できなくなり、致命的な障害を患者に与えることになる。実際、麻酔回路の不備により、心停止を来した事例もある。麻酔器のほとんどの呼吸回路には、**回路内圧計**と**酸素濃度計**が常備されている。この他、呼気ガス中の二酸化炭素を測定する呼気炭酸ガス濃度計（カプノメータ）、麻酔ガスの濃度を測定する麻酔ガス濃度計、患者が吸入または呼出するガス量を測定する換気量計が、麻酔の安全を監視する装置として組み込

表4-4　麻酔器点検表

始業点検		良	否
外観点検	①麻酔器本体の確認		
	②流量計の確認		
	③気化器の確認		
	④炭酸ガス吸着剤（ソーダライム）の確認		
	⑤ホースアセンブリ、高圧ガスボンベの確認		
呼吸回路	①呼吸回路（蛇管、バッグ、マスク等）の確認		
	②呼吸回路におけるリークの確認		
動作点検	①酸素流量計の確認		
	②麻酔ガス排除装置の確認		
	③各ダイアルの動作確認		
	④麻酔用人工呼吸器のアラーム確認		
	⑤酸素フラッシュによる酸素流量の確認		
	⑥吸気・呼気弁の動作確認		

使用中点検		良	否
外観点検	①麻酔器本体の確認		
	②流量計の確認		
	③気化器の確認		
	④炭酸ガス吸着剤（ソーダライム）の確認		
	⑤ホースアセンブリ、高圧ガスボンベの確認		
	⑥呼吸回路の接続および破損の確認		
動作点検	①酸素流量計の確認		
	②麻酔ガス排除装置の確認		
	③各ダイアルの動作確認		
	④ガス供給圧の確認		
	⑤ガス流量の確認		
	⑥吸気・呼気弁の動作確認		

終業点検		良	否
清掃	①麻酔器本体の清掃		
	②呼吸回路の水洗および消毒		
外観点検	①麻酔器本体の確認		
	②流量計の確認		
	③気化器の確認		
	④炭酸ガス吸着剤（ソーダライム）の確認		
	⑤ホースアセンブリ、高圧ガスボンベの確認		

まれている。麻酔器はメーカ・機種が異なっていても、機能・構造はどれも同じである。操作の詳細については、取扱説明書を熟読して修得し、それから使用する。麻酔中の患者の安全を維持確保するために、公益社団法人日本麻酔科学会は「安全な麻酔のためのモニタ指針」を示している。

感染症を有する患者の麻酔を行うことも多く、感染対策の面から患者呼吸回路にシングルユース回路を使用している施設が多い。必要であれば麻酔器本体の消毒・滅菌も行う。

【参考文献】
1) G. B. Rushman他著. 松木明知監訳. 麻酔の歴史. 克誠堂出版, 1998.
2) 釘宮豊城著. 図説麻酔器―構造と機能―. 真興交易, 1997.
3) 岩崎寛編集. 麻酔科診療プラクティス19麻酔器・麻酔回路. 文光堂, 2007.
4) Jan A. Baum著. 上村明, 渡辺誠治, 宮部雅幸, 豊岡秀訓訳. 低流量麻酔. メディカルサイエンスインターナショナル, 2002.
5) 麻酔科学会. 安全な麻酔のためのモニター指針. 2002.
6) 麻酔科学会. 麻酔器の始業点検. 2003.
7) 釘宮豊城. 図説　麻酔器　構造と機能. 真興交易医書出版部, 1997.
8) （社）日本エム・イー学会ME技術教育委員会編. MEの基礎知識と安全管理（改訂第6版）. 南江堂, 2018, p331-335.

3 酸素流量計

(1) 使用目的

酸素流量計は、マスクや経鼻カテーテルを用いて酸素療法を行う際に、投与すべき酸素流量を決めるために用いられる。

(2) 原理・構造

酸素流量計は、一般的に流量表示部、流量調節部、湿潤器から成る。また、流量表示は、透明な外筒とテーパ状の内筒から成り、内筒の中にフロート（浮子）を入れフロートが下からの酸素により浮き上がる高さにより流量を表示する（図4-13）。流量調節は、針弁（ニードルバルブ）が用いられる。このニードルバルブの位置により、調節弁が流量計の前にある大気圧式と調節弁が後ろにある恒圧式がある。また、フロート式流量計を持たず金属円盤に流量に対応した固定オリフィス（孔）を持ち、これをダイヤル付きノブで切り替え調節するダイヤル式流量計がある。

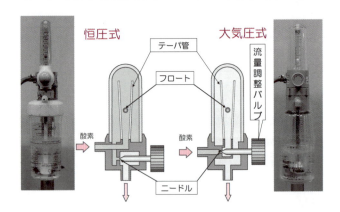

図4-13　酸素流量計の構成図

酸素流量計は、恒圧式流量計と大気圧方式流量計に分けられ、それぞれ下記の特徴がある。
・恒圧式流量計の特徴
流量計の下流に、流量調整弁（ニードル）がある。

テーパ管内は、ほぼ供給（入口側）圧力である。
供給（一次側）圧力の変動の影響を受けやすい。
下流（二次側）圧力の変動の影響を受け難い。

・大気圧式流量計の特徴
流量計の上流に、流量調整弁（ニードル）がある。
テーパ管の内部は、ほぼ大気圧である。
供給（一次側）圧力の変動の影響を受け難い。
下流（二次側）圧力の変動の影響を受けやすい。

（3）取り扱い上の注意

酸素流量計の設置時、及び使用時には、本体を垂直（加湿瓶を下）に設置する必要がある。また、酸素ボンベに接続するボンベ用酸素流量計では、ボンベの内圧を減少させる圧力調整器（減圧弁）が必ず備えられているが、医療ガス配管設備の配管端末器（アウトレット）に接続する壁掛式酸素流量計には減圧弁がないことから、流量計つまみを回す際、急な圧力変化を起こさせないように注意する必要がある。さらにフロートの値を読み取る際には、目の位置（高さ）に留意しなければならない（図4-14）。

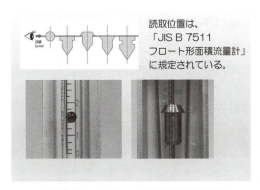

図4-14　フロートの読み取り位置

（4）保守点検

電気的可動部などを有しないため、主に外観点検となり、流量調節ノブの曲がりや流量計テーパ管やフロートの汚れを確認する。また、流量計の外筒部分に高圧が付加される恒圧式流量計では、特に外筒基部のひび割れなどに注意を要する。
ダイヤル式流量計では、数ヵ月に1度は実流量を測定することが必要である。

【参考文献】
1) 株式会社エバ．医療ガスPHP研究所．2006.1.
2) 日本臨床工学技士会．医療機器の保守点検に関する計画の策定及保守点検の適切な実施に関する指針．2007.6.

（中島章夫、戸畑裕志）

2節　循環関連

1　心臓ペースメーカ

（1）使用目的

正常な心臓では、右心房にある洞房結節で発生した電気刺激が、心房筋→房室結節→ヒス束→左右脚→プルキニエ繊維→心室筋といった刺激伝導系を順に伝わって、心筋を収縮させている。健康な心臓はこの信号が規則正しい間隔で発生することで正常な心拍になるが、洞結節が正常な刺激を発生できなくなったり、刺激伝導系の一部が障害を受けてそれより末梢へ刺激が伝わらなくなると、十分な心拍が得られなくなる。徐脈性不整脈がある場合、この心拍のリズムは不規則あるいは著しく遅くなり、重篤な健康障害に至る恐れがある。

ペースメーカは、このような刺激生成異常や刺激伝導異常の心臓を直接電気で刺激して、必要な心拍を維持する装置である。同装置は、体内に配置されて恒久的に使用される「植込み型ペースメーカ」と、体外に配置されて一時的に使用される「体外式ペースメーカ」の2つに大別される。

また、動作方式でも分類され、代表的な方式として、VVI（シングルチャンバー型）やDDD（デュアルチャンバー型）がある。VVIは心室だけをコントロールする方式で、DDDは心房・心室の2ヵ所をコントロールする方式である。

ペースメーカは、電気刺激の発生器である本体（ジェネレータ）と電極リードより構成される。本体には、エネルギー源である電池と電気刺激を制御する電子回路が入っている。電極は電気刺激を心臓に伝えるだけではなく、心臓の電気的興奮を感知する役目も担う（図4-15）。

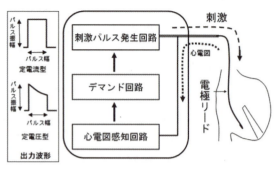

図4-15　ペースメーカの原理

（2）植込み型ペースメーカ

①原理・構造

●ペースメーカ本体（ジェネレータ）

　チタン製のケースで成型された小型の機器で、パルス信号（1V～7V程度）を規則的に出力する（図4-16）。手術によって体内（多くは胸部皮下）に植え込まれることで24時間、常に心臓の拍動を監視し、心拍の低下があれば、パルスを出力して刺激を与え、心臓の収縮を促す働きをする。

　バッテリ（リチウム・ヨウ素電池）により作動し、バッテリは概ね5～10年でなくなるため、消耗してきた場合にはペースメーカ本体の交換手術が行われる。

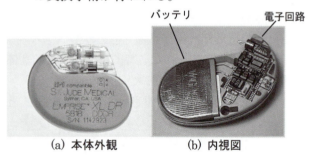

図4-16　ペースメーカ本体

●電極リード

　ペースメーカからの電気刺激を心臓に伝えるため、ペースメーカ本体に接続され、同時に体内に植え込まれる導線である（図4-17）。静脈を経由して心腔内に留置される「心内膜リード」と、心臓表面に装着される「心外膜リード」がある。

　ペースメーカ本体のバッテリがなくなり、交換手術になる場合でも、破損などがなければ、電極リードは継続して使用される。

　植込み型ペースメーカのイメージを図4-18に示す。

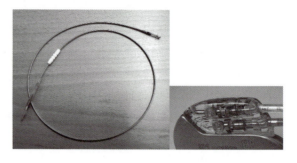

図4-17　ペースメーカリード

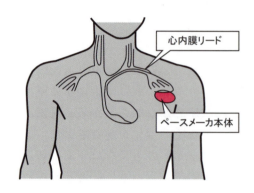

図4-18　植込み型ペースメーカのイメージ

②取り扱い上の注意

●定期フォローアップと遠隔モニタリング

　植込み型ペースメーカを使用する患者は、3～4ヵ月に一度の割合で定期的なフォローアップを受けなくてはならない。フォローアップでは、プログラマと呼ばれる機器を用いた無線通信によって、ペースメーカの電池残量確認、プログラム変更、機器の動作確認を行う（図4-19）。このフォローアップにより、ペースメーカの誤動作やリードの損傷（断線や絶縁損傷など）がないかどうかのチェックもできる。

　また、最近は植込み型心臓ペースメーカ・

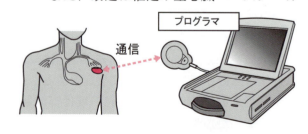

図4-19　プログラマによる通信

ICD等（不整脈デバイス）の遠隔モニタリングシステムも普及してきている。これは従来のペースメーカ外来における対面でのフォローアップを、在宅から専用の通信システムでデバイス情報を予め医療スタッフに提供するもので、通院頻度の低減や外来時間の短縮につながると同時に患者の安全性向上に寄与することができる。

● 電磁干渉

植込み型ペースメーカは周囲の機器などから発生する電磁波の影響を受ける可能性があるため、ペースメーカ植え込み患者には特別の注意を促す必要がある。例えば、携帯電話を使用するときは植込み型ペースメーカから15cm以上離すといったガイドラインがある。

③新しいタイプの植込み型ペースメーカ

従来、植込み型心臓ペースメーカは、SSS や AV block などの徐脈治療が中心であったが、最近は心不全の治療にも使用されるようになった。また、**植込み型除細動器（ICD）** もペースメーカ機能を有しているので、新しいタイプの植込み型心臓ペースメーカの一種と考えてもよい。現在は、これらを総称して「**不整脈デバイス**」と呼ばれることが多い。

● CRTペースメーカ

このペースメーカは、左室と右室の収縮の同期がずれている心不全の症例に対して、左室と右室を同時に刺激し収縮を同期させ、心不全状態を改善させるもので、**心室再同期療法（CRT: cardiac resynchronization therapy）**用ペースメーカと呼ばれている。電極リードは通常のデュアルチャンバ型ペースメーカの2本より1本多い3本（右房用、右室用、左室用）で、左室ペーシングリードは冠静脈洞から挿入する。

● 植込み型除細動器（implantable cardioverter defibrillator, ICD）

ICDは完全植込み型の自動除細動器であり、心室細動・心室頻拍などの頻脈発生の認識と、感知された頻脈に応じた適切な治療選択（ショックパルスの通電または連続ペーシング）を自動的に行う。また、通常の徐脈治療のペースメーカとしても機能している。

ICDは、ペースメーカと同様にICD本体（ジェネレータ）と電極リードで構成される。ICD本体には頻脈の検出や治療を行う電子回路と電池に加えて、ショックパルスに必要な電気エネルギーを蓄えるコンデンサを内蔵している。電極リードは、ペースメーカと同様に通常は鎖骨下静脈から右室へ留置される。ショックパルスの通電用には、電極リードに付属した2つのコイル電極が用いられる。ICDのショックパルスは二相性（バイフェージック）である。

電極リードが留置されたら、実際に心室細動を発生させて、適切に感知ならびに治療が行われるかを確認する。

このICDにCRTペースメーカの機能が付いたCRT-Dのような高機能植込み型電気刺激治療器も登場してきている。

● リードレスペースメーカ

さらに最近では、電極リードが必要ない**リードレスペースメーカ**が使用されるようになってきている。これは、デリバリーカテーテルを用いてカプセル型の本体を心臓内に送り込み、小さなフックで直接心臓壁に取り付け、先端の電極を通じてペーシングを行うものである。そのため、従来のペースメーカと異なり、胸部の皮下ポケットやペースメーカ本体と心筋をつなぐ電極リードに関連する合併症のリスクがなくなる。現在、臨床で使用されている主なものは、右室に留置するシングルチャンバ型のVVIとVDDであるが、最近はDDDも開発されている。

（3）体外式ペースメーカ

①原理・構造

アルカリ電池などで駆動するペースメーカで、カテーテル電極を通して心臓に電気刺激を与える。植込み型と異なり、機器本体は体外に設置される。携帯型で操作パネルが付いており、医療従事者が操作を行う（図4-20）。

体外式ペースメーカは、本体、延長ケーブル、カテーテル電極で構成される（図4-21）。

主に入院時や術中など、一時的にペースメー

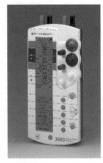 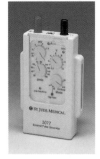

DDDタイプ　　VVIタイプ
図4-20　体外式ペースメーカ

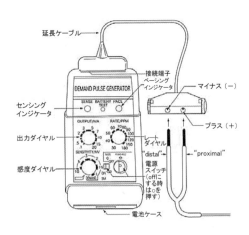

図4-21　体外式ペースメーカの構成

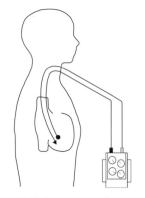

図4-22　体外式ペーシングのイメージ

力を必要とする場合に使用される（図4-22）。

以下に、本体（VVI型の場合）の各ツマミやスイッチの役目、延長ケーブルやカテーテル電極の接続方法について、代表的な機種の場合を例に挙げて、簡単に説明する。

●出力ダイヤル（OUTPUT）

　出力ダイヤルは電気刺激（ペーシングパルス）の大きさを設定するもので、目盛りの数字は電流値（mA）を示す。右に回すと大きくなり、最大で20mA程度である。なお、これは定電流型の場合であるが、定電圧型の場合は電圧値（V）である。

●レートダイヤル（RATE）

　レートダイヤルは電気刺激の1分間の回数（パルス／分：PPM）を設定するものである。高頻度ペーシングができる機種もある。

●感度ダイヤル（SENSITIVITY）

　感度ダイヤルはどの程度の大きさの自発の心電図が出た時に、デマンド機構を働かせて（センシングして）ペーシングを休むかを設定するもので、目盛りの数字は心電図の電圧値（ミリボルト：mV）を示す。右に回すと感度が高く（電圧値が小さく）なり、小さい心電図でも感知するようになる。また、左いっぱいに回して「ASYNC」の位置にすると、固定レートモードになる。

●電源スイッチ（ON／OFF）

　スイッチを「ON」の方向にスライドさせて、電源をオンにする。オフにする場合は、突起を押しながらスイッチを「OFF」の方向にスライドさせる。機種によってその方式は異なるが、いずれの場合も誤操作を防ぐために、簡単にはオフにできないフールプルーフ機構になっている。

●ペーシング／センシング・インジケータ

　ペーシングパルスが出力されている時はPACE側のインジケータランプがペーシングと同期して点滅し、自発心電図を感知し、ペーシングを休んでいる時は「SENCE」のインジケータランプが点滅する。

●電池テストボタン（BATTERY TEST）

　電池電圧が十分であるかをチェックするボタンのことで、図4-21の機種では、このボタンを押した時に、「SENCE」と「PACE」のランプが同時に点灯すれば正常である。

●延長ケーブル

　本体に直接カテーテル電極を接続することもできるが、通常は本体に延長ケーブルを接続してから、これにカテーテル電極を接続する。この際、プラス・マイナスの極性を間違えないようにする。また、接続ピンの固定はロック式なので、これを解除してからでない

とピンは入らない。

● **カテーテル電極**

　体外式ペースメーカには双極のカテーテル電極が使用される。「distal」と書いてある方を延長ケーブルのマイナス側に、「proximal」と書いてある方をプラス側に接続する。

　なお、DDD型体外式ペースメーカの場合は、さらに心房ペーシング用の各種設定ツマミとA（心房）－V（心室）間隔を設定する「A－V INTERVAL」のツマミがある。

② **取り扱い上の注意**

　以下に、使用中のチェックポイントとトラブル対処法について述べる。

● **ペーシング不全**

　ペーシングパルスの後にQRSを伴わない場合や、ペーシングパルスそのものが出なかったり抜けたりする場合を、ペーシング不全という。前者の原因には、出力不足、心筋の状態が変わることによる閾値上昇、電極の位置移動などが考えられる。また、後者の原因には、電極カテーテルのリード線の接触不良や断線などが考えられる。

● **センシング不全**

　デマンド機構が正常に働かないことを、センシング不全という。センシングの感度が低すぎて、あたかも固定レートのように作動することをアンダーセンシングといい、逆に、センシングの感度が高すぎて、小さなノイズなどまで感知してしまうことをオーバーセンシングという。センシング不全が見られる場合は、まず、センシングの感度が適切な値になっているかどうかをチェックする。ペーシング不全同様、電極位置が適切ではない場合もある。また、ノイズが原因のオーバーセンシングの場合は、何らかのノイズ対策をする必要がある。

● **ミクロショック**

　体外式ペースメーカでは、カテーテル電極を心臓内に挿入すると同時に本体を体外に置いて使用するので、もし、そのカテーテル電極を通して、ペーシングパルス以外の電流（機器の漏れ電流、静電気など）が流れると、心臓を直撃する形になり、ごく僅かの電流でも心臓を刺激することになる。このような電撃（感電）をミクロショックと呼び、この場合、約0.1mAで心室細動が発生するといわれている。したがって、体外式ペースメーカを取り扱う場合は、ミクロショックに対する十分な配慮が必要である。ペースメーカは電池を電源としているためペースメーカ自身が原因の漏れ電流の心配はないが、人が手でカテーテル電極を扱うので、もし、素手で電極端子の金属部分を触るようなことがあると、その人の身体が漏れ電流の通り道になってミクロショックを起こすこともあり得る（図4-23）。カテーテル電極を取り扱う際には、必ずゴム手袋を着用するようにする。

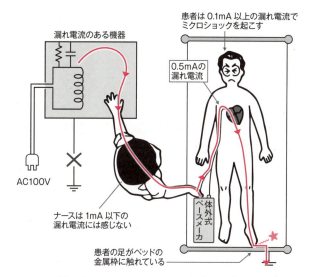

図4-23　ミクロショック発生の可能性

● **電磁障害**

　ペースメーカは微小な電位を感知しながら適切なペーシングを行うので、電磁的エネルギーを出力する機器からの影響を受けやすい。病院内には電気メス、ハイパーサーミア、MRI等があり、ペースメーカ患者にこれらを使用することは原則的には禁忌である。しかし、外科手術でどうしても電気メスを使用しなくてはならない場合もあり、その際は一時的に固定レート（非同期）モードに変更するなどの対応が必要である。また、携帯電話の普及による医療機器への影響が問題になり、国家的な調査に基づいた携帯電話等の使用指

針も出されている。2015年に出された指針では、植込み型心臓ペースメーカ・ICDの場合、携帯電話をペースメーカの植込み部位から15cm以上離して使用するように指示されている。また、その他の電磁波利用製品による植込み型心臓ペースメーカやICDへの影響についての調査も行われており、携帯電話以外にも電子商品監視（electronic article surveillance：EAS）機器やRFID機器からも影響を受けることが判明し、その具体策も提示されている。詳細については、本書の「電磁環境」の節の説明ならびに電波環境協議会（EMCC）のホームページ等を参照されたい。表4-5は植込み型心臓ペースメーカ・ICDに影響をおよぼす可能性がある電磁波利用製品の一覧である。MRIについては、最近は条件付きMRI対応ペースメーカも普及しており、その場合は影響がない。

（4）保守点検（体外式ペースメーカ）

①使用開始前の準備と使用開始時の点検

●外観点検と作動点検

体外式ペースメーカは携帯する装置なので、落下などによる破損がないか、ツマミ類の動きに異常はないかを確認する。また、電源をオンにした時に、正常にペーシングが開始されることを、ランプ表示などで確認する。

●電池のチェック

体外式ペースメーカを使用する前に、電池が消耗していないかどうかをチェックすることは、最も大切な作業である。図4-21のペースメーカでは、「BATTERY TEST」ボタンを押した時に、「PACE」と「SENSE」のインジケータランプが同時に発光すれば、電池が十分であることが分かる。電池の寿命は、機種や使用状況（レートと出力電流の大きさ）によって変わるが、アルカリ乾電池を使用する場合、約300〜500時間である。例えば電池に使用開始日を書いておくと、交換の目安になる。途中で止まるようなことがないように、なるべく早めに交換する。

●延長ケーブルとカテーテル電極の準備

延長ケーブルにも破損がないかを確認し、本体に極性を間違わないように接続する。カテーテル電極を清潔操作により術者に渡す。

●カテーテル電極の挿入

術者は、カテーテル電極を挿入したら留置位置を確認し、電極の接続端子部を清潔野から不潔野にいる操作者に渡す。操作者もゴム手袋を装着し、直接電極端子の金属部との接触に注意する。特に極性を間違わないように、延長ケーブルに電極端子を接続する。ペーシング電極の接続端子と体外式ペースメーカ側の接続端子の形式が異なる場合（タッチプルーフ型と従来型の場合）は、その接続方法に十分注意する。

●体外式ペースメーカの設定

体外式ペースメーカ（延長ケーブル含む）にカテーテル電極が接続されたら、ペーシング閾値ならびにセンシング閾値を測定する。得られた閾値を元に、出力と感度を適切な値に設定する。その後、心電図を観察して、ペーシングならびにセンシングが適切に行われていることを確認する。

②終了時の点検

●外観点検

パネル面ならびに外装部の清掃をして、本体と延長ケーブルに破損箇所がないかを確認する。また、保護カバーや電池ケースのフタが紛失していないかを確認する。そして、スイッチやツマミの動きに異常がないかを確認する。

表4-5 植込み型心臓ペースメーカ・ICDに影響をおよぼす可能性がある主なもの

医療機器	非医療機器
・MRI ・電気メス ・ジアテルミー装置 ・高周波ハイパーサーミア ・体外式除細動器 ・低周波治療器 ・高電位治療器 ・放射線治療器 ・X線CT	・電子商品監視(EAS)機器 ・パッシブタイプRFID機器 ・通信機器(携帯電話、トランシーバ) ・IH機器(電磁調理器、炊飯器など) ・全自動麻雀卓 ・金属探知機 ・工業用電気機器 ・電気自動車の充電器 ・マッサージチェア

- ●作動点検

  電源をオンにして、ペーシングのランプが点滅することを確認する。また、バッテリの電圧チェックも必ず行い、次の使用に備える。

- ●保管

  小型の装置なので、保管場所を決め、貸出・返却のルールを徹底させる。小型ゆえ紛失・行方不明に注意する。

2 除細動器

(1) 使用目的

突然死の多くは心室細動（VF）、無脈性心室頻拍（VT）という致死性不整脈が原因で発生する。心臓が心室細動に陥ると、心筋は痙攣しているような状態となり、血液を送り出せない。心室細動発生から数分以内に心臓のリズムを取り戻し、血液を送り出さないと死に至ってしまう。心室細動を起こした心臓に正常なリズムを取り戻させる唯一の治療が、電気的除細動である。電気的除細動が1分遅れるごとに、除細動の成功率は7〜10％ずつ低下するといわれている[1]。この数分間が患者の生死を決める。

正常な心臓は規則正しいリズムで拡張、伸縮を繰り返す。しかし、心室細動になると心筋の各所で局所的な興奮、伝導が繰り返され、規則正しく刺激が伝わらずに心臓全体の収縮拡張が行われない。このような状態の時、心臓全体に大電流を流し、心臓のさまざまな場所で発生している心筋の興奮をリセットすれば、その後、心筋は規則正しい動きに戻る。大電流を流し電気的除細動を行う装置が、除細動器（Defibrillator）である。また、心房細動（心室は正常な拍動でも心房が細動状態）の心臓に、R波に同期させて通電することによって、心房を正常な拍動リズムに戻すためにも、除細動器が使用されることがある。このような除細動をカルディオバージョンという。

本節では主に、体外式除細動器について説明する。

(2) 原理・構造

除細動器は大容量のコンデンサにエネルギーを蓄え、それを瞬時（数msの間）に放電し、除細動効果を得る装置である。したがって、高電圧からの人体防護、ならびに同時に使用する他の機器への配慮が必要である。人体の経胸郭インピーダンスは50〜100Ω程度のため、大電流を流すには高電圧でコンデンサを充電しなければならない。除細動器の出力波形は、従来の単相性（モノフェージック）の場合は、出力回路のインダクタ（コイル）により滑らかなローン波形を示すが、最近の機種は全て2相性（バイフェージック）になっており、出力回路のインダクタがなく方形波に近いパターンを示す。

①手動式除細動器

主に病院内で医師が使用する除細動器で、エネルギー値の設定、充電、通電を手動で行う。心電図モニタや記録器を備えており、心室細動の治療の他に、心電図のR波に同期したカルディオバージョンにも使われる。また、機種によっては体表ペーシング機能が付いたものもある。電源はAC電源と充電式バッテリの両用のものが多い（図4-24）。

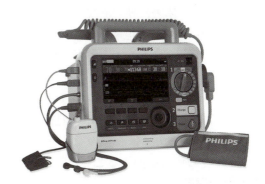

図4-24 手動式除細動器

- ●非同期式除細動

  除細動適用となる心電図は、心室細動と無脈性心室頻拍のみで、心静止は除細動の適用ではない。患者の心室細動が確認できたら、操作者（主として医師）は体外式パドル電極に除細動用ゲルを塗り、電極を患者の右鎖骨下と左わき腹に押し当て、150Jから200Jで通電する。除細動をできるだけ成功させるには、電流が心臓全体に流れる必要がある。そのためには、除細動電極の位置、設定エネルギー値を正しく選択しなければならない。体外式パドル電極の代わりに、使い捨てパッド電極

を使用してもよい。使い捨てパッド電極は導電性ゲルがパッドに塗られており、体表に貼り付け使用する。操作者は電極を保持する必要がなく、耐感染性にも優れている。開胸手術時には体内式電極を使用するが、これは直接心臓を電極ではさみ、除細動を行う。

● **同期式カルディオバージョン**

　薬物では治せない心房細動などの上室性不整脈の治療にも、除細動器が使用されることがある。これは同期式カルディオバージョンと呼ばれ、心電図のR波に同期して通電させるものである。上室性不整脈では、心臓は血液を送り出せている。ただし、心臓が拡張している時（心電図T波）に電気ショックを与えると、心臓の規則正しいリズムが壊れて最悪心室細動に陥ってしまう危険がある。そこでカルディオバージョンを行う時は、心電図モニタで除細動器がR波を認識し、同期が取れていることに十分注意する。

● **体表ペーシング**

　徐脈の患者に対し、ペースメーカを用意するまでの間、体表に使い捨てパッド電極を貼り、そこから100mA程度のパルス電流を流し心臓を強制的に収縮させる機能である。通常、患者自身の心臓の収縮がある場合は、それを感知して出力を止めるデマンドモードで使用する。除細動器に付随している同機能は恒久的なペースメーカではないので、最大でも3〜4時間程度の使用に抑えることが望ましい。

● **その他の機能**

　高機能の機種においては、SpO_2、$EtCO_2$、NIBP、12誘導心電図が測定できるものもある。また、後述するAED機能を持つ機種もある。

② **自動体外式除細動器（AED：Automated External Defibrillator）**

　心室細動に陥った時、できるだけ早く除細動を行おうという考えから生まれた装置が、**自動体外式除細動器（AED）**である。

　除細動を行うには、患者の心電図を判読し除細動が必要かどうか判断する必要がある。AEDはその心電図判読を装置が自動で行い、除細動必要と判断した場合はエネルギー充電を行う。操作は周りの状況を確認し、ショックボタンを押すだけである。装置が音声で操作者に操作の指示を与えてくれるので、AEDの扱いに不慣れな人でも簡単に操作できるようになっている（図4-25）。

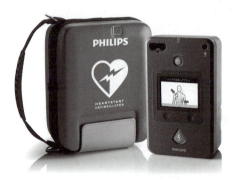

図4-25　自動体外式除細動器（AED）

（3）取り扱い上の注意（手動式除細動器）

　手動式除細動器は、以下の項目について、注意して取り扱う必要がある。

・通電エネルギーは通常150J以上（心室細動除去の場合）に設定する。
・パドルには必ず導電性の**ペースト**を塗布する（専用ゲルパッドやディスポーザブル電極を使用する場合は、この限りではない）。
・パドル電極を胸壁に強く押し付ける。
・操作者は通電する直前にスタッフ全員に声をかけ、患者の身体から手を離すように促す。

（4）保守点検

① **手動式除細動器**

　使用開始する時は、点検をゆっくりしている時間はないので、事前の準備が重要である。以下の点を常日頃心がけておく。

・専用ペーストが用意されていることを確認する。
・電極パドルにペーストが塗布されたままでないこと（清掃）を確認する。
・電極パドルや心電図の誘導コードの紛失・破損がないかを確認する。
・電源コードがコンセントに接続され、充電状態で保管されていることを確認する。
・簡易通電テストを行う。

　使用終了時は、下記の点について点検を行う。

・使用後は電極パッドに付着しているペースト

を拭き取る。
- 専用ペーストの残量をチェックし、少なくなっていたら補充する。
- 心電図の誘導コードの紛失・破損がないかを確認する。
- 電源コードをコンセントに接続して、充電状態で保管する。

その他、推奨事項として、以下の2点を挙げる。
- 病院内使用の場合には、バッテリを内蔵したクラスIのME機器の除細動器を設置する。バッテリ駆動式のものは、万が一、充電不足の時に使用できないことがある。
- フロントパネルの電源スイッチの他に、背面などに主電源スイッチが設けられている場合は、その主電源スイッチがオフにされると、AC駆動もバッテリの充電ができない（スイッチのガードが付いていない場合はプラスチック板などでカバーするとよい）。

②AED：自動式除細動器

緊急時にAEDを正常に使用するためには、日頃からAEDの点検が必要である。また、AEDに用いられているバッテリなどには使用期限や寿命があり、設置してから日時が経過している場合には注意が必要となる。いざという時に、AEDをきちんと使用できるように、AEDの設置者は、特に以下の点に注意して、日常点検などを実施する。

●インジケータの確認

AEDには、AEDが正常かどうかを示すインジケータが付いているため、点検担当者は、このインジケータの表示を日常的に確認・記録する。

●電極パッドやバッテリの交換

AEDの電極パッドやバッテリには、使用期限や寿命があり、これらはメーカによって異なる。AEDを正常に作動させるために、これら消耗品の交換時期を表示ラベルで把握し、適切に交換する必要がある。

その他、AEDに関する適切な管理方法については、厚生労働省からの通知など[6]を参考にして頂きたい。

【参考文献】
1) 日本蘇生協議会監修．AHA 心肺蘇生と救急心血管治療のためのガイドライン．2005．
2) 厚生労働省．医政発第0330010号．平成19年3月30日．
3) 厚生労働省．医政指発第0330001号．医政研発第0330018号．平成19年3月30日．
4) （社）日本エム・イー学会ME技術教育委員会編．MEの基礎知識と安全管理（改訂第6版）．南江堂，2018，p277-288．
5) 除細動器．JIS T. 1998, 1355：1998．
6) 自動体外式除細動器（AED）の適切な管理などの実施について（注意喚起及び関係団体への周知依頼）．医政発第0416001号，薬食発第0416001号，平成21年4月16日．

〈写真提供〉
図4-24、図4-25：株式会社フィリップス・ジャパン

（加納　隆）

3 体外循環（人工心肺装置）

（1）使用目的

1930年代から**人工心肺装置**の開発が行われ、1953年Gibon博士が初めて人工心肺装置を使用して心臓手術を成功させた。それ以来、先人の努力により、直視下の心臓外科手術において、人工心肺装置は患者生命維持装置として必要不可欠なものとなった[1]〜[3]。

（2）原理・構造

ここでは、人工心肺装置の構成について説明する（図4-26）。

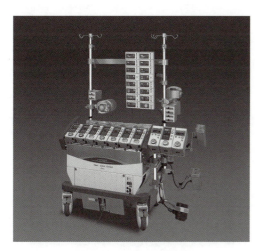

図4-26　人工心肺装置

①体外循環について

心臓外科手術において、心内操作を伴う手技の場合は心臓を止めて行う。そのため、心臓を停止している間は、心臓と肺の役割を代行する必要がある。体外循環とは、心臓に戻る静脈血をカニューレによって体外へ脱血し、貯血槽へと導く。血液ポンプを用いて、人工肺で酸素加された血液を生体へ送血する。また無血視野を確保するために吸引も行われる（図4-27）。

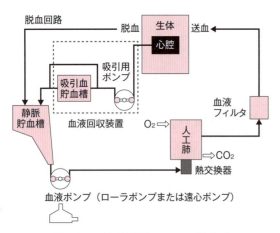

図4-27　体外循環システム模式図

②血液ポンプ

心臓を停止させている間、患者の生命を維持するために体循環血流の維持が必要となる。そのため、血液ポンプによって血流が維持される。つまり、心臓の代役を担っている。

現在、体外循環システムに使用する血液ポンプには、ローラポンプ（図4-28）と遠心ポンプ（図4-29）の2種類がある。

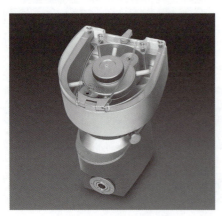

図4-28　ローラポンプ

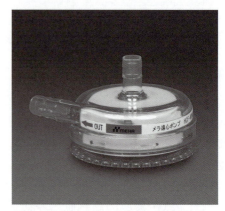

図4-29　遠心ポンプ（ポンプヘッド）

③人工肺

心停止中は、生体肺への血流も途絶えているため、ガス交換は行われていない状態である。人工肺は生体肺の代わりに体外循環中にガス交換を行う。生体肺と同様に、ガス交換が可能な半透膜を中空糸状にした膜型人工肺が使用されている（図4-30）。中空糸の外側を血液が灌流して、中空糸内をガスが流れることでガス交換が実施される。

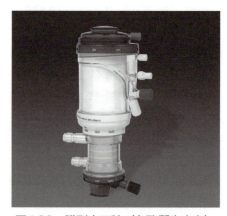

図4-30　膜型人工肺（多孔質中空糸）

④人工心肺回路

人工心肺回路は、血液ポンプや人工肺など体外循環システム構成品を接続する。人工心肺回路は、患者から血液を導き出す脱血回路、酸素加した動脈血を患者へ送り出す送血回路、術野の出血を回収する吸引回路、心腔内の血液を回収するベント回路などから構成される。また、停止中の心臓を虚血から守る心筋保護液を注入する回路や、血液濃縮回路、脳分離回路など心

臓外科手術の手技や方法、それに合わせた体外循環方法により、さまざまな種類がある。ほとんどは塩化ビニル製であり、生体適合性を有したヘパリンコーティングやポリマーコーティングが施されている。

⑤貯血槽

患者から脱血した血液を貯めるための**静脈貯血槽**と、ベント回路や術野から吸引された血液を貯めるための**心腔内貯血槽**があり、これら2つを合わせて**貯血槽**という。静脈貯血槽に貯留する血液を調節することで、生体の循環血液量をコントロールする。血液量が見えるように透明の樹脂素材でできており、血液量を読み取るための目盛が表示されている。内部構造は、静脈貯血槽では脱血チューブが槽の下段まで伸びており、それを覆うようにラインフィルタがある。心腔内貯血槽には除泡網や不織布が内蔵されており、吸引によって入ってくる気泡や組織片を除去するフィルタの役割を担っている。また、心腔内貯血槽を出た血液は、静脈貯血槽に流れ込むようにできている（図4-31）。

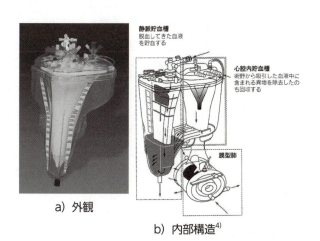

図4-31 貯血槽

⑥熱交換器

熱交換器は、体外循環中の血液温度を調節（加温、冷却、体温維持）する装置である。金属や樹脂製の熱交換器を介して、冷温水槽から供給される冷温水により、血液温度を調節する。熱量のみをやり取りすることで、滅菌状態を保ったまま清潔に血液温度コントロールを行うことが可能なユニットとなっている。ほとんどが人工肺と一体型になっており、人工肺に血液を流すと同時に熱交換器にも血液が流れ込み、熱交換を行った上で酸素加が行われている。

⑦動脈フィルタ

人工肺にて酸素加された血液は患者の血管へ送り込まれるが、その血液に気泡や異物が混入してしまった場合、患者に不可逆的な障害を与える可能性がある。貯血槽にはフィルタが装備され異物を除去しているが、万が一貯血槽の液面が低下して空気を引きこんでしまった場合や、貯血槽のフィルタを超えてしまった異物などに対応するため、人工肺を出て患者に戻る血液回路の途中に動脈フィルタを設置する。それによって、より安全な体外循環を行うことができる。また、昨今では動脈フィルタを内蔵した人工肺が発売されており、回路の簡略化やプライミングボリュームの軽減に寄与している。

(3) 取り扱い上の注意

人工心肺装置・回路側の取り扱い時には、主に以下の人工肺、送血ポンプ、回路・チューブ接続に関して注意が必要である[4]。

① 人工肺

人工肺に起こり得るトラブルとしては、以下のものが挙げられる。
- 膜型肺における**血漿漏出**
- 膜型肺における**wet lung**
- 血栓形成等による閉塞

上記3つの項目を含めて、体外循環が維持できない場合は、人工肺の交換が必要となる。その際には、清潔操作と十分な気泡除去に留意する。

②送血ポンプ

停電などの理由で送血ポンプが止まった場合は、手動式ハンドルを用いて循環を維持する必要がある。

③ 回路

回路やチューブは、人工心肺操作中に圧がかかっても脱落しないように、しっかりと接続しておく必要がある。また、ローラポンプと接す

るチューブは、体外循環中では常にローラによってしごかれている状況のため、接続及びチューブの破損に注意する。

④警報装置

体外循環は生体の循環を維持するため、トラブルは生命に直結している。そのため、一般社団法人日本体外循環技術医学会より安全装置設置基準が設けられている。以下に項目を挙げる（一部抜粋）[5]。
- レベルセンサー（アラーム付き）を貯血槽に設置
- 送血圧力は常時モニタする
- 高圧時のアラーム機能を有する

（4）保守点検[6]

心臓手術において、人工心肺装置の故障は即座に生命の危機に結び付くため、以下の項目を中心とした保守点検が必須となる[6]。

①ローラポンプの点検項目
- 表示された回転数と実際の回転数との誤差
- 負荷をかけた時の回転のスムーズさ
- ローラの位置と圧閉度の関係
- 発熱や異臭・異音

②単回使用製品の点検項目
- 在庫状況
- 滅菌期限のチェック

③複数回使用製品の点検項目
- ポンプ部
- 人工心肺装置のハード部分の定期的な電気的・機械的点検、校正

④その他の点検項目
- 手術室の電源容量のチェック（電源容量がオーバーにならないための対策）
- 人工心肺装置の電源（独立した電源回路への接続）とアースの確保
- 他医療機器との併用による電源容量のチェック

【参考文献】
1) 井野隆史, 安達秀雄編. 最新体外循環、基本的知識と安全の確保. 第2版, 金原出版, 2003, p2〜8.
2) 阿部稔雄, 上田裕一ほか. 最新人工心肺理論と実際. 第2版, 名古屋大学出版会, p1〜18.
3) 岸宗宏. Clinical Engineering. 秀潤社, 2006, Vol.17, No.10, p1040〜1047.
4) （一社）日本臨床工学技士教育施設協議会, 見目恭一, 福長一義 編. 臨床工学講座 生体機能代行装置学 体外循環装置. 第2版, 医歯薬出版, 2019, p45〜52.
5) （社）日本体外循環技術医学会. 人工心肺における安全装置の設置に関する勧告. 第6版, 2018.
6) （社）日本生体医工学会ME技術教育委員会監修. MEの基礎知識と安全管理. 第7版, 南江堂. p313.

〈写真提供〉
図4-26、図4-28、図4-29、図4-30、図4-31a）：泉工医科工業株式会社

❹ 補助循環装置（IABP・ECMO）

（1）IABP

①使用目的

大動脈内バルーンパンピング（IABP：Intra-aortic balloon pumping）は、補助循環法の1つである。急性心筋梗塞後の心原性ショック、低心拍出量症候群、体外循環（人工心肺）からの離脱困難時などの血行動態改善を目的として用いられる。また、不安定狭心症、切迫心筋梗塞、重症三枝病変、重度冠動脈解離などの予防的治療にも用いられる。

歴史的には、1968年にKantrowitzらが臨床に適応したことに始まり、以来、IABP装置、バルーンカテーテルともに技術的な進化を遂げてきており、比較的容易な手順で大きな効果が得られることから、広く普及している。

②原理・構造

IABP装置本体の外観例を図4-32、バルーンカテーテルの外観例を図4-33に示す。バルーンカテーテルを大腿動脈から経皮的に挿入し、下行大動脈内、左鎖骨下動脈の直下に留置する。IABP装置により、心臓の拍動周期に同期させてバルーンの拡張・収縮を繰り返すことによって、冠状動脈血流量の増加及び心仕事量の軽減という効果を得る。具体的には、大動脈弁の閉鎖時点となる心拡張期の初期にバルーンを膨らませ、

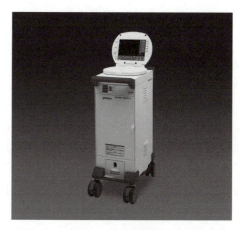

図4-32　IABP装置の例

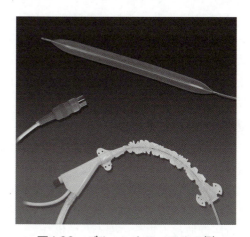

図4-33　バルーンカテーテルの例

大動脈弁開放直前となる心収縮期初期にバルーンを収縮させる。バルーンの拡張により、バルーンと同量の血液が移動するvolume displacementが起こり、大動脈拡張期圧の上昇をもたらし、冠状動脈血流量及び末梢血流量が増加する（diastolic augmentation）。一方、バルーンの収縮時には、大動脈内を占めていたバルーン容量が急速に減少することにより大動脈拡張末期圧が低下し、後負荷が軽減されるため、結果として心仕事量及び心筋酸素消費量が減少する（systolic unloading）（図4-34）。

IABP装置は、**心電図波形**及び**動脈圧波形**に基づき、患者の心周期を認識する。そのため、バルーンの拡張・収縮には、正確なタイミング設定が極めて重要である。タイミングの設定を誤ると、IABPの効果が減少するだけではなく、逆に心臓の負荷を高めてしまい、治療に対して逆効果となる危険がある。それらのタイミングを患者の心周期に同期させるため、心電図及び動脈圧の信号（波形）は必須である。通常は心電図のR波を同期（トリガ）信号として、バルーンの拡張、収縮のタイミング調整を行い、心拡張期の血圧増大（オーグメンテーション）と心収縮期の血圧降下が最も優勢になるポイントに合わせる。図4-35に、IABP駆動時の動脈圧波形のイメージを示す。近年、ソフトウェアの機能が向上して細かなタイミング設定に至るまで自動制御を行う装置が登場している。

IABPのバルーンはガス圧により駆動されるが、分子量が小さく応答速度に優れた**ヘリウムガス**が一般的に用いられている。バルーンカテーテルはガス駆動用のルーメンとガイドワイヤー挿入及び動脈圧測定ラインを兼ねるルーメンから成るダブルルーメン構造が一般的である。バルーン容量は、成人用で20mL〜60mLのものがある。また、IABPカテーテル先端に圧力センサが付いたものもある。それによって、独立した形で動脈圧を測定・同期することが可能となっている。

③取り扱い上の注意

IABP装置は、何らかの異常を感知するとアラームが発生し、モニタディスプレイ上にメッセージで表示する。しかし、全てのトラブルが

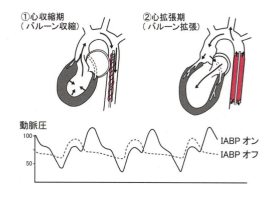

図4-34　IABPの原理

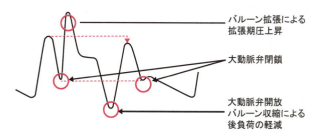

図4-35　IABP駆動時の動脈圧波形

アラームで感知できるわけではない。そのため、アラームだけでなく患者や周囲の状況にも注意を払うことが必要である。以下にIABPのトラブルについて、その原因と対処法について説明する。

● 心電図の乱れによるトリガ不良

IABPは心電図のR波をトリガ信号（心拍に同期させる信号）にするので、R波が検知できないと適切なタイミングでのポンピングにならない。これには次のようなケースがある。

〈処置・体動によるアーチファクト〉

処置の際に電極や電極コードに触れる、もしくは患者に体動があると、心電図にアーチファクトが入る。このような状態があまり長く続くと、心拍不同期によって悪影響をおよぼしてしまう。そのため、時間のかかる処置中の場合は一時的に動脈圧トリガのモードに切り替える。また、体動が多い場合は、皮膚の前処理（アルコール綿による皮脂や汚れの除去など）をした後、新しいディスポーザブル電極を使用して、アーチファクトの少ない誘導位置（胸部で最も大きく確実なR波が得られる誘導位置）を探して貼り替えるなどの対処が必要となる。

〈電気メスによる雑音〉

電気メスを使用すると心電図が大きく乱れてしまい、心電図をIABPのトリガ信号として利用できなくなる。この電気メス障害に対して対策を施した心電図モニタもあるが、完全とはいえない。一般的な対処として、電気メス使用時は心電図によるトリガを動脈圧波形に切り替える場合が多い。しかし、この方法は採血などにより血圧波形が消失してしまう場合がある。そこで、圧力センサが先端に付いているIABPバルーンを使用し、IABP専用の動脈圧波形を取得することにより対処が可能である。

〈不整脈の発生〉

IABPは予想される次の心周期のR-R間隔に対して適切なタイミングを設定するので、次のR-R間隔が全く予想できない心房細動などの不整脈の場合、最適なタイミングでのポンピングが困難である。これに対してIABP装置では、不整脈トリガモードなどによって、次の心周期のR波でバルーンを素早く収縮（deflate）させる機構を持つことにより、実践的に対処している。

〈ペースメーカの使用〉

心電図波形に混在してくるペースメーカパルスは基本的に無視されるが、R波が通常とはかなり異なったパターンになり、心拍同期がうまくいかない場合がある。その場合は、最初の対処として心電図の誘導位置を替えてみるとよい。しかし、適切なトリガができない場合においては、ペースメーカトリガモードにすることでペースメーカパルスをトリガ信号に利用する。また、自発リズムとペーシングリズムが混在するような場合も、適切なタイミング設定が困難になる。このような場合、ペーシングレートを調整してどちらか一方のリズムになるようにする。

● 拡張期血圧の上昇不良

IABPの特徴である拡張期血圧の上昇がない場合は、バルーンが十分な拡張が得られていない（図4-36）。その原因の中で最も多いのが、カテーテルに巻き付けてあるバルーンが挿入時の陰圧開放後も自然に開かない場合で、通常はアラームが出てポンピングは停止する。このような時は、付属のシリンジをバルーンコネクタに接続して、バルーン内に空気を出し入れさせて開くようにする。それでも十分に開かない場合、下行大動脈の狭窄、バルーン位置の不良などが考えられる。また、バルーンカテーテルが途中で折れたような場合もバルーンが開かないことになるので、同様の現象が見られる。

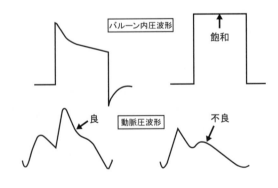

図4-36　バルーンの拡張不良

●ガス漏れ

IABPに使用するヘリウムガスがある程度以上漏れると、ガス漏れのアラームが出てポンピングは停止する。その際、カテーテルの接続部分などからの漏れがないかをチェックする。体外の接続からの漏れがない場合、バルーンの**ラプチャー（破れ）**が考えられる。これは、カテーテル挿入時に石灰化した血管を通過することや、ポンピングなどが原因で生じたバルーン膜の傷が主な原因である。通常は非常に小さい穴（ピンホール）であるので、アラームが出ないことが多い。もしラプチャーがあれば、カテーテルのチューブ内に血液が浸入することが多いため、目視での点検が必要となる。

●下肢末梢の血流障害

動脈硬化により、大腿動脈・腸骨動脈などが狭窄している患者にバルーンカテーテルを挿入する場合、狭窄部がカテーテルにより、ほとんど閉塞に近い状態になってしまい、下肢末梢への血流が悪くなる。そのため、日常的な皮膚の色や温度をチェックすることが大切である。さらにIABPを挿入している下肢の末梢循環不全や長期留置となった場合は、ドプラ血流計などによる血流確認が必要となる。足背動脈・後脛骨動脈ともにドプラ唸り音が聞こえないような場合は、バルーンカテーテルの抜去や下肢へのバイパスなどを検討しなければならない。

●本体の故障

本体の故障が明らかになった時、予備の装置があればそれと交換する。予備の装置がなく、装置が故障して30分以内に回復できない場合は、カテーテルに適当な大きさのシリンジを付けて、バルーンを手動で拡張・収縮させ、血栓形成を防ぐ。さらに長時間におよぶようなら、バルーンを抜去する。

使用中に原因不明のトラブルに遭遇した時は、まず、装置本体の問題かバルーンカテーテルの問題かを判断する。例えば、使用済みの別のバルーンカテーテル、もしくはIABPチェッカ（機械的シミュレータ）を本体装置につなぎ替える。この状態で本体が正常に動作すれば、問題はバルーンカテーテル側にあると判断できる。

④保守点検

●使用開始前の準備とチェックポイント

患者の状態及び使用状況の変化を的確に把握するために、使用中の点検は重要である。具体的には、表4-6の「IABP日常点検チェックリスト」の「使用中の点検」の各項目をチェックする。

使用開始前に、電源設備、使用ガス圧、バッテリ電圧などをチェックすると同時に、バルーンカテーテルを用意する。また、IABPを施行する上で必須な心電図・動脈圧モニタの準備をする。これらは、表4-6の「IABP日常点検チェックリスト」の「始業点検」の項目に該当する。

〈電源設備のチェック〉

同一コンセント回路に消費電流（電力）の大きい他の機器が使用されていないかを確認する。IABP装置は消費電流（電力）が比較的大きく、機種によるが3〜5A（300〜500W）は必要である。

〈使用ガス圧のチェック〉

使用ガス（He）のボンベのバルブを開放し、メータもしくはモニタ画面上の表示でガス圧

表4-6 日常点検チェックリスト

	点検項目	良	否
始業点検	電源設備の点検		
	使用ガス圧の点検		
	バッテリの点検		
	心電図・動脈圧信号の確保		
	バルーンカテーテルの用意		
使用中の点検 トリガ	トリガ信号の選択		
	タイミングの調整		
	心電図の誘導位置		
	処置・体動による心電図の乱れ		
	電極の不良		
	商用交流雑音（ハム）		
バルーン	バルーンカテーテルの折れ		
	バルーンの拡張不良		
	バルーンの破れ		
	バルーンカテーテルからのガス漏れ		
	下肢血流障害		
本体	使用ガス圧		
	バッテリの電圧		
	コールドトラップの水量		
	その他の本体の異常		
終業点検	ガスボンベ		
	充電		
	付属品の保管		
	清掃		
	その他の本体の異常		

が所定の値以上であることを確認する（ディスポーザブルのボンベでは、バルブの開放が不要なものもある）。所定の値以下の場合は、新しいボンベに交換する。

〈バッテリのチェック〉

内蔵されているバッテリの充電が十分であるかどうかを点検する。これは、インジケータランプ、またはモニタ画面上の電圧値表示で確認できる。

〈心電図・動脈圧モニタの準備〉

心電図・動脈圧がモニタされていることは、IABPを行う上で必要不可欠である。心電図・動脈圧のモニタはIABP装置内蔵のアンプにより可能であるが、すでに他のモニタ装置で患者モニタが行われている場合、その装置の外部出力から心電図・動脈圧信号をもらうこともできる。そのため、IABPを使用する環境に設置してあるモニタ装置には、あらかじめIABPへ入力するコネクタと接続ケーブルを用意しておく。

〈バルーンカテーテルの用意〉

患者の体格や状態（特に動脈硬化による下行大動脈や大腿動脈の狭窄・蛇行の有無など）によって、適切なバルーンを選択する。

バルーンカテーテルには、カテーテル径により、8F、7.5F、7F、6Fなどの種類があり、また、バルーン容量も40cc、35cc、30ccなど数種類ある。成人男性では40ccのバルーンカテーテルを使用することが一般的である。

〈簡易説明シートの用意〉

IABPは緊急時に使用されることが多く、素早く対応しなければならない。その上、必ずしも熟練した医療スタッフが操作を行うとは限らないため、必要最低限の操作方法が書かれた簡易説明シートを用意して、IABP装置に常に付属させておく必要がある。

● **終了時のチェックポイント**

IABPが離脱（ウィーニング）されて、終了した場合は終業点検が必要である。

ウィーニングが終わりポンピングを停止したら、速やかにバルーンカテーテルを抜去する。停止したまま長時間バルーンカテーテルを血管内に留置しておくと、血栓形成の恐れがある。

次に、表4-6の「IABP日常点検チェックリスト」の「終業点検」の各項目をチェックする。抜去されたバルーンカテーテルは、ラプチャーなどの異常がないかを点検してから廃棄する。次に使用ガス圧をチェックし、残量が少ない場合は新しいボンベに交換しておく。さらに使用した場合は、心電図電極の補充なども行う。その他、各種接続ケーブル、簡易説明シートなどの付属品類の紛失がないかもチェックする。最後に、次の使用に備えて必ず充電状態にして保管する。

【参考文献】

1) 加納隆. 補助循環装置　ME機器保守管理マニュアル－臨床工学技士の業務を中心として－. 改訂第2版, 厚生省監修・医療機器センタ編集, 南江堂, 1998, p107-117.
2) 加納隆. 臨床工学技士からみたIABPの運営とその問題点　IABPに関するマニュアル. IABP研究会編. 2004.
3) （一社）日本臨床工学技士教育施設協議会, 見目恭一, 福長一義　編. 臨床工学講座　生体機能代行装置学　体外循環装置　第2版, 医歯薬出版, 2019, p217-229.

〈写真提供〉

図4-32、図4-33：泉工医科工業株式会社
図4-37、図4-38、図4-40：テルモ株式会社

(2) 体外式膜型人工肺（ECMO）

①使用目的

体外式膜型人工肺（ECMO：Extracorporeal membrane oxygenation）は、補助循環法の装置の1つである。経皮的に挿入したカニューレから血液を体外に導き、遠心ポンプと人工肺を介して体内に戻すことで流量補助を行う。主に急性心筋梗塞後の心原性ショックや低心拍出量症候群、人工心肺装置からの離脱困難時に用いられる。IABPによる圧補助では血行動態維持が難しいため、さらなる循環補助が必要な場合に使用される。この場合は静脈から脱血して動脈に送血をするためV-A ECMOと呼ばれる。また、同様のシステムを用いて、生体肺の治療や機能回復を目的とした人工肺を含む体外循環を利用したガス交換補助法は、静脈から脱血をして静脈へ返血するためV-V ECMOという。

②原理・構造

ECMOの構成を図4-37に示す[1]。装置は遠心ポンプ及び人工肺を含む回路、駆動装置、ドライブモータ、流量計、酸素ガスブレンダから成る。V-A ECMOを施行する場合は、大腿静脈へ経皮的に挿入されたカニューレから脱血を行い、これにより遠心ポンプを介して人工肺に血液が送られる。そして、人工肺にて酸素加とガス交換が行われ、大腿動脈へ経皮的に挿入されたカニューレから送血される。

回路は回路チューブ、遠心ポンプ、人工肺で構成されている。手術に用いられる体外循環回路とは違い閉鎖回路となっており、気泡混入の危険性がほとんどない。また、回路はあらかじめ回路チューブ、遠心ポンプ、人工肺が接続されており、緊急導入時に短時間でプライミングなどの準備が行うことができる（図4-38）[1]。遠心ポンプは回転数が一定でも、ポンプ出入口の負荷によって流量が変化する。そのため、流量計の装着が必須となる。遠心ポンプを駆動するには、ドライブモータと駆動装置が必要である。駆動装置では遠心ポンプの回転数、及び流量を表示する。さらに低流量アラームを有している。その他に人工肺にガスを送気するガスブレンダがある。これによって酸素濃度やガス流量を調節することで、送血する血液の酸素や炭酸ガスをコントロールする。

③管理における注意点

手術などに用いられる体外循環と異なり、数日間施行されるECMOにおいて、wet lungや血漿漏出といった事象が生じる場合がある。wet lungは、ガス流路において血液によって温められた後に、ガス出口付近にて冷却されることによって結露が生じることで起こる。この結露が流路抵抗となり、ガス交換能が低下する。これを防止するために、一定時間でのO_2フラッシュを実施することが有効である。血漿漏出はガス路出口より黄色の泡が発生する（図4-39）。これは人工肺の膜から漏出した血漿が原因である。この場合はガス交換膜が劣化しているため、交換が必要となる。

その他に通常の体外循環同様、血栓形成や空気混入、ドライブユニットの異常への対応が挙げられる。血栓形成は、遠心ポンプのシャフト部分での摩擦による発熱などによって生じやすい。血栓が生じると、擦れるような高音を有する異音が生じる。そうなった場合は、抗凝固管理の見直しと回路交換を検討する必要がある。空気は閉鎖回路を構成しているため、実際は混入する可能性が低い。しかし、遠心ポンプの上流に位置する脱血側は陰圧となっているため、空気を引き込みやすい。採血などを行う場合は、細心の注意が必要となる。最後にドライブユニッ

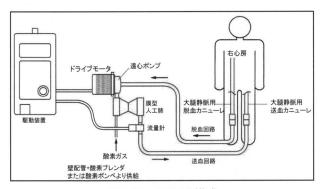

図4-37　ECMO構成

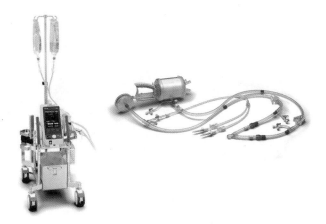

図4-38　PCPS外観及び回路

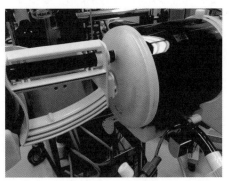

図4-39　血漿漏出

トの異常である。通常は駆動装置からケーブルを通じて駆動している。しかし、これが何らかの異常によって動作しなくなった場合に、手動にて遠心ポンプを駆動するための**手回し駆動装置**（図4-40）を常備しておく必要がある[1]。もしくは、別系統で駆動するドライブユニットの予備を近辺に配置するなどの対策も有効である。循環動態を維持できない患者に対して使用するECMOにおいて、流量を制御するドライブユニットが動作できないことは致命的な状況となる。そのため、ドライブユニットへのバックアップは必須である。

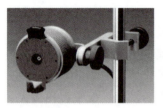
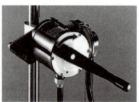

図4-40　ドライブユニット及び手回し駆動装置

【参考文献】
1）（一社）日本臨床工学技士教育施設協議会．見目恭一，福長一義　編．臨床工学講座　生体機能代行装置学　体外循環装置．第2版．医歯薬出版，2019，p229-238．

5 インターベンション・アブレーション

(1) インターベンション

①インターベンションについて

冠動脈狭窄部位へのインターベンションは、1977年Gruentzigによって開発された細いカテーテルの先端に拡張可能な非弾性のバルーンを用いて血管形成術を行ったことに始まる。その後、バルーンの拡張による合併症である再狭窄に対して**ステント**が登場し、冠動脈狭窄部位に対する血行再建を総称して**経皮的冠動脈インターベンション**（percutaneous coronary intervention: PCI）と呼ばれている。またバルーンによる狭窄部位の拡張が唯一の方法として存在していたが、多くのデバイスの登場によりステント留置前の血管内腔確保に用いられるため、現在では経皮的(古典的)バルーン形成術（percutaneous old balloon angioplasty: POBA）と呼ばれる。

②使用デバイス

PCIを行うためには、冠動脈の狭窄部位にバルーンやステントなど狭窄部位を拡張するデバイスを到達させなければならない。そのために冠動脈入口部に各種デバイスを届けるガイディングカテーテル、そのガイディングカテーテルの血管への出入口をつくるシース、そして病変部位を通過してバルーンやステントの道標となるガイドワイヤが必要となる。

シースは弁のついた筒状の形状をしており（図4-41）、血管内に留置される。一方弁がついているために血管からの出血を抑え、各種デバイスの出し入れを可能にする。PCIにおいてシースが挿入される部位は橈骨動脈、上腕動脈、大腿動脈など太い血管が用いられる。

ガイディングカテーテルはPCIを行うためのカテーテルであり、シースを通じて体外から冠動脈入口部まで挿入される。後述するワイヤやバルーン・ステントなどの各種デバイスを冠動脈及び狭窄部位に運ぶ役割を担う。また冠動脈の狭窄部位にステントを含めて、様々なデバイスを通過させるために診断用のカテーテルに比べて内径が広く作られている。また冠動脈の損傷を防ぐために先端に柔らかい素材が用いられる。血管の形状や冠動脈の入口部の角度によって様々な形状のガイ

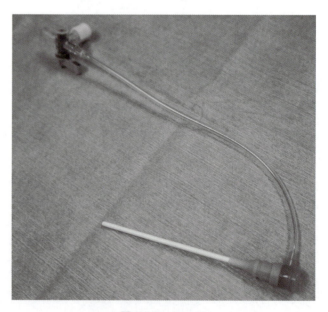

図4-41　シース

ディングカテーテルが存在する。

ガイドワイヤは非常に細いワイヤで（主に0.014inch=0.36mm）、冠動脈の狭窄部位を通過して、バルーンやステントを治療箇所まで導く役割を担う。

バルーンカテーテルは先端にバルーンがついたカテーテル（図4-42）を用いて、先に通過しているガイドワイヤを伝って病変部まで到達して拡張を行う。バルーンカテーテルはバルーン外径と圧力が決められている。推奨拡張圧（nominal pressure: NP）は表記されたバルーン直径に膨らむ圧を表す。次に最大拡張圧（rated burst pressure: RBP）は破裂しない最高圧を示しており、これを超えるとバルーンが破裂する可能性が高くなる。圧の上昇に伴い、バルーン外径は大きくなっていき、狭窄部が拡張しない場合などでバルーンを拡張する圧を上げていくが、最大拡張圧を考慮してバルーンの破断に注意しながら実施する。次にバルーンは膨らみやすさ（コンプライアンス）で分けられる。主に**セミコンプライアント（セミコン）バルーン**と**ノンコンプライアント（ノンコン）バルーン**がある。セミコンバルーンはステントを通過させるための内腔を確保する場合に用いられ、推奨拡張圧が6atm程度、最大拡張圧が14atm程度である。ノンコンバルーンは推奨拡張圧・最大拡張圧ともセミコンバルーンよりも高く、ステント留置後に血管に対して確実な圧着を得るための後拡張やセミコンバルーンで広がらない場合に用いられる。つまり、同サイズであった場合、ノンコンバルーンに比べて高い圧で膨らんでいるため硬いバルーンとして使用される。

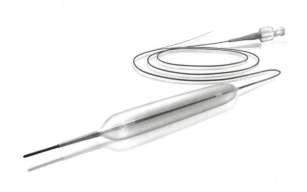

図4-42　バルーンカテーテル

ステントは、狭窄部位拡張術後の合併症として冠動脈の急性閉塞と再狭窄に対してベアメタルステント（bare metal stent: BES）を留置することで改善が見られた。その後、抗血小板療法と合わせることで急速にステント治療は普及していった。次の問題点としてステント留置による血管損傷が新生内膜増殖をきたし、内再狭窄が生じた。そこで新生内膜増殖を抑制する薬剤をステントに塗布して病変部に放出する**薬剤溶出ステント（drug eluting stent: DES）**が開発された（図4-43）。現在ではストテントの構造や薬剤の溶出方法の改善によって良好な成績を収めている。

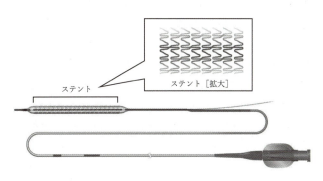

図4-43　ステントバルーンカテーテル

（2）アブレーション

①概要

頻脈性不整脈の治療法の1つである。頻脈は心臓の刺激伝導系で、異常な電気刺激の発生もしくは伝導路によって生じる。異常な刺激発生部位や刺激伝導路を見つけるために**心臓電気生理学的検査**を行う。心臓電気生理学的検査は複数の電極がついたカテーテルを心腔内に挿入して心内心電図を計測する。また、心臓電気刺激装置によって不整脈を誘発させて異常部位や経路を同定する場合もある。さらにカテーテルの位置情報と心内心電図を利用して3次元画像を構築することで立体的な心腔内の像を描き（**3Dマッピング**）、異常部位を可視化する。さらに後述する焼灼部位も合わせて表示されることができる。カテーテル位置の検出にインピーダンスや磁場を用いるために、専用のパッチを患者に装着する必要がある。次に同定した異常部位を、電極のついたカテーテルによって高周

波電流を用いて焼灼する。そのため電流を回収する対極板が必要となる。対象となる不整脈はWPW症候群、房室結節回帰性頻拍、心房細動、心房粗動、心室頻拍などがある。

②心内心電図と3Dマッピング

頻脈性不整脈をアブレーションで治療するには、心臓電気生理検査で、不整脈の機序を明らかにする。そのために心腔内に多数の電極が配置された電極カテーテル（多極カテーテル）を留置して、心内心電図を取得する。この心内心電図をもとに、基準となる電位との相対的な興奮伝導時間から異常な刺激伝導の経路を解明する。また電位の形・大きさから異常な刺激の発生部位や障害されている心筋を同定する。これらの心内心電図と留置された多極カテーテルの位置情報から3Dマッピング（3次元による電気解剖学的マッピング）を構築して視覚的に異常経路や部位を判別する（図4-44）。それらの視覚情報や心臓電気生理検査から異常部位を同定して焼灼が行われる。

③高周波アブレーションの原理と注意

高周波アブレーションは高周波発生装置（ジェネレーター）から300～750kHzの高周波電流を、先端に電極のついたアブレーションカテーテルから流すことで焼灼を行う（図4-45）。そのため、電気メス同様に電流を回収する対極板が必須である。焼灼は、高周波電流が組織を通過する際に発生する熱を利用して行われる。また焼灼は心腔内で行うため、電流が流れるカテーテル先端電極と心筋の焼灼部位が血液の灌流により常にクーリングされ、熱エネルギーが血流に拡散する。この血流によるクーリング効果は良好な焼灼巣形成に重要である。しかし、三尖弁-下大静脈間など静脈灌流では血流が遅く、クーリング効果が十分に得られず急速な温度上昇が生じやすい。そのため、血栓などが電極に付着して急激な心筋―電極感のインピーダンスの上昇が生じ、焼灼のための通電が停止する。一方、心室内など血流が速い場合は高い出力で通電することが可能であるが、心筋組織内部の温度が急速に上昇して100℃以上になるとスチームポップ現象といわれる水蒸気爆発が生じ、心筋破裂の原因となる。この現象を防止するためにカテーテル先端には温度センサが内蔵されている。ただし、表示される温度はカテーテル先端の電極と心筋との接触面でのものになるため、組織内部の温度を直接反映していないことに注意が必要である。そのため温度の上昇を50～60℃程度（カテーテルの種類や部位などで適時変更）に設定し、測定された温度をもとに自動的に出力を調節する機構によって急激な温度上昇を防ぐ。このように高周波アブレーションでの焼灼ではアブレーションカテーテルと組織間のインピーダンスや接触面との温度に注意が必要である。

また、これらの高周波電流を用いた焼灼の特性を加味して、アブレーションカテーテル先端から生理食塩液を噴射して、クーリング効果を高めたイリゲーションカテーテル、さらには組織への接触を客観的に評価するコンタクトフォースセンサを内蔵したカテーテルが用いられている。この場合、クーリング効果が高いためモニタしている温度が組織内部の温度を反映しにくい。そのため、設定する温度の上限値を43℃程度にするなど、十分な注意が必要となる。

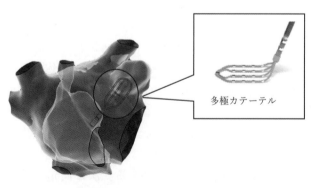

図4-44　3Dマッピング

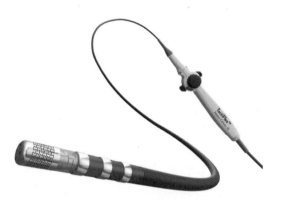

図4-45　アブレーションカテーテル

④臨床工学技士の業務範囲

令和3年5月28日に「良質かつ適切な医療を効率的に提供する体制の確保を推進するための医療法等の一部を改正する法律(令和3年法律第49号)」が公布された。それに伴い、臨床工学技士法が改正され業務が追加され、その1つに「生命維持管理装置を用いて行う心臓又は血管に係るカテーテル治療における身体に電気的刺激を負荷するための装置の操作」がある。これは、高周波アブレーションによる通電装置の操作を意味する。そのため、安全にかつ適切な治療効果を得るために原理を理解し、特性を踏まえた注意点を理解する必要がある。

【参考文献】
1) 絹川弘一郎ほか．グロスマン・ベイム心臓カテーテル検査・造影・治療法（原書8版）, 南江堂, 2017
2) 伊苅裕二ほか．インターベンション医必携PCI基本ハンドブック, 南江堂, 2017
3) 小野哲章ほか．臨床工学技士標準テキスト 第4版, 金原出版, 2022

〈写真提供〉
図2、図3：テルモ株式会社
図4、図5：アボット

(鈴木哲治)

3節 代謝関連

1 透析装置

(1) 使用目的

透析療法は、末期腎不全患者の治療として確立した治療である。2011年末に初めて30万人を超えた我が国の慢性透析患者数は、2022年末には34万7,474人となった[1]。

また、平均透析歴は7.43年であり、最長透析歴は52年1ヵ月である（2020年12月末現在）[1]。

透析療法は、1患者当たり500ml/分の透析液が流れ、透析液の濃度、温度、流量などの管理及びその清浄度管理が安全管理上、非常に重要となる。また200ml/分程度血液を脱血するための血液ポンプの管理、血液の凝固を阻止するヘパリン等の抗凝固剤を注入するシリンジポンプ、そして体外循環中の空気混入を防止する気泡検知器など、それぞれ重要なデバイスで構成されている。これらの誤作動発生は重大な事故につながる可能性があるため、保守点検は非常に重要な業務である。

また、我が国の透析装置は一般的に多人数用装置が多く用いられることから、透析液の異常は、同時に供給を受けている全ての患者への直接的リスクとなることも留意していなければならない。

(2) 原理・構造

透析装置の概要を以下に記す。水道水などの原水から化学物質（Ca、Mgなど）や発熱性物質（エンドトキシン）を除去する水処理装置により、透析用水が精製される。その透析用水は多人数用透析液供給装置や個人用透析装置に送液され、透析原液と希釈混合され、患者監視装置に供給される。そして、患者監視装置に供給された透析液は温度や流量が制御され、透析器へ流れる（図4-46）。一方、患者から吸引された血液は血液ポンプにより透析器へ流れ、透析器の内部では、血液中のBUN、Cr、尿酸、β_2-MGなどの老廃物や水分の除去や、電解質の補正を行う（図4-47）。

①個人用透析装置

1人の患者の血液透析を行うために必要な機能を備えた装置である（図4-48）。装置内は、体外循環血液回路と透析液回路系で構成されている（図4-49）。

● 血液体外循環系

〈血液ポンプ〉

ローラにより透析用回路のポンプチューブ部をしごき、患者から吸引した血液を透析器に送る。安定した体外循環を実施するため、使用前にはポンプチューブ部のサイズに合わせたオクルージョン調整が重要となる。

〈シリンジポンプ〉

抗凝固剤を持続注入する。注入ラインが閉塞などにより正常に作動しない場合には、警報を発する。使用するシリンジのサイズに合わせて流量を補正し、閉塞時の検知圧力を設定する。

〈静脈圧計〉

圧力トランスデューサを用いて、透析器の出口側の血液回路の圧力を測定する。回路な

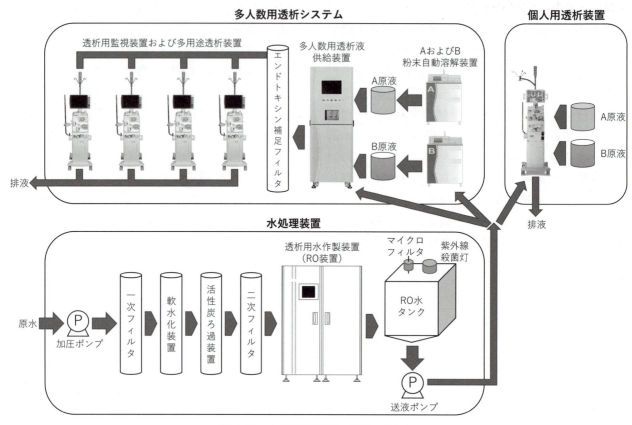

図4-46　血液透析機器・装置の概要

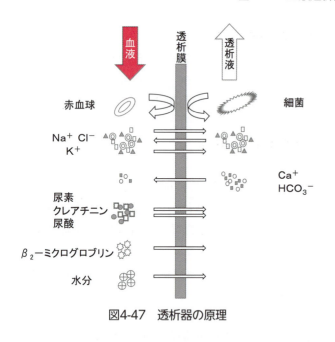

図4-47　透析器の原理

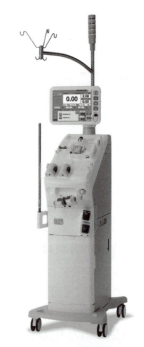

図4-48　個人用透析装置

どに異常（血液凝固、回路の屈曲など）があると、圧力が変化して警報を発する。

〈気泡検知器〉

　一般的に、超音波センサを用いて混入した気泡を検知し、回路を遮断し、血液ポンプが停止したと同時に報知（警報音、メッセージなど）される仕組みである。

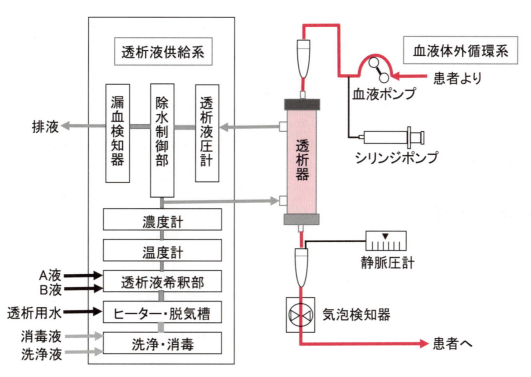

図4-49 個人用透析装置の構造

● 透析液供給系
〈加温・脱気機構〉
　A液、B液、透析用水は常温で供給されるため、透析液を患者の体温に近い温度に加温する必要がある。透析液は熱効率を高めるためにヒータで加温された後、再度ヒータ手前に再循環して、設定温度まで昇温される[2]。また、透析器内が過度の陰圧になると透析液から気泡が発生し、透析膜に付着して透析効率が低下するため、透析器に送液する前に減圧して溶存ガスを脱気する。

〈透析液作製機構〉
　一般的にA液、B液及び水処理装置から送液された透析用水を、1：1.26：32.4の比率で混合して、透析液を作製する。通常、透析液の濃度は電導度を測定して行う。電導度測定は透析の組成を直接測定しないので、治療開始前に透析液を採取して、消毒洗浄に使用した薬液残留がないこと、透析液組成が基準値の範囲にあるのかの確認が必須となる。

〈除水制御機構〉
　透析器へ供給される透析液流量と透析器から排液される透析液流量を制御して、設定した除水を得る機構である。制御方式は、主に3制御方式がある。具体的には、プランジャの往復運動により、透析器への透析液供給量と排液量を同等とする密閉回路を作り出す複式ポンプ方式と、チャンバ内にダイアフラムの往復運動により、透析器への透析液供給量と排液量を同等とする密閉回路を作り出すダブルチャンバー方式、その他、ビスカス方式がある。

〈漏血検知器〉
　透析器の膜が破損し、体外循環中の血液が透析液側へ漏出した時に透析液出口部で検知し、警報を発生させ停止させる。漏血検出器は人工臓器承認基準により、ヘマトクリット20％の血液0.5mlが37℃の透析液1Lに入れた液を通過させる時に作動しなければならない[3]といわれている。この検知器は構造により2方式あり、単光式による赤外線検知方式と二光式による光電式方式がある。

〈透析液圧計〉
　圧力トランスデューサなどを用いて、透析器出口部からの回路圧力を測定する。透析器の手前側の圧力を測定する場合もある。

〈洗浄・消毒機構〉
　洗浄・消毒液を透析回路系に注入し、所定の濃度に希釈して洗浄・消毒を行う。一般的

には、使用した日ごとに次亜塩素酸ナトリウムなどで消毒をする。また、炭酸カルシウムの沈着防止を目的に週1回以上、酢酸などで洗浄する。機種によっては、消毒条件が指定されているため、添付文書や取扱説明書などに記載された条件で洗浄・消毒を行う。治療開始前には必ず、洗浄・消毒液が残留していないことを確認する必要がある。

②多人数用透析液供給装置

同一の組成内容の透析液を一度に大量に作製し、複数の患者監視装置へ透析液を供給する装置である。主に**透析液作製機構、加温・脱気機構、濃度監視機構、洗浄・消毒機構**で構成される。
以下に各機構の概要を記す。

〈透析液作製機構〉
希釈混合方式により、定容量混合方式、定容量比例ポンプ方式、重力落下方式に分類される。

〈加温・脱気機構〉
加温ヒータは、直接ヒータにより透析用水を加温する。脱気はポンプによる減圧脱気方式が一般的である。

〈濃度監視機構〉
個人用透析装置と同様に、電導度を測定して行う。電導度測定は透析の組成を直接測定しないので、治療開始前に透析液を採取して、透析液組成が基準値の範囲にあるのかの確認が必須となる。

〈洗浄・消毒機構〉
洗浄・消毒液は患者監視装置などにも送液されるため、他装置の洗浄・消毒時間及び洗浄・消毒液濃度も考慮する必要がある。また、治療開始前に本装置と供給する装置に洗浄・消毒液が残留していないことの確認が必要である。

③透析用患者監視装置

透析器により血液透析を行う場合に、透析液流量、温度、静脈圧などをモニタする装置である。個人用透析装置から透析液作製機構、洗浄・消毒機構を除いた構成となっている。

④多用途透析装置

血液透析だけでなく、血液濾過法、血液透析濾過法など他の療法も行うことができる患者監視装置、または個人用透析装置である。血液濾過法、血液透析濾過法では、補充液を体外循環血液回路に注入するため、患者監視装置などに補充液ポンプ、補充液用荷重センサ、補充液用ヒータを追加した構成となっている。補充液ポンプにはローラポンプが、荷重センサには重量制御方式と容量制御方式が用いられ、補充液ポンプの速度を制御している。ヒータにはプレート式ヒータが用いられ、補充液用加温バッグを間接的に加温して、患者の体温に近い温度に加温する。近年は、厳重に管理された清浄度の極めて高い透析液を補充液として使用する血液透析濾過療法の施行も多くなっている。

(3) 取り扱い上の注意

一般的な血液透析施行時における装置側の注意事項として、透析開始時、透析中、透析終了時に分けて解説する。

①透析開始時

血液回路の組み立て、プライミング時に完了している準備をもとに、以下の項目を確認する必要がある。
・透析液濃度、温度、液量。
・血液回路に掛けられている鉗子の位置。
・静脈圧モニタラインの接続、及び鉗子の開放。同時に静脈圧モニタが感知されているか確認する。
・基本検知器などの警報装置、監視装置の動作確認。
・シリンジポンプの動作確認。

②透析中

血液透析は患者の状態により、大きな変化をもたらし得る治療であり、それゆえ患者監視装置の異常が生じた場合、患者に致命的な事故を引き起こす可能性もある。安全かつ適切な透析療法を施行するために、通常1時間ごとに表4-7のような項目に注意する必要がある。

表4-7 透析中の装置側のチェック項目

チェック項目	方法
血液流量	ポンプ流量の記録
シリンジポンプ	抗凝固剤残量の記録
静脈圧	静脈圧の記録
透析液圧	透析液圧の記録
除水速度	除水速度の記録
積算除水量	積算除水量の記録
透析液流量	透析液流量の記録
透析液温度	透析液温度の記録
装置内からの異音の有無	聴視確認
血液回路の折れ曲がり	目視確認
透析器、血液回路の凝血	目視確認
透析器のリーク	目視確認

③透析終了時

透析終了時の確認事項として、以下のことが挙げられる。

・総除水量が設定した値に達しているか。
・透析時間が指示された時間経過しているか。
・透析中に行うべき点滴や輸血などが終了しているか。
・透析終了時の採血を行っているか（必要であった場合）。
・透析終了時に投与予定の薬剤は用意されているか。

これらの確認後、透析終了となるが、患者の容態によっては、医師の指示により返血などの操作を行う必要がある。

（4）保守点検

①水処理装置

軟水化装置はイオン交換樹脂でCa^{2+}やMg^{2+}をNa^+で交換する装置で、NaClで定期的な再生が必要である。**活性炭濾過装置**は塩素系物質や有機物を吸着する装置であり、毎日、硬度や残留塩素のチェックが必要である。**RO装置**は高圧により膜濾過を行い、遊離塩素やクロラミン以外の化学的、生物学的物質のほとんどを除去する装置であり、電導度計によるチェックが必要である。

②透析液供給装置

透析液供給装置部は、水処理装置で清浄化された透析用水を用いて透析原液を適正濃度に希釈・混合あるいは溶解し、加温をした後、患者監視装置へ供給するものである。特に濃度異常は患者の生命、身体への直接的リスクが高いことから二重、三重のチェックが必要である。

始業時点検では、前日（前回）の透析治療終了後に、装置内の水洗及び薬液洗浄などを自動運転で、決められた通り実施されていることを確認する。また、透析液工程を開始するに当たり、装置の状態を点検し、適正な透析液を供給するための点検のポイントがある（表4-8）。

使用中点検は、適正な透析液を作製し、患者監視装置に送液する治療中の点検事項がある（表4-9）。

終業時点検は、治療終了後、装置内に水洗及び薬液洗浄などを自動運転で行うための点検事項がある（表4-10）。

表4-8 透析液供給装置始業時点検のポイント

点検事項
操作画面の工程、警報などのメッセージの確認
薬液残留がないことを確認
配管・チューブ類、接続部の液漏れ、折れの確認
給排液・原液ラインの確認
電源ケーブル、コネクタ部の確認
透析液原液（A液、B液）の残量確認
透析液の実濃度、温度及び警報設定値の確認
自己診断を実行（＊自己診断工程がある場合）

表4-9 透析液供給装置使用中点検のポイント

点検事項
透析工程運転状況の確認
透析液の濃度、温度
透析液の送液圧
警報設定値の確認
装置及び周辺の液漏れの有無
異音、異臭、異常発熱の有無
透析液原液残量

表4-10 透析液供給装置終業時点検のポイント

点検事項
全ての透析監視装置の治療終了確認
洗浄プログラムの表示内容確認
薬液原液の残量確認
装置及び周辺の液漏れの有無
異音、異臭、異常発熱の有無

③患者監視装置

患者監視装置は、透析液系流路と血液系流路に分けられる。特に血液系での気泡の混入や回路からの血液漏れなど十分なチェックが必要である（表4-11）。

使用中点検は、患者の治療中において表4-12のような点検事項を実施しなければならない。

治療終了後に行う終業時点検の要点を、表4-13に示す。特にバイパスコネクタへ接続したカプラ部の確認は、非常に大切である（図4-50）。

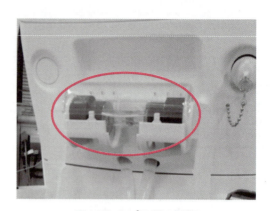

図4-50 カプラ部の確認

表4-11　患者監視装置始業時点検

点検事項
電源コンセント部及びコードなどの破損の有無
装置周辺での液漏れの有無（特に給液口、排液口付近）
パトロールランプの点灯状態
冷却ファンのフィルタの埃や汚れの有無
装置外装への透析液や薬液などの異物の付着の有無
事前水洗、準備工程が終了し、消毒用薬液などが残留していないこと
装置からの異音、異臭などがないこと
自己診断テストに異常がないこと

表4-12　患者監視装置使用中点検

点検事項
透析器接続部であるカプラ部からの液漏れの有無
透析器への透析液供給液側に空気混入していないこと
除水が設定した除水速度通りに行われていること
透析液流量が設定量通りに流れていること
透析液温度が設定値とズレがないこと
血液流量のデジタル表示が一定であること
抗凝固剤が設定通りに注入されていること

表4-13　患者監視装置終業時点検

点検事項
装置周辺に液漏れがないこと
バイパスコネクタへ接続したカプラ部からの液漏れがないこと
カプラ受けにカプラが確実にはまっていること
装置外装に血液や薬液などの異物が付着していないこと
操作スイッチやダイヤルなどが使用前の状態であること
洗浄・消毒工程中に異常動作がないこと

④透析排水pH中和装置

透析装置の内部洗浄には、次亜塩素酸ナトリウムや酢酸などが使用されているため、その排水については、水素イオン濃度（pH）を下水排除基準である5を超え9未満、温度45℃未満と定められている。2017年末、透析施設から下水排除基準を著しく逸脱した排水によって下水道管損傷事故[4]が発生したことを契機に、日本透析医学会より2019年版透析排水基準[5]が出され、pHが下水排除基準内となるよう、中和処理装置等の除害施設（図4-51）が必要となった。

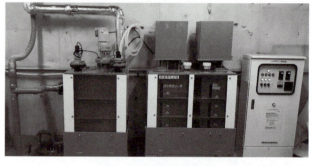

図4-51 中和処理装置

【参考文献】

1) 日本透析医学会．わが国の慢性透析療法の現状（2022年12月31日現在）．（一社）日本透析医学会、https://www.jsdt.or.jp/dialysis/2227.html
2) 峰島三千男編集．新ME早わかりQ&A　1血液浄化装置．南江堂，2016，p95-97．
3) 厚生労働省．透析型人工腎臓装置承認基準．薬発第494号，昭和58年6月20日．
4) 東京都下水道局．http://www.gesui.metro.tokyo.jp/topics/touseki/index.html
5) 日本透析医学会．2019年版透析排水基準．日本透析医学会雑誌，2019，p567〜569

（井上博満）

4節 手術関連

1 電気メス

（1）使用目的

電気メス（正式名称は「電気手術器」）は、生体に高周波電流を流して、生体を切開・凝固する手術用機器の代表ともいえる。20世紀初頭に開発されてから進歩を遂げ、現在の外科手術ではなくてはならない手術機器として用いられている一方、電気メスに由来する各種事故に対する安全対策が重要な課題でもある。

（2）原理・構造

①基本原理

電気メスは生体に0.3〜5MHz（基本周波数という。市販の電気メスの多くは、300〜500kHz程度の周波数を利用している）の**高周波電流をアクティブ電極**（メス先）より流し、電流によって発生する**ジュール熱**の作用で切開・凝固を行う装置である（図4-52）。アクティブ電極では組織と接触する面積が非常に小さいため、電流の密度が高くなり、ジュール熱による効果が発生する。アクティブ電極より人体に流入した電流は、**対極板**で回収され本体へ戻るが、対極板では電流は拡散して流れるため、電流密度は小さく熱作用が起きない。電気メスが高周波電流を使用する理由は、周波数が高くなればなるほど大きな電流を生体へ流しても、生体への刺激が発生しにくいことによる。

高周波電流は**連続波形（正弦波）**や**断続波形（パルス変調正弦波）**を用いるが、この波形の違い、最大高周波電圧（ピーク電圧）の違いなどによって、**切開・凝固**の異なった作用をもたらす（図4-53）。具体的には切開モードには連続波形を用いるが、凝固モードでは放電を発生させる高いピーク電圧のパルス波を用い、ジュール熱以外に放電による熱作用を利用している。また、切開波形を断続させることで、切開と凝固の両方の効果をもたらす混合切開モードも、一般的に使用されている。最大ピーク電圧は切開モードでは通常700〜1,500V、混合切開モードで1,500〜2,000V程度となり、これに対して凝固モードでは一般的な凝固モードで1,500〜3,000V、スプレー凝固では3,000〜4,000V程度となり、これに対応した出力は、負荷抵抗を500Ωとして、おおむね切開モードで200〜400W、凝固モードで100〜200W程度となっている。これらの値は、メーカ・機種によって異なってくる。

対極板は、作用した電流を安全に回収するもので、**電流密度を小さくするため、面積を大きく**している。現在は、対極板と生体との接触に異常が起こった場合には、出力を停止させる機能を備えた電気メスが主流となっている。

また、電気メスの出力方式には**モノポーラ出力とバイポーラ出力**があり、通常、両方を兼ね備えている。モノポーラ出力は、一方をアクティブ電極に、他方を対極板に接続されている電気メスの基本的な出力方式である。バイポーラ出力は、ピンセット状の電極に接続し、生体組織を電極間に挟み込み電流を流して凝固を行う。

電気メスの出力回路には、対極板側を高周波的に接地した**高周波接地形患者回路**と接地しな

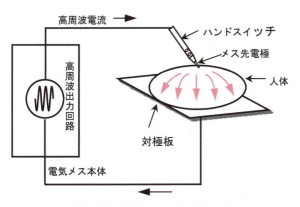

図4-52 電気メスの基本原理

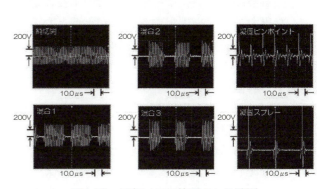

図4-53 電気メスで使用される波形

い**高周波非接地形患者回路（フローティング回路）**があるが、ほとんどの電気メスの出力回路は現在、分流による熱傷事故防止のためにフローティング回路が用いられ、対極板が高周波的に接地と切り離されたものである[1]。出力側をフローティングとすることで高周波電流が対極板以外の経路を通って本体に帰還する回路が遮断され、分流点での熱傷事故防止に有効となる。

②**装置の構造**

電気メスの装置構成は、以下のようになっている（図4-54）。

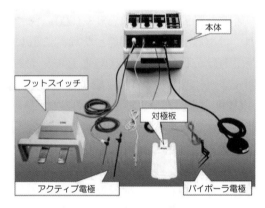

図4-54　電気メス装置構成例

●**本体**

一般的にはモノポーラ出力及びバイポーラ出力を持ち、多用な手技に対応するよう設計されている装置がほとんどである（図4-54）。最大出力は切開で200W～300W、凝固で80W～120W程度のものが多い。出力モードには切開・凝固の他に、前項で述べた混合や非常に高いピーク電圧を持つスプレー凝固などを持ち、また、各メーカ独自のモードを搭載している製品も多い。よって、目的の手技に適した出力モードを選択することが重要となる。さらには特定の治療（悪性腫瘍の凝固など）に使用することを目的としたラジオ波を使用する装置や、バイポーラ専用のものなどがある。ラジオ波を用いた装置では、対極板の貼付など装置特有の使用方法が設定されている場合があるので、注意が必要である。また、近年では、対極板準備の簡便性とコストパフォーマンスを考慮した全身タイプの**容量結合形対極板**も使用されるようになってきた。

●**アクティブ電極**

一般的にはアクティブ電極を**アクティブハンドル**に装着して使用する。アクティブハンドルには，手元で切開，凝固のスイッチが組み込まれているものと，フットスイッチを用いて使用するものに分けられる。アクティブ電極にはナイフ型やボール型の電極を組み合わせたものをいうが、鏡視下手術に用いる30cmくらいの鉗子型電極や、消化器内視鏡で使用するループ状のスネア電極など、用途によってさまざまな種類がある（図4-55）。また、ピンセット型や同軸型のバイポーラ電極も、アクティブ電極に含まれる。アクティブ電極には再使用するものと単回使用のものとがあるので、使用後はそれぞれの添付文書などにしたがって、廃棄または洗浄・滅菌を行う。

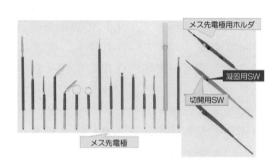

図4-55　アクティブ電極の例

●**対極板**

対極板は、アクティブ電極の小さな接触面積より出力された電流を生体から回収する電極であり、生体との接触面を大きくすることで低い電流密度となり、温度上昇を防ぐことができる。一般的には面積の違いにより、大人用、小児用と分けられている（図4-56）。これら対極板は全て単回使用タイプであるが、前述したように近年では対極板準備の簡便性とコストパフォーマンスを考慮した全身タイプの容量結合形対極板も使用されるようになってきた。

対極板を使用する上での留意点は、大人であるから大きい対極板、小児であるから小さい対極板ではなく、電気メスで使用する出力

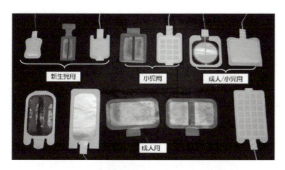

図4-56 対極板の種類（全て単回使用）

により、必要な対極板の大きさが決まることにある（図4-57）。

また、電気的な特性の違いにより、**導電形対極板**と**容量結合形対極板**に分類される（表4-14）。

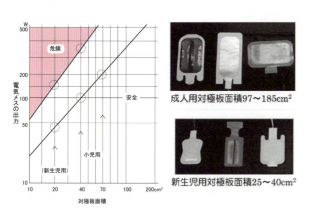

図4-57 電気メスの出力と対極板面積の関係（左図[2]）

表4-14 対極板の電気的特性

	導電形対極板	容量結合形対極板
生体との電気的接触	導電結合	容量結合
出力電流と接触面積	接触面積に関係なく出力は一定	接触面積が小さくなると出力は減少
電流分布	不均一（辺縁部に集中）	ほぼ均一
湿度分布	不均一（辺縁部の湿度が高い）	全体がほぼ均一な湿度になる
電気メス放電時に発生する低周波	減少しない	導電性対極板に対して1/2〜1/3に減少する
電気メス本体との組み合わせ	高周波接地形、高周波非接地形が使用できる	高周波接地形は不向き（分流しやすくなる）高周波非接地形が望ましい

● **フットスイッチ**

出力発生をフットスイッチで行う際に使用する。モノポーラ用は通常切開と凝固となっている[2]。

また、バイポーラ出力は1ペダル型のフットスイッチで出力する装置が多いが、モノポーラ用を設定変更することによって、バイポーラ用として使用できる装置もある。さらに装置により、フットスイッチによる出力は特定の出力コネクタからだけ出力されるようになっている場合もあるので、機器をセットアップする際には注意が必要である。その他、関連機器としては、アルゴンプラズマ凝固装置と組み合わせるシステムもある。

③安全機能

対極板部位での熱傷事故を防止するため、電気メスには、**対極板コード断線モニタ、対極板接触面積モニタ、高周波分流モニタ**などの安全回路が装備してある（図4-58）。

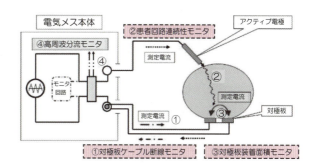

図4-58 電気メスの安全機能

④熱傷事故の防止

原理の項で述べた通り、電気メスは高周波電流の熱作用によって効果を発揮する装置であるため、熱作用が意図しない状況で発生した場合、熱傷事故につながる危険性がある。よって、電気メスを使用する上では、熱傷事故の防止に十分な配慮を払う必要がある。

● **対極板部位での熱傷事故**

対極板モニタの項で説明したように、対極板の剥れなどによって貼付面積が減少すると、高周波電流が集中する結果となり、熱傷事故につながる。これを防止するためには、前項で述べた通り、対極板接触監視モニタを有効とする対極板を使用することが重要である。ただし、対極板接触監視モニタに頼るだけではなく、術中常に（特に体位変換後などに）対極板の状態を点検・確認することも必要である。

また、対極板部位での熱傷事故と混同されやすい事例としては、対極板の粘着剤や消毒用薬液によるかぶれ、術後の剥離の際の物理的な皮膚損傷などがある。これらと熱傷とを見分けるためには、術後に対極板貼付部位の確認を十分にすることが必要である。高周波電流による熱傷の場合には、手術終了直後に発赤などの異常が発見される場合がほとんどであり、これに対してかぶれなどでは数時間から数日後に発見されることが多い。

● 分流による熱傷事故

高周波電流が対極板で回収される以外に接地に流れることを、高周波分流（高周波漏れ電流）と呼ぶ。原理の項で述べた通り、出力がフローティング型の電気メスでは、原則的には接地に高周波が流れることはないが、わずかな漏れ電流は発生する。この漏れ電流は規格によって最大150mAに制限されているが[2]、この最大の漏れ電流がピンポイントで接地に接触した患者身体を通して流れれば、電流の集中による熱効果が発生し、熱傷につながる。ただし、小野らの研究によれば電流密度の安全限界は約30mA/cm^{2}であり、150mAの電流が流れた場合でも面積で5cm^2（約直径2.5cm）あれば、熱傷には至らないとされている[3]。よって、微小な面積での身体と接地との接触に注意すれば、高周波分流による熱傷は防ぐことができる。

● 長時間通電や過度の出力による熱傷事故

電気メスは、25％デューティサイクル（作動時間とそれに続く休止時間の和に対する作動時間の比）で使用するよう設計されていることが一般的である。対極板部位での温度上昇もこの出力サイクルを前提として考えられており、デューティサイクルを無視した長時間の連続出力を行えば、対極板部位でも温度は上昇し、熱傷に至る危険性がある。実際の使用状況においては、数秒間の出力の繰り返しがほとんどであり問題となることはないが、近年、電気メスの連続出力を用いた術式も行われてきている。このような術式においては、途中に休止時間を挟む、可能な限り面積の大きな対極板を使用する、対極板の状態を常に監視するなどの対策が必要である。

また、電気メスに望む手術効果が得られない場合には、出力を上げる前に、対極板の貼付状態やアクティブ電極の汚れなどを点検することが重要である。

● その他の熱傷事故

使用直後のアクティブ電極は、過熱した組織からの熱伝導や放電によって過熱している。使用直後のアクティブ電極に触れたり、患者の上に置いたりした場合には熱傷事故につながることがあるので、注意が必要である。

また、絶縁部が損傷したアクティブ電極からの放電による熱傷の危険性もあるため、使用前の点検で異常が認められた場合には使用を中止し、別の電極と交換しなければならない。

● 電磁障害

電気メスは高周波を使用している。このことにより、電気メス本体が無線機で電気メスの出力コードや対極板コードはアンテナと見なすことができる。したがって、電気メスを使用すると、その周辺にある医療機器は少なからず影響を受ける。影響を小さくするためには、①アクティブ電極・アクティブハンドルコードや対極板コードに他の医療機器のコードを近づけない、②電気メス本体の上に医療機器を置かない、などの基本的な障害対策に留意する。

（3）取り扱い上の注意

電気メスの使用中にメス先電極から発生する放電は、可燃性の物質に引火して火災や爆発の原因となるので、可燃性ガスや高濃度酸素、及び可燃性消毒剤の存在するところで使用してはならない。数千ボルトの高電圧が加えられるため、付属品の絶縁は術前に十分確認することが必要である。

また、電気メスは電磁干渉の原因となることが多いため、電源を他の機器とは切り離し、単独で接続するなどの注意が必要である。

その他、アクティブ電極などのアクセサリの誤接続は、意図しない出力を発生させる場合があるので、機器のセットアップの際には十分に注意する。特にバイポーラケーブルは、誤ってモノポーラのソケットに接続することが可能なので、注意する必要がある。

手術用ゴム手袋を付けているからといって、電気

を通さないということはない。ゴム手袋は、低周波電流は阻止できるが、電気メスの高周波電流では通過する。電気メスの使用中、火花が発生する時には瞬間的に高電圧の直流を伴うので、絶縁破壊が生じてやけどを生じることがあるため、注意する。

電気の特性として、電流は生体の抵抗の低い部分を流れため、対極板以外に電流が流れることもある。対極板以外の部分の接触状態によっても熱傷の可能性があるため、注意する。

高周波電流の性質として、コイル状にするとインピーダンスが高くなり、分流の発生原因となる。したがって、アクティブハンドルのコードや対極板のコードは、長いからといって束ねたりすることは禁止する。

手術用器具などの陰に隠れて手元スイッチを知らぬ間に押して、熱傷を負わせていることもある。術後は患者の身体チェックを行い、異常のないことを確認することも重要である。

電気メスは、鏡視下手術にも用いられている。特殊なメス先電極を使用するが、被覆部の絶縁破壊により目的外の部分に影響をおよぼすこともあるので注意する。

（4）保守点検

電気メスの保守点検は、熱傷事故を起こさないためには重要な作業である。電気メスの点検表を、表4-15に示す。

①始業点検

・本体、アクティブ電極・アクティブハンドル、対極板などが術式に対応しているかを確認する。
・対極板を患者に装着する。対極板は患者にマッチした大人用、小児用、新生児用を選ぶ。
・対極板が患者に確実に装着されていることを確認する。
・対極板コードと本体の接続を確認する。
・**対極板断線モニタ**の作動を確認する。
・アクティブ電極・アクティブハンドルと本体の接続を確認する。
・アクティブハンドル、及び対極板コードが他の機器のコードから離れていることを確認する。
・使用するモードと、それに応じた出力設定を確認する。

表4-15 電気メス点検表

始業点検		良	否
外観点検	①本体の確認		
	②電源プラグの確認		
	③メス先電極コードの確認		
	④対極板コードの確認		
	⑤対極板サイズの確認		
患者側確認	①手術体位の確認		
	②対極板装着部位（皮膚）の確認		
	③対極板装着状態の確認		
動作点検	①電源スイッチの確認		
	②各設定スイッチの確認		
	③各アラームの確認		
	④表示部の確認		
	⑤音量の確認		

使用中点検		良	否
外観点検	①本体の確認		
	②電源プラグの確認		
	③メス先電極の確認		
	④対極板コードの確認		
	⑤他の医療機器コードの接触の確認		
患者側確認	①対極板装着状態の確認		
	②身体一部の金属フレーム接触の確認		
	③身体部同士の接触の確認		
動作点検	①出力状態の確認		
	②音量の確認		
	③表示部の確認		
	④出力設定の確認		

終業点検		良	否
患者側確認	①対極板装着部（皮膚）の確認		
清掃	①本体の清掃および消毒		
	②メス先電極の清掃および消毒		
外観点検	①本体の確認		
	②電源プラグの確認		

②使用中点検

・対極板の貼付位置がずれていないかをチェックする。特に、体位交換を行った時は必ずチェックする。
・出力の設定を確認する。
・アクティブ電極・アクティブハンドルコードが患者の上に置かれていないことを確認する。
・身体部同士が接触していないかを確認する。患者の身体のどこかがループになっていると、接触部位で熱傷を起こすことがある。
・身体の一部がベッドフレームなどの金属部分と接触していないことを確認する。
・アクティブ電極・アクティブハンドルコードや対極板コードが心電図ケーブルと束ねられていないかを確認する。
・手術野にエタノール類がないことを確認する。手術野の消毒に使用した場合、アルコール蒸気が布などで覆われると、放電により発火する。

③終業点検

電気メス本体のチェック以外にも、次の項目について確認する。

・対極板を外した後の部位、及び他の電極類を

外した部位に皮膚障害がないか確認する。
・フットスイッチに付着している薬液・血液を拭き取る。
・本体、電源ケーブル、プラグ類の破損を確認する。
・アクティブ電極・アクティブハンドル及びコードの破損や断線がないことを確認する。
・アクティブ電極、及びアクティブハンドルを滅菌する。

【参考文献】
1) 小野哲章. 電気メスで事故を起こさないために. クリニカルエンジニアリング. 学研メディカル秀潤社, 2001, Vol.12, No.13.
2) 小野哲章. 電気メスハンドブック―原理から事故対策まで. 学研メディカル秀潤社, 1993, p45.
3) JIS T 0601-2-2:2020,電気手術器
4) 小野哲章. 電気メスによる熱傷が発生する条件. クリニカルエンジニアリング, 学研メディカル秀潤社, 2008, Vol.19, No.9.
5) 小野哲章, 峰島三千男, 堀川宗之, 渡辺敏編. 臨床工学標準テキスト. 金原出版（株）, 2004.
6) 戸畑裕志. 電気メスの仕組み. 電気メスハンドブック. クリニカルエンジニアリング, 学研メディカル秀潤社, 1993, p27-36.
7) 小野哲章. 電気メスによる熱傷事故. クリニカルエンジニアリング, 1998, Vol9, No9, p815.

（中島章夫、戸畑裕志）

2 レーザ治療装置[1]～[5]

（1）使用目的

　レーザ治療装置は、電気メスと同じく外科的な手術装置として開発され、さまざまな臨床に用いられてきた。現在は、種々の外科手術に幅広く対応できる汎用のレーザ手術装置と、治療の特性に特化して発展してきたレーザ治療装置がある。以下、本節ではまとめてレーザ治療装置と呼ぶ。
　レーザとは、光（電磁波）が誘導放出によって、増幅や発振を行う装置、またはその総称であり、「Light Amplification by Stimulated Emission of Radiation」の頭文字から名付けられた。レーザが通常の光（自然光＝太陽光やLEDなどの人工光）と大きく異なる性質は、コヒーレント（指向性がよい、単色光である、干渉性がよい）を持つことである。その他、レンズを用いた集光やガラスファイバを用いた伝送が可能であることから、さまざまな生体部位への治療用装置として用いられている。

（2）原理・構造

①レーザ発振の原理

　レーザが発振するためには、Laserの頭文字にもなっている光の誘導放出を人工的に起こす必要がある。そのための要素としては、レーザ媒質（気体、液体、固体結晶、半導体）、励起源（レーザ媒質に与えるエネルギー）、共振器（誘導放出を起こさせるためのミラー）の3つが必要である（表4-16）。

②レーザ治療装置の特徴

　レーザ治療装置の特徴として、第1に光（電磁波）を用いていることが挙げられる。基本的に非接触治療であり、常にレーザ光の照射表面が最大の治療効果を示す。光は電磁波なので、生体組織を貫くような電流は流れない。第2の特徴は、細径で柔軟な光ファイバを用いて光エネルギーを伝送できるところにある。細径光ファイバはフレキシブルな特性を持ち、操作性がよく、鏡視下や経カテーテル的な治療に最適である。また、光ファイバは絶縁体なので、生体電気安全上望ましい。第3に、治療対象組織の吸収に波長を合わせ、腫瘍組織だけにレーザ光を吸収させるなどの選択的治療が行える点が特徴となる。第4に、集光性能を利用してピンポイントで大きな作用を起こすことが可能なことである。第5に、連続発振だけでなく、パルス的にレーザ照射することで生体に大きな力を加えることができる点が挙げられる。

③レーザ治療装置の諸特性と臨床応用

　レーザ治療装置の治療効果は、切開、蒸散、凝固・止血、硬組織破砕、光化学がん作用など多彩にわたるが、生体に対する作用機序は、光の熱的作用（光熱変換）によるところが大きい。他に、硬組織に対する光音響的作用、PDTを用いた光化学作用、短波長紫外パルスレーザによる光解離作用などがある。これらの生体に対する作用を用いて、CO_2（炭酸ガス）、Nd:YAG（固体YAG結晶）、半導体（GaAlAs結晶）、ArFエキシマ（フッ素混合ガス）など、多種類のレーザが治療装置として

表4-16 レーザ発振のための各種励起方法[1) 改変]

レーザ種類	レーザ名称	レーザ媒質	励起源（励起方法）	発振の仕組み
ガス（気体）レーザ	CO_2 Ar イオン エキシマ	気体	パルス放電励起 連続放電励起	
固体レーザ	Nd：YAG Ho：YAG Er：YAG	固体（結晶構造）	フラッシュランプ励起	
半導体レーザ	GaAlAs（ガリウム－アルミニウム－ヒ素）	半導体	電流励起	

表4-17 レーザ治療装置の諸特性とその臨床応用例[1), 5)]

レーザー種類	媒質	波長(nm)	発振方式 パルス	発振方式 連続	励起方法	照射形態	石英ファイバ伝送可否	主な適用
ArFエキシマ	気体	193	○		PD	非接触	×（ミラー導光）	角膜切除術（PTK）、角膜形成術（PRK）
Arイオン	気体	514.5		○	D	非接触	○	網膜凝固手術
Nd：YAG 第2高調波	固体	532	○	○	FL LD	非接触	○	眼科（網膜剝離、虹彩切除術、繊維柱帯形成術）
色素（Dye）	液体	590〜630	○	○	FL XeCl	非接触	○	PDT、あざ治療
He-Ne	気体	633		○		非接触	○	疼痛緩和、ガイド光
Ruby	固体	694	○（Qスイッチ）		FL	非接触	○	あざ治療
AlGaInP系	半導体	630〜680	○	○	C	非接触	○	PDT、低レベルレーザー治療、ガイド光
AlGaAs系	半導体	800〜900	○	○	C	接触	○	鏡視下手術、低レベルレーザー治療
Nd：YAG	個体	1,064	○	○	FL AL	非接触 接触	○	凝固、止血、小切開（接触）、鏡視下がん治療
Ho：YAG	固体	2,100	○		FL	非接触	○	硬組織切開、鏡視下手術、副鼻腔手術、尿路結石破砕、前立腺肥大治療
Er：YAG	固体	2,940	○		FL	非接触 接触	△（中空導波路※）	歯科治療（う蝕除去、色素沈着除去、歯肉切開・切除、歯石除去）
CO_2	気体	106,000	○	○	PD	非接触	×（多関節マニピュレータ）	切開、腫瘍蒸散、皮膚疾患、歯科治療（歯周病治療、歯肉炎・口内炎凝固、腫瘍切除）

励起方法（略記号） PD：パルス放電、FL：フラッシュランプ、XeCl：XeClエキシマレーザー、C：電流、AL：アークランプ、D：連続放電、LD：半導体、SHG：非線形光学結晶による高周波発生

※ 中空導波路の先端にファイバーチップを装着して使用することが多い

臨床応用されている（表4-17）。

（3）取り扱い上の注意

レーザ光が生体へ照射されると、熱作用によるタンパク変性や細胞レベルでの光化学反応、及び衝撃波による組織破壊などが起きる。このような生体作用は、レーザ光の波長（レーザ媒質の種類）や出力、発振形態（連続波発振orパルス波発振）

などによっても異なってくる。一般に、レーザ光照射による人への直接的な障害は、皮膚よりも眼の方に重篤な作用を及ぼすことが多く、不可逆的な変化が生じるため、取り扱いには細心の注意が必要である。また、ガスレーザ操作時に付随する大気汚染の問題や、装置自体の漏れ電流など、電気的な問題にも十分な配慮が必要である（表4-18）。レーザ光照射による人への危険度として、レーザ製品を4つのクラスにグループ分けしている（表4-19）。また、手術装置として一般的に用いられている電気メスとレーザ治療装置の比較を表4-20に示した。

表4-18 レーザ装置の安全な運用に関する一般的な注意事項[5]

①患者、術者、及び周囲の補助者は、眼球保護のために保護眼鏡を着用する。
②照射部位以外の術野を適宜保護する。
③術野での反射を防ぐため、反射率の高い金属無垢の監視などの使用を避ける。
④レーザの照射は、1人の術者が操作しなければならない。
⑤レーザの出射端は、術者の目の高さよりも十分に下げた位置とする。
⑥レーザの出射方法は打ち下げとし、水平、あるいは打ち上げてはならない。
⑦照射部位に目を過度に近づけず、適当な距離を確保する。

表4-19 JIS C 6802：2018によるレーザ装置のクラス分け[5],[6]

クラス分け	危険評価の概要	必要とする各種ラベル内容
クラス1	直接ビーム内観察を長時間行っても、観察用光学器具（以下、ルーペ又は双眼鏡）を用いても安全であるレーザ製品。	警告ラベル：不要 説明ラベル：クラス1レーザ製品 開口ラベル：不要
クラス1C	医療、診断、手術、又は脱毛、しわ取り、にきび取りのような美容への用途として、皮膚または体内組織にレーザ光を直接照射することを意図したレーザ製品。レーザ放射が当該目標に接触させて用いる場合、クラス1に同じ。	警告ラベル：必要 説明ラベル：レーザ放射／製品の取扱説明書に従うこと／クラス1Cレーザ製品 開口ラベル：不要
クラス1M	裸眼で直接ビーム内観察を長時間行っても安全であるレーザ製品。光学器具を用いて観察すると、特定の条件でMPEを越え、露光による目の障害が生じる可能性がある。 レーザの波長領域：302.5nm～4,000nm（光学器具に用いられているほとんどの光学ガラス材料を良く透過するスペクトル領域）	警告ラベル：必要 説明ラベル：レーザ放射／望遠光学系の使用者を露光しないこと／クラス1Mレーザ製品 開口ラベル：不要
クラス2	400～700nmの波長範囲の可視光を放出するレーザ製品であって、瞬間的な被ばくのときは安全であるが、意図的にビーム内を凝視すると危険なレーザ製品。	警告ラベル：必要 説明ラベル：レーザ放射／ビームをのぞき込まないこと／クラス2レーザ製品 開口ラベル：不要
クラス2M	可視のレーザビームを出射するレーザ製品であって、裸眼に対してだけ短時間の被ばくが安全なレーザ製品。光学器具を用いて観察すると、ある条件で露光による目の障害が生じる可能性がある。	警告ラベル：必要 説明ラベル：レーザ放射／ビームをのぞき込まないこと、また、望遠光学系の使用者を露光しないこと／クラス2Mレーザ製品 開口ラベル：不要
クラス3R	放射出力のレベルが、直接のビーム内観察条件に対してMPEを超えるものの、AELがクラス2のAEL（可視）、又はクラス1のAEL（不可視）のわずか5倍であることから、障害が生じるリスクが比較的小さいレーザ製品。	警告ラベル：必要 説明ラベル：レーザ放射／目への直接被ばくを避けること／クラス3Rレーザ製品 開口ラベル：レーザ放射の出口
クラス3B	目へのビーム内露光が生じると、偶然による短時間の露光でも、通常危険なレーザ製品。拡散反射光の観察は通常安全。AEL近傍では、軽度の皮膚障害、又は可燃物の点火を引き起こす可能性がある。	警告ラベル：必要 説明ラベル：レーザ放射／ビームの被ばくを避けること／クラス3Bレーザ製品 開口ラベル：レーザ放射の出口
クラス4	ビーム内の観察及び皮膚への露光は危険で有り、また拡散反射の観察も危険となる可能性があるレーザ製品。 しばしば、火災の危険性が伴う。	警告ラベル：必要 説明ラベル：レーザ放射／ビームや散乱光の目又は皮膚への被ばくを避けること／クラス4レーザ製品 開口ラベル：レーザ放射の出口

表4-20 レーザ治療装置と電気メスの比較

	レーザ治療装置	電気メス
エネルギー	電磁波（光）	高周波電流（≒500kHz）
対極板	不要	必要
分流の危険	なし	要注意
網膜損傷	あり（保護眼鏡着用）	なし
切開・凝固違い	波長に依存 焦点距離を変化	出力周期（Duty Cycle）を変化
生体印加方法	非接触（or接触）	接触（メス先）

（4）保守点検

保守点検にはチェックリスト（表4-21）を用いることを薦める。

①始業点検
- 使用する部屋には警告表示を行う。
- 使用する電源電圧を確認する。
- ガスボンベ残量（内圧）を確認する。
- ハンドピースの滅菌を確認する。
- ガイド光の発振を確認する。

②使用中点検
- 患者の目の保護を確認する。
- レーザの出力が必要最小限であることを確認する。
- 保護メガネの着用を確認する。
- 反射対策を施した手術器具を使用していることを確認する。
- レーザ照射による煙霧の吸引・排気ができているかを確認する。

③終業点検
- 本体、フットスイッチ、導光路に異常がないか確認する。特にマニュピレータの光軸がズレていないかを確認する。
- 本体、フットスイッチ、導光路の清拭を行ったかを確認する。
- ガスボンベ内のガス残量を確認する。

表4-21 レーザ治療装置点検表

始業点検		良	否
外観点検	①部屋の外の警告表示の確認		
	②電源電圧の確認		
	③本体の確認		
	④電源プラグの確認		
	⑤ガスボンベ残量（内圧）の確認		
	⑥ハンドピースの確認		
	⑦フットスイッチの確認		
動作点検	①電源スイッチの確認		
	②各設定スイッチの確認		
	③表示部の確認		
	④ガイド光の確認		
	⑤音量の確認		

使用中点検		良	否
外観点検	①本体の確認		
	②電源プラグの確認		
	③ハンドピースの確認		
	④フットスイッチの確認		
動作点検	①保護メガネ使用の確認		
	②出力設定の確認		
	③出力状態の確認		
	④音量の確認		
	⑤表示部の確認		
	⑥手術用器具（反射対策）使用の確認		
	⑦煙霧の吸引・排気の確認		

終業点検		良	否
清掃	①本体の清掃		
	②フットスイッチの清掃		
	③ハンドピースの清掃・消毒・滅菌		
外観点検	①本体の確認		
	②電源プラグの確認		
	③フットスイッチの確認		
	④ガスボンベ残量（内圧）の確認		

【参考文献】
1) 篠原一彦編．臨床工学講座 医用治療機器学．医歯薬出版，2011，pp89-126.
2) JIS C 6802，2018 レーザ製品の安全基準．
3) （財）医療機器センタ．医療用具修理業責任技術者専門講習会テキスト（第6区分 光学機器関連）．1998，p290-310.
4) 小野哲章，峰島三千男，堀川宗之，渡辺敏編．臨床工学標準テキスト，第3版，金原出版，2018.
5) （社）日本エム・イー学会ME技術教育委員会編．MEの基礎知識と安全管理，改訂第7版，南江堂，2020，p368-381
6) 日本レーザー医学会安全教育委員会編．レーザー医療の基礎と安全．アトムス，2016.

（中島章夫）

3 超音波手術装置[1)〜5)]

（1）使用目的

超音波は**縦波（疎密波）**であり、音波と同じ性質を持っている。実際に超音波として医療応用されている振動数の範囲は広く（数kHzから数

GHz)、治療目的に応じて、適切な周波数が選択・使用されている。

超音波手術装置は、環境的に制限の多い鏡視下手術を始め、開腹・開胸手術など多用されており、その用途によって、軟組織除去用（超音波吸引装置、超音波白内障手術装置）、切開（硬組織含む）・止血用（超音波凝固切開装置、超音波結石破砕装置、超音波歯石除去装置）がある。

安全で効率のよい手術を行うために、手術手技としては組織損傷が少なく、高い切開・凝固能力を持ち、操作性・安全性に優れた手術装置を用いて、患者への侵襲を最小限に抑え、術後のQOLを向上させることが重要である。

(2) 原理・構造

①超音波吸引装置

超音波吸引装置の特徴は、超音波振動数領域で振動する強力なエネルギーを用いて、血管を傷つけずに血管周囲の組織のみを除去するところにある。消化器外科（肝切除手術）や脳神経外科（脳腫瘍摘出術）などに用いられる。一般的な超音波吸引装置のハンドピース部を図4-59に示した[1]。

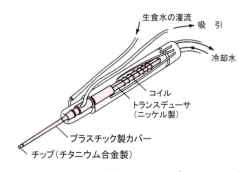

図4-59　超音波吸引装置ハンドピースの構造[1]

超音波による組織破砕の機序は、生体軟組織の破断強度の違いを利用している。実質組織（心筋組織）の破断強度が約0.04N/mm^{2}であるのに対し、弾性組織（大動脈血管）は約2N/mm^{2}と約50倍の強度に耐えられる。よって、この差を利用して超音波振動子を組織に接触させ、実質組織のみを破砕する。超音波吸引装置で用いられる振動周波数は、組織に適正な力を加えられ、かつ、効率的な組織除去速度が得られる範囲として20数〜30数kHzが用いられている。実質組織のみを破砕する力を発生するための振動振幅は、組織のヤング率から100〜300μmとなる。振動振幅はサブmmオーダと小さいが、高い振動数を用いることで大きな加速度を生じさせて組織を破断する。

超音波種手術装置の超音波発生源に用いられている超音波振動子（以下、振動子）は、電気エネルギーを超音波の機械的な振動に変換する素子である。振動子で発生した超音波振動はホーンに伝わり、ホーンの先端が長軸方向に振動する。超音波振動しているホーンの先端を生体組織に接触させると、その振動の衝撃により、組織が破砕される。振動子のタイプには、磁歪型や電歪型があるが、現在は、一般的に**電歪振動子であるPZT**（チタン酸ジルコン酸鉛などの多結晶体セラミクス）が用いられている。PZTに交流電圧を印加すると、縦方向のみ超音波振動が発生する。そして、PZTに電気的エネルギー（交流電圧）を加えると、極性に応じてPZTが伸びたり縮んだりする現象（逆圧電効果）を用いて超音波振動を発生させる（逆に外部から機械的エネルギー〈超音波振動〉を与え、電圧を発生させる現象を、圧電効果という）。

電歪振動子には、PZTを金属電極で両側から挟み込み、ボルトで強く締め込んだランジュバン型振動子が用いられている（図4-60）。圧電セラミクスの特徴としては、電気エネルギー変換効率が高い（90％程度）、余分な熱を発生しない、等がある[3]〜[5]。

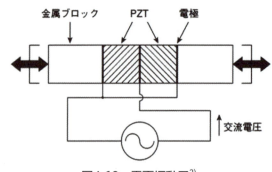

図4-60　電歪振動子[2]

②超音波凝固切開装置

超音波凝固切開装置は、メス先を種々の形状に工夫して組織に接触する面積を増すことで、

超音波振動による摩擦力（発熱）による切開や凝固を行う手術装置である。細い血管のシール手技や、凝固止血用として鏡視下手術などに多用されている。

超音波発生の原理、及び使用されている振動子は、超音波吸引装置と同様となる。異なる点は、凝固・切開能を優先させるため、圧電セラミクスに印加する交流電圧の振動周波数を高くし（47kHzや55kHなど）、逆に振動振幅を小さくさせている（数10～100μm）ことである。この超音波振動が、ハンドピース先端部の独特の形状に設計されたメス先（ブレードやシザースなど）に伝達される。メス先は組織に直接接触し、振動による局所的な圧力が加わると、血管や脈管など弾性力の大きい組織に対しても機械的な切開が可能となり、蛋白質変性による凝固作用も得られる。超音波振動で生じる長軸方向の振動振幅は僅か8μm程度であるが、固体中を伝達する振動エネルギー増幅の特性により、ホーンによって約25μmに増幅される。よって、金属棒の断面積が小さくなれば、その断面積に逆比例して振動振幅は大きくなる[6]。さらに増幅された超音波振動がメス先に伝わると、メス先直径がさらに小さいため、振動振幅が約100μmまで増幅される。

超音波凝固切開装置は電気メスやレーザ手術装置と異なり、組織の温度が60～70℃の蛋白質凝固温度領域で止まることから、蛋白質変性により凝固作用のみが生じ、組織の乾燥や炭化は生じない（図4-61）。切開・凝固能を左右する要因としては、超音波の出力、メス先の形状、組織に与える機械的強度と組織の機械的特性との関係などが挙げられる。超音波出力が小さければ、振動振幅は小さいが凝固作用が強くなる。

一方、超音波出力が大きければ、振動振幅が大きくなり切開作用優位となる。

（3）取り扱い上の注意

出力のフィードバックに関しては超音波凝固切開装置、超音波吸引装置ともに、本体内部に組み込まれたシステムにより、常時作動状態を監視しつつ、適正な振動振幅が保たれるように最適出力を調整している。腹腔鏡下手術における吸引制御機能も付いており、これにより手術中腹腔内圧の低下を最小限に抑えることも可能である。

超音波凝固切開装置ハンドピースに付けるチップ、ホーン、メス先ブレードは、その用途に合わせてさまざまなタイプが用いられているため（図4-62）、これらの取り扱いについては各々添付文書を参考にする。

使用中における取り扱い上の注意事項としては、ハンドピース先端チップを丁寧に取り扱うこと（金属物や人などに振れない）、引火性ガスの近くでの使用禁止、フットスイッチの汚れ防止対策などがある。

〈ハンドピース〉

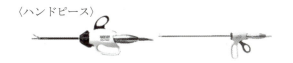

開腹手術用ハンドピース　鏡視下手術用ハンドピース

〈メス先ブレード〉

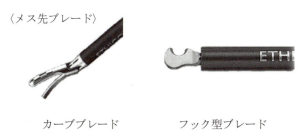

カーブブレード　　　フック型ブレード

図4-62　超音波凝固切開装置用ハンドピース及びメス先ブレード[5]

（4）保守点検

超音波吸引装置や超音波凝固切開装置など、いわゆる超音波手術装置に関するJISなどの規格は制定されていないため、各々医療機器添付文書の保守点検項目を参考にする必要がある。

使用前後の点検としては、洗浄用生理食塩液、冷却用蒸留水の準備と補充、洗浄・吸引用チューブセットの接続と取り外し、電源コードや接続コー

```
高周波（47～55kHz）でメス先先端が振動
⇒メス先の動きが蛋白質を癒合
⇒蛋白質の水素結合が破壊され、蛋白変性が発生
⇒粘着性コアギュラムが微細血管をシールで止血
⇒振動する蛋白質が2次的に摩擦熱を発生
⇒コアギュラムによる深部での大きな血管の凝固促進
```

図4-61　超音波凝固切開装置における凝固機序[4]

ド、フットスイッチの本体への接続と取り外し、ハンドピース先端へのチップの接続と取り外し、冷却水チューブの洗浄などが必要となる。その他、電源コード、電源プラグ、フットスイッチの破損・亀裂・断線の有無の確認などが必要となる。

【参考文献】
1) (社) 日本生体医工学会ME技術教育委員会監修. MEの基礎知識と安全管理 改訂第7版, 南江堂, 2020, p381-384.
2) 秋保昌宏. 手術で活躍する強力超音波. Clinical Engineering, vol.7 (4), 1996, p327-332.
3) アロカ株式会社. 超音波手術器 ソノップ5000カタログ.
4) オリンパスメディカルシステムズ株式会社. 超音波手術システム SonoSurgカタログ.
5) ジョンソン・エンド・ジョンソン株式会社. Harmonic ScalpelⅡ総合カタログ.
6) 川端佳樹. 超音波手術装置ハーモニック・スカルペルの特徴と基本原理. 日本内視鏡外科学会雑誌, 1997, vol.2 (3), p231-233.

(中島章夫)

4 吸引器

(1) 使用目的

吸引という行為は、外来診察室から手術室、さらには歯科診療に至るまで、全ての医療現場で行われている。体内に貯留した体液、血液、滲出液や膿などの水溶性からゲル状のものまでをチューブなどを用いて陰圧で吸い、除去する医療行為のことである。吸引器の種類にはアウトレットを使用する壁掛け型吸引器（－40～－90Kpa）、小型電動ポンプを使用する床置き型吸引器（－50Kpa前後）のほか、体腔から気体や液体を持続的に吸引する低圧持続吸引器（－5Kpa前後）がある。これらは、吸引圧を発生させる本体と専用排液バックと組み合わせて使用される。（図4-63）。また、スプリングを利用し陰圧腔を作る閉鎖式ドレーンバック、自然排液のドレーン方式もある。

本節では、医用室で使用される配管端末器に供給されている連続吸引と個々のベッドサイドに設置して数日間だけ使用する低圧持続吸引器について記す。

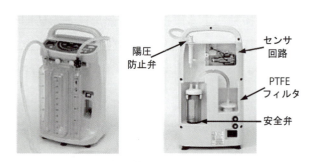

図4-63　低圧持続吸引器の外観と構造

(2) 原理・構造

①吸引供給設備

JIST7101では吸引供給設備は2つ以上の吸引ポンプ、一つ以上のリザーバータンク、並列した二つの除菌フィルタ及び一つのドレントラップで構成されなければならならず、またすべての吸引ポンプは一般非常電源に接続しなければならないとされている。

吸引は大気圧より低い真空圧を使用する。ほとんどの病室には酸素、吸引の2種類が中央配管により供給されている。病室の吸引圧は）－40～－70Kpa）で供給されている。吸引の駆動源は大型電動モータにより真空を作り出す。構造は水封式真空ポンプまたは油回転式真空ポンプの2種類がある。

②電動式吸引・バック吸引

低圧持続吸引器は、本体と貯留バックとの組み合わせで胸腔、腹腔などの体腔から気体や液体（血液・体液など）を持続的に吸引する目的で使用される。

本体には吸引源となる陰圧を作り出すためのモータが内蔵されている。吸引圧は－1cmH20（約0.1Kpa）～－20cmH20（約2Kpa）程度である。

(3) 取り扱い上の注意

配管端末器に直接吸引チューブを接続するのではなく、必ず吸引圧調整器と吸引瓶または吸引バック）のセットでアウトレットに接続する。これにより吸引物がトラップされ配管端末に流れるのを阻止している。

電動吸引機器は汚染による危険性から患者、職員を守るため、原理構造を理解しておくことが必

要である。また、感染予防として、ドレーンチューブと吸引器を接続する際にはドレーン接続コネクタ部分が不潔にならないよう注意する。エアリークが多い場合に接続チューブや連結チューブが折れ曲がったまま吸引圧を基準以上に上げて吸引すると、吸引ボトル内の排液による泡立ちが激しくなり、正常な吸引圧が維持できなくなる可能性があるので、注意が必要である。

低圧持続吸引を胸腔ドレーンで使用している時に、胸腔内に気体や分泌液が貯留していると呼吸が苦しい状態になる。そこで一気に陰圧を掛けて吸引することで肺損傷をきたすので低圧持続吸引が必要になる。持続吸引が終了し水封式に切り替えることで胸腔内の陰圧の状態を水封室内の泡でモニタリングすることができる。なお、水封室に滅菌蒸留水が入っていないと直接大気圧が胸腔内に加わり呼吸に重大な影響が出るので、注意しなければならない。

（4）保守点検

低圧持続吸引器の日常点検について示す。

①使用前点検

使用する前に行う点検で、外観点検と簡単な動作点検を行う（表4-22）。

②使用中点検

使用中の点検は、患者側吸引チューブが確実に接続されていること、吸引圧が指示値であること、及び回路内にリークがないこと、患者からの排液量が適性であることを確認する。

水封式を使用している場合には水封室の液面を確認し蒸留水が不足していれば補充する。

③使用後点検

使用後点検では、外観に損傷、破損、汚れ、体液の付着などがないことを確認するとともに、ドレーンタンク内に排液が溜まっていないことを確認する。

（髙倉照彦）

表4-22　使用前点検の一例

使用前点検		
年月日　　　　No.　　　　　点検者		
	点検項目	判定
外観点検	本体外観に劣化・損傷・破損がないことを確認	合・否
	ドレーンタンクに排液などがないことを確認	合・否
	排液バッグのバッグハンガーへの接続を確認	合・否
	排液バッグの基準線まで蒸留水の水位を確認	合・否
	吸引チューブコネクタ接続を確認	合・否
動作点検	電源を入れ各LEDが点灯することを確認	合・否
	電源を抜きバッテリ運転に切り替わることを確認	合・否
	設定圧が任意に設定できることを確認	合・否
	吸引圧の確認	合・否
	吸引チューブの閉塞開放に対する動作確認	合・否
	ロックスイッチの動作確認	合・否
	回路リーク警報の確認	合・否

5節　集中治療室関連

1　輸液ポンプ・シリンジポンプ

（1）使用目的

一般的な輸液療法は、仰臥位の患者と輸液スタンドに吊るされた輸液ボトルの落差による自然滴下方式で行われる。流量制御はドリップチャンバーと呼ばれる滴下筒の滴下数で流量が決まる。これを滴下制御方式と呼ぶ。これに対して、流量制御を機械的に行うのが輸液ポンプで、シリンジ内に満たされた薬液を機械的にシリンジの内筒を押して微量輸液するのがシリンジポンプである。

輸液ポンプは、投与量を高精度に制御することを意図した装置である。さらに輸液中の予期せぬ輸液ラインの閉塞、空気混入に対して警報を発することができる医療機器でもある。警報機構には輸液完了、輸液開始忘れ、閉塞、気泡混入、内蔵電池の電圧低下など、機種によっていろいろな機能を兼ね備えている。しかし、全機種に共通して、留置針などによって血管壁が損傷し、薬剤が血管外露出してしまった時の警報は存在しない。輸液中は、必ず刺入部の固定状況、穿刺周囲の発赤、静脈炎などの観察を定期的に行う必要がある。

輸液ポンプの使用方法は比較的簡単なために、操作方法や管理方法を安易に考えやすい。しかし、循環作用剤などハイアラート薬の輸液トラブルでは、その状況によっては患者の生命に関わることも起こり得るので、使用者への教育ならびに安全管理を十分に実行する必要がある。

なお、本節における「輸液ポンプ」の名称（構造上の分類、後述）は、ペリスタルティック（蠕動）方式のフィンガ式ポンプとする。

(2) 原理・構造

①輸液ポンプ

輸液ポンプは、輸液ラインの途中に輸液ポンプを介在させ、機械的な制御を利用し正確に輸液を行うものである（図4-64）。

装置の構造・方式の違いから輸液ポンプを分類すると、フィンガ型、ローラ型、シリンジ型がある。市販されている輸液ポンプの大半は、取り扱いと輸液精度の面からフィンガ式ポンプとなっている。図4-65と図4-66に輸液ポンプの基本的な構造を示す。また、流量制御方式の違いから2つに分類することができる。1つは点滴筒の滴下数を滴下センサがカウントして適正な流量にコントロールする滴数制御型（「滴下制御方式」とも呼ばれる）、もう1つはフィンガ部の速度制御で流量をコントロールするタイプの流量制御型（「容積制御方式」とも呼ばれる）である。

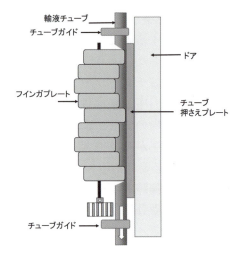

図4-65 輸液ポンプ（フィンガ部）の構造

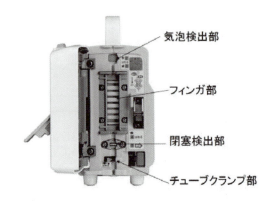

図4-66 輸液ポンプ（チーゴ装着部）の構造

前者の特徴は、汎用の輸液セットが使用できること、輸液回路の製造メーカを問わず点滴筒があればよい点にある。それは、平成17年3月25日付厚生労働省告示第112号及び平成17年11月24日付薬食発第1124002号医薬食品局長通知により、輸液セットのタイプは20滴/mLと60滴/mLの2種と定められたことに起因する。

一方、流量制御型は輸液回路のチューブ径に依存するので、指定された専用輸液セット以外の使用はできない。流量制御型は、送流量を入力し開始ボタンを押すと、ボトル側から抹消側に輸液が正確な流量で送り込まれる。

なお、輸液セットの種類で分類すると、滴数制御型は汎用セット、流量制御型は専用セットとなる（表4-23）。

輸液ポンプの心臓部はフィンガ部分である。この部分で流量精度が左右されるので、点検時には注意を払う。フィンガはモータの回転でカ

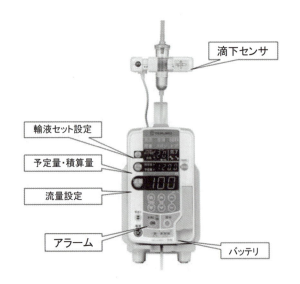

図4-64 輸液ポンプの外観

表4-23 滴数制御型と流量制御型の比較

	滴数制御型 (汎用セット型)	流量制御型 (専用セット型)
輸液セットの種類	汎用セット	専用セット
滴下センサ	原理的に絶対に必要	流量制御上は必要ないが、安全上、付けた方がよい
流量のバラツキ（脈流）	多少見られる	比較的少ない
輸液の成分による誤差	液滴の大きさが変わると誤差になる（例：ブドウ糖液の濃度が高くなると輸液量が減少する）	原理的にあり得ない
しごく部分のチューブの径の変化による誤差	滴数で制御しているので、流量制御型ほどは誤差にならない	径の変化は直接誤差につながるので、時々しごく部分を替える

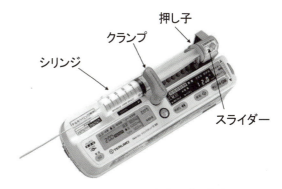

図4-67　シリンジポンプの構造

ムユニットが蠕動的な動きを作り出し、輸液チューブを上流から下流へと輸液を送り出していく構造になっている。

なお、輸液ポンプの警報機構（以下、アラーム）には、「閉塞警報」、「気泡混入警報」、「輸液完了」、「滴下異常」、「電池電圧低下」、「ドアオープン」、「空液」、「開始忘れ警報」「フリーフロー警報」、「輸液完了」、「流量・予定量判定警報」がある。

②シリンジポンプ

シリンジポンプは、輸液ボトルの替わりにシリンジを使用するもので、薬液をより正確に投与したい場合、水分の過付加を避けたい場合などに使用される。また、体重の少ない新生児などの輸液にも利用されている。

シリンジポンプは、シリンジの外筒を固定し、内筒をモータの力で徐々にスライダーを右から左へと移動させていくことで押し子を動かしていく構造になっている（図4-67）。このため、チューブをしごく方式の輸液ポンプに比べて、高精度の注入が可能となる。流量は0.1ml/hから設定できるので、血管作動薬などの注入が可能である。なお、シリンジはメーカ指定のものを必ず使用する。指定以外の同じ容量のシリンジを使用すると、シリンジ内径の違いで流量に誤差を生じる（機種によっては、複数メーカのシリンジに対応できるように、切り替えスイッチが付いているタイプもある）。アラームの機能は「閉塞」、「残量」、「電池電圧低下」、「押し子外れ」がある。

（3）取り扱い上の注意

輸液ポンプ・シリンジポンプは、ともに小型軽量の機器であるから、落下、衝撃は避けなければならない。取扱説明書に従い、正しい操作を行う必要がある。

流量制御方式の輸液ポンプで長期間輸液を行った場合、フィンガ部分に接していたチューブが変形し復元力が低下することで、正確な流量維持ができなくなることがある（図4-68）。この場合、フィンガ部で押されているチューブの位置を変える必要があるが、不用意にポンプ前面ドアを開けるとフリーフロー（後述）が発生することがあるため、必ずクレンメを閉じてから行う必要がある（※最近ではフリーフロー防止可能な専用輸液セットが各社で用意されている）。

シリンジポンプでは、シリンジを新しくセット、または交換した場合に、スライダーとシリンジの押し子の間に僅かな隙間が生じる。この隙間により、ポンプ開始直後は適正な流量が得られないので、三方活栓などを利用して、「早送り」操作で押し子との隙間をなくし、薬液の送液を確認した後、

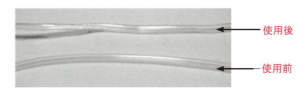

図4-68　ポンプ専用チューブの変形

輸液を開始する必要がある。また、シリンジやシリンジの押し子が正しく固定されず、シリンジポンプが患者より高い位置に固定されている場合には、高低差によって薬剤が急速に注入されてしまうサイフォニングが発生することがあるため、装着を正しく行い（図4-69）、ポンプ本体は患者の位置と同じ高さに設置することが重要である。

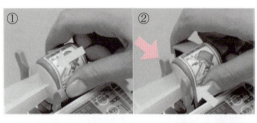
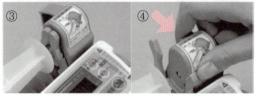

図4-69　シリンジポンプの注意点
（シリンジ装着時）

（4）保守点検

①使用開始前の準備と使用開始時のチェックポイント

●外観点検と作動点検

輸液ポンプ・シリンジポンプは輸液スタンドに取り付けて使用するため、固定位置が高すぎるとバランスが崩れ、移動時など輸液スタンドとともに転倒する可能性がある。転倒の衝撃による破損が思わぬ重大事故につながることもあるので、その痕跡を見落とさないように、使用時には十分な外観点検が必要である。

通常、電源を入れるとセルフチェックを開始するので、その時の作動状態ならびに表示を観察し、正常であることを確認する。

●電池のチェック

輸液ポンプは患者に装着したまま、バッテリ駆動状態で移動することが多い。したがって、バッテリがフル充電されていることをインジケータランプなどで確認する。

●輸液の準備

指定の輸液セット、もしくはシリンジであることを確認する（間違ったものを使用すると、誤差の原因になる）。滴数制御型の輸液ポンプの場合は、輸液セットの滴下数20滴≒1mLまたは60滴≒1mLタイプのどちらかを確認する。輸液ラインの準備ができたら、輸液セットもしくはシリンジを正しくセットする。

●流量設定と輸液の開始

指示の流量に設定し、併せて予定量も設定する。クレンメを開放し（輸液ポンプ）、設定が間違っていないか再度確認してから、輸液を開始する。汎用輸液ポンプの場合は点滴筒内に滴下があり、それを滴下センサが感知しているかを確認する。シリンジポンプの場合は、早送りをして送液を確認してから注入を開始する。さらに動作インジケータランプによる作動確認を行う。

②使用中のチェックポイントとトラブル対処法

使用開始直後の滴下速度が確認できても数分後にもう一度確認し、さらに1時間前後には輸液残量を観察して設定通りの量が送られているか確認する。

輸液ポンプは何らかの異常を感知するとアラームを発報し、ポンプは停止する。ただし、通常のアラーム機能では感知できない、もしくは防ぐことができないものもあるから取扱説明書を正確に読むこと。

●「閉塞」アラームの発生

「閉塞」アラームの発生原因で最も多いのが、クレンメや三方活栓の開け忘れである。閉じた状態で発見したら、急に開放しないで、チューブ内にかかっている圧力を逃がしてから開放する。そうしないと、圧力のかかった薬液が一気に注入されてしまい、非常に危険である（ボーラスの発生）。さらに点滴チューブに付いているクレンメを輸液ポンプの上流に位置させて、開くのを忘れると、「閉塞」アラームが鳴らない場合がある。そのため、クレンメを輸液ポンプの下流に取り付けることを徹底する。そうすれば、数秒から長くても数分で閉塞アラームが鳴る。また、滴下セン

サ付きのものを使用すると、「閉塞」アラームが鳴らなくても、「流量異常」または「空液」のアラームが発報される。

- 「気泡」アラームの発生（シリンジポンプにはない）

　輸液ポンプの気泡検出部にある程度以上の大きさの気泡が通過すると、「気泡」アラームが発生する。気泡が確認できたなら、これを輸液ラインから除去して輸液を再開する。なお、同アラームは輸液ボトルが空の場合にも発生する。輸液ポンプには滴下センサが付いていれば、「気泡」アラームが鳴る前に、「流量異常」または「空液」のアラームが発生するので、より安全である。

- 「流量異常」アラームの発生（シリンジポンプにはない）

　滴下センサが、流量設定値と異なる滴下数（もしくは滴下なし）を感知した場合に発生する。実際には滴下センサの装着位置が不適切な場合、フリーフローが発生した場合、輸液セットを間違えてセットした場合などに発生する。滴下センサがなくてもよい流量制御型の輸液ポンプでも、安全のために滴下センサを使用することを強く薦める。

- 「電池電圧低下」アラームの発生

　バッテリの異常は「電池電圧低下」アラームで知ることができるものの、すぐにこの状況を回復させることができない点が他のアラームと異なる。対策としては、近くの電源コンセントを探してAC駆動させる方法しかないが、電源が近くにない場合は、代わりのポンプを用意する。電源や代わりの輸液ポンプがない場合には、輸液回路を本体から外し、自然滴下にて緊急避難的に対応する。原因には、充電不足と電池の劣化の2つが考えられる。充電不足は日頃の充電保管の徹底、劣化は定期的な保守点検の実施が回避の鍵となる。

- フリーフローの発生

　輸液ポンプは機器そのものの故障より、正しく操作を行わなかったことによるヒューマンエラーによるトラブルが多い。その代表的なものに、設定値のミス、フリーフローがある。

（ケース1）

　輸液ポンプから輸液セットを取り外す時に、クレンメを閉め忘れたためにフリーフローが発生し、大量の薬液が注入されてしまうことがある。対策としては、以下のことが挙げられる。

・輸液ポンプから輸液セットを取り外す時は、クレンメが閉じていることを必ず確認する。
・アンチフリーフロー機構を持った機種を使用する。

（ケース2）

　使用者が新しい輸液ポンプの取り扱いに不慣れなために、輸液セットのチューブが正しくセットされておらず、そのためフリーフローが発生し、大量の薬液が注入されてしまった事例がある。予防策としては、以下のことが挙げられる。

・輸液セットチューブの固定を正しく行うことを徹底させる。
・輸液セットチューブを固定しやすい製品を使用する。
・万一フリーフローになっても、アラームが鳴る滴下センサを使用する。

（ケース3）

　シリンジの押し子が固定されていなかったために、薬液が大量注入されてしまっていた事例もある。患者よりシリンジポンプの方が高い位置にあると、その落差によりサイフォニング現象が起こり、シリンジ内の薬液が大量注入されてしまうことがある。予防策としては、以下のことが挙げられる。

・患者と同等、もしくは低い位置にシリンジポンプを設置する。
・使用者は取り扱いに間違いがなかったか確認すると同時に、しばらく観察して機器が正常に作動することを確認した後、患者から離れるようにする。
・押し子の頭部が正しくセットされないと、「**押し子外れ**」などのアラームが出る製品を使用する。

③終了時のチェックポイント
●外観点検
　パネル面、外装部ならびに滴下センサの清掃をして、特に、本体に破損箇所がないかを入念にチェックする。新たな破損は、転倒・落下などの衝撃を受けたことを暗示するものであり、分解確認、徹底的な点検試験を行う必要がある。また、バッテリ電圧の残量をインジケータでチェックする。

●作動点検
　電源を入れるとセルフチェックを開始するので、その時の作動状態ならびに表示を観察し、正常であることを確認する。流量試験を行い、誤差がなければ記録を残し保管する。

●保管方法
　中央管理を行っている場合は、指定されたMEセンタなどに保管されバッテリも充電されるが、各現場で保管する場合は、担当者を決め、輸液ポンプの電源コードをコンセントに必ず接続し充電状態で保管する。また、保管場所の環境も考慮するとよい。

【参考文献】
1) 加納隆. 輸液ポンプの基礎と実際. Clinical Engineering 2000, 11 (5), p371-377.
2) 加納隆. 輸液ポンプのトラブル事例と対策. 第30回ME技術講習会テキスト. 2008.
3) JIS T 0601-2-24「医用電気機器－第2-24部：輸液ポンプ及び輸液コントローラの安全に関する個別要求事項」. 2005.
4) (社)日本エム・イー学会ME技術教育委員会編. MEの基礎知識と安全管理. 改訂第5版, 南江堂, 2008, p326-333.

2 保育器

(1) 使用目的
　保育器は患児の保温、加湿、酸素投与、感染防止を行うことを目的とした機器である。また、患児の観察や処置が容易に行える機能を有していなければならない。

(2) 原理・構造

①開放型保育器
　開放型保育器は、出生児、外科疾患、多種ルート挿入中、一時的な処置時、成熟児などに適応される。開放型であるため処置や蘇生などが行いやすい反面、外気や対流の影響を受けやすく、体温、水分の喪失が大きい。

②閉鎖型保育器
　閉鎖型保育器（図4-70）は、在胎34～35週未満の新生児や超低体重の未熟児など、酸素管理、体温管理を含む全身管理が必要な新生児などに使用される。閉鎖型であるため、希望する環境温・湿度に制御しやすい。加湿が可能で蒸散による熱喪失を抑えられ、酸素供給・コントロールが容易であり、フードにより隔離性が高く、感染防止に役立つなどの利点を有する。しかし、処置窓を開けると器内室温や酸素濃度が低下することがあるので、処置は手際よく行うよう注意が必要である。

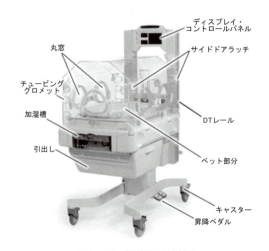

図4-70　保育器の外観

③搬送型保育器
　搬送型保育器は、閉鎖型の一種であるが患児の移送などに用いられるため、比較的小型でバッテリの搭載や酸素ボンベを収納できる構造になっている。また、架台は折り畳みストレッチャー型になっているので、救急車にそのまま搭載できる。

（3）取り扱い上の注意

保育器を安全に使用するためには、添付文書・各社取扱説明書を参照する。また、収容できる児は、未熟児・新生児であるため、患児の急変を見逃すことないよう観察する。さらに保育器の使用上の注意として、主な基本的事項について、以下に列挙する。

①酸素供給（酸素濃度調節）

酸素供給等の濃度調整は医師の指示で行い、供給は酸素ボンベと医療ガス配管端末器の異なる2つ以上の方法で確保しておく。

②感染防止

児の収容前・後には保育器内の清拭・消毒を確実に行う。

③温度コントロール

体温プローブは指定の製品を使用し患児の下に置いたりしない。また、体温調節時は体温プローブを患児の腹壁上などに確実に装着する。

④周囲温と装置内温

適切な温度コントロールを行い、空気循環の中断や熱の喪失・二酸化炭素濃度の増加を防ぐため、保育器の空気循環開口部を塞がないようにする。

⑤静電気対策

静電気を最小に抑えるため、フードやドアは乾拭きしない。

⑥パルスオキシメータ使用時

パルスオキシメータのセンサは取扱説明書に従い正しく装着し、装着部位の血行がよくない場合は、装着部位の変更を頻回に行う。

⑦電磁波障害

高周波を発生する機器（電気メスや電磁波治療装置、携帯電話など）を、本体周辺で使用しない。

⑧光線治療器との併用

光線治療器を保育器内の患児に使用する場合、保育器内の温度上昇、及び患児の体温上昇に気をつける。

（4）保守点検（閉鎖型保育器）

使用する機種の機能や性質により多少異なるため、基本的には製造販売業者の指定する点検内容及び点検期間で行われるが、過不足のある場合には、製造販売業者への通知と改善要求を行う。

保育器を日常使用するごとに行う点検で、使用前点検、使用中点検、使用後点検ごとに、以下に概要を記す。

①使用前点検

使用する前に行う点検で外観点検と簡単な動作点検を行う（表4-24）。

表4-24　使用前点検の一例

	点検項目	判定
外観点検	本体フードの確認	合・否
	キャスターおよびストッパの確認	合・否
	電源プラグの確認	合・否
	手入窓用カバーおよびパッキンの確認	合・否
	チューブ導入口のパッキンの確認	合・否
	センサブロックの確認	合・否
	処置窓開閉ツマミの確認	合・否
	ファンの確認	合・否
動作点検	傾斜装置の動作確認	合・否
	マニュアルコントロールの動作確認	合・否
	サーボコントロールの動作確認	合・否
	温度表示確認	合・否
	停電警報の作動確認	合・否

②使用中点検

保育器の性質から長期間使用されるため、一定の時間ごとに定期的に点検が行われることが望ましい（表4-25）。また、専用の点検票を使用する以外に患児のバイタルサインを記録する経過表、看護記録などに保育器の動作状況の確認を併用して、定時間ごとに記録を行う方法もよい。

③使用後点検

使用後点検は次回の使用に備えて行う点検で、

使用後の清掃、消毒が重要となる（表4-26）。また、使用中に軽微なトラブルなどが発生した場合には、原因究明と対処を行う。

表4-25 使用中点検の一例

	点検項目	判定
外観点検	本体フードの確認	合・否
	キャスターおよびストッパの確認	合・否
	電源プラグの確認	合・否
	手入窓用カバーおよびパッキンの確認	合・否
	チューブ導入口のパッキンの確認	合・否
	センサブロックの確認	合・否
	処置窓開閉ツマミの確認	合・否
	ファンの確認	合・否
動作点検	器内温度（設定）の確認	合・否
	器内温度（実測値）の確認	合・否
	器内湿度の確認	合・否

表4-26 使用後点検の一例

	点検項目	判定
清掃消毒	本体の清掃および消毒	合・否
	マットの清掃および消毒	合・否
	加湿ボックスの清掃および消毒	合・否
外観点検	本体フードおよびキャスターの確認	合・否
	各種窓およびパッキンの確認	合・否
	電源プラグの確認	合・否
	ファンの確認	合・否

④ **定期交換部品**

使用していなくても経年劣化で徐々に変性が進み、パッキン類はひび割れ、フィルタは目詰まり、電池類は消耗が進み、酸素センサも不良になったりする。いずれも予想範囲内の劣化であるので、メーカの指定する経過期間を参照しながら適宜交換する。

⑤ **清掃**

患児にとって保育器は生活の場でもあり、保育器内部は常に体液やオムツなどの汚染にさらされている。保育器内部は高温多湿となるため、細菌にとっても繁殖する最高の環境である。よって、保育器は他の医療機器と違い、消毒を含めた清掃が必要である。保育器のフードはアクリル製であることを前提に安易にエタノール含有液では表面を拭かない。また、乾いたタオルで拭くと表面に傷が付くことがあるので、清掃に適した洗浄剤の選択については、取扱説明書に従った清掃方法で実施する。

（髙倉照彦）

第Ⅴ章

病院設備

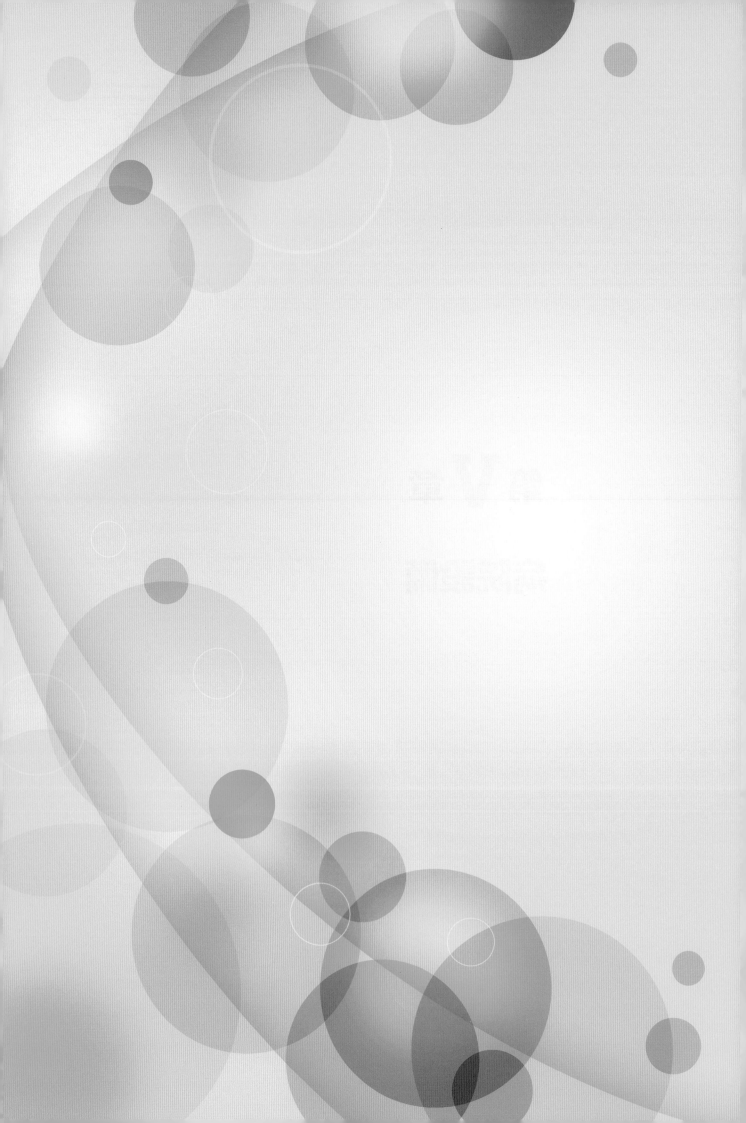

1節 病院電気設備

1 病院電気設備の安全基準

(1) JIS T 1022：2023 病院電気設備の安全基準

表5-1にJIS T 1022：2023の目次と主要内容を示す。この規格は医用電気機器などの使用上の安全確保を目的とし、病院、診療所などの医用室に設ける電気設備のうちの、接地、非常電源及び電源回路に対する施設方法、検査方法及び保守方法について規定している。

(2) 医用接地方式

医用室には電撃防止のために、図5-1に示すような医用接地のための設備を設けなければならない。

「医用接地方式」とは、接地設備を施工する方法を示したものという意味である。

ここでは、保護接地と等電位接地について規定されている。

(3) 保護接地

「保護接地」とは、「安全のための接地、電撃に対して人間を保護するための接地」という意味である。特に、保護接地を施すことによって安全使用ができる「クラスIのME機器」のための設備ということができる。

表5-1　JIS T 1022：2023「病院電気設備の安全基準」の目次と主要な内容

1. 適用範囲（医用接地方式、非接地配線方式、非常電源及び医用室の電源回路について規定）
2. 引用規格（9の規格が引用されている）
3. 用語及び定義（21の用語が定義されている）
4. 医用接地方式、非接地配線方式及び非常電源の施設
 （医用室の処置の内容に応じた原則的な適用例が示されている）
　4-1. 医用接地方式
　　a）保護接地（医用接地センタ、医用コンセント、医用接地端子、0.1Ω以下の接地分岐線）
　　b）等電位接地（ミクロショック対策の必要な患者環境にある導電体）
　　c）接地幹線（鉄骨、鉄筋の利用）
　　d）.接地極（原則として10Ω以下、建築構造体の地下部分を利用）
　4-2. 非接地配線方式
　　a）絶縁変圧器（7.5kVA以下、0.1mA以下の漏れ電流）
　　b）絶縁監視装置（50kΩ以下、2mA以上の表示で報知）
　4-3. 非常電線
　　a）一般非常電源（40秒起動、10時間以上運転可能な自家用発電設備）
　　b）無停電非常電源（無停電、蓄電池設備は10分以上運転、自家用発電設備と連携して10時間以上運転）
5. 医用室の電源回路
　a）漏電遮断器
　b）医用室のコンセント（必要な口数、1分岐回路に10口以下）
　　1）商用電源だけから供給されるコンセントは、外郭表面の色を白とする。
　　2）一般非常電源から供給されるコンセントは、外郭表面の色を赤とする。
　　3）無停電非常電源から供給されるコンセントは、外部表面の色を緑とする。
　　4）非接地配線方式によるコンセントは、他と識別できるようにする。
6. 検査及び保守（竣工検査、定期点検項目例）
　a）完成時の検査
　b）定期検査
付属書（参考）建築構造体の接地抵抗の計算
解説（14頁にわたって詳細な解説が書かれている）

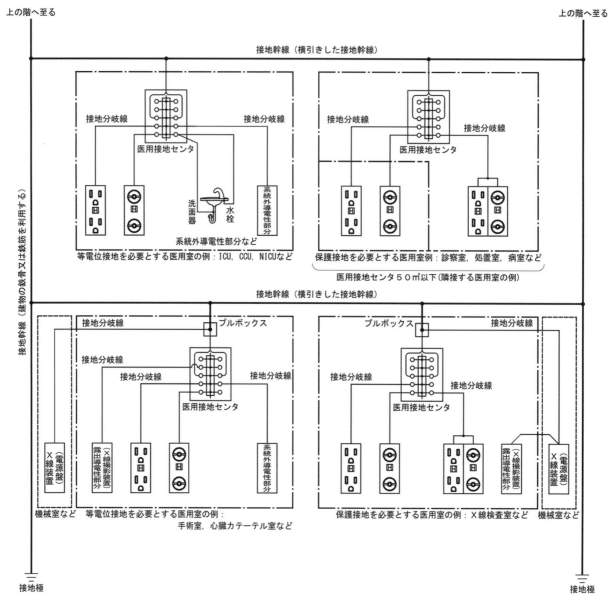

図5-1　JIS T 1022：2023における医用接地方式の概念図

医用室ごとに、「医用接地センタ、医用コンセント、医用接地端子」の"3点セット"を設備しなければならない。

①医用接地センタ

各医用室の「医用コンセント」の接地刃受けと、そばに設置された「医用接地端子」は、その部屋に備え付けてある「医用接地センタ」に0.1Ω以下の「接地分岐線」で接続する。これは、「1点接地」を目的としたものである。

②医用コンセント

医用室で使用される電源コンセントと医用電気機器に使用される電源プラグは、JIS T 1021：2019「医用差込接続器」で規定されたものを使う。病院用の電源コンセントは「医用コンセント」（[H]マークで表示）と呼ばれる接地極付き2極コンセントであるが、これを通称「3Pコンセント」と呼んでいる（図5-2左）。

病院用コンセントは、一般のコンセントより、耐久性（衝撃強度など）や性能（接地極の接触抵抗など）が著しく強化されている。そのため、市販価格は一般用より5～10倍程度高価である。

③**医用接地端子**

医用室用に特別設計された接地端子であり、3Pの電源コードを持たない機器などを接続するための設備で、医用室には必ず設備しなければならない（図5-2右）。

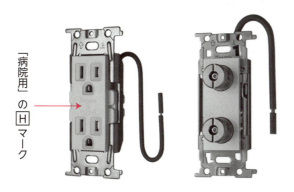

図5-2　医用コンセントと医用接地端子

（4）等電位接地

心臓に直接アプローチするような検査や治療を行う医用室（心臓カテーテル室やICU・CCU、手術室など）では、漏れ電流による心臓直撃の電気ショック（ミクロショック）が起こる可能性がある。ミクロショックでは僅かに0.1mAで心室細動が誘発される。このため、使用する機器の装着部は、漏れ電流を最大級に抑制したCF形装着部としなければならないが、設備側からの漏電も見逃せないので、当該医用室の患者が触れ得る全ての金属体表面を接地センタに0.1Ω以内の電線で結んで、全ての金属体間に電位差がないように"等電位化"する必要がある。このような設備を等電位接地システムあるいはEPRシステム（Equipotential Patient Reference System）と呼んでいる。

等電位接地を施す範囲は、患者の周囲2.5m以内、床上高さ2.3m以内という規定になっている。これを「患者環境」と呼んでいるが、周囲は患者の手を取って、介助者が他の金属製設備や医用電気機器（ME機器）の表面に触れたところを想定しており、高さは、患者がベッド上で起き上がって手を伸ばした高さを想定している。

なお、等電位接地はミクロショック対策設備であるので、全ての医用室に必要なわけではない。

（5）接地極

最終的に地球に電気的につながれる部分を「接地極」と呼ぶ。この部分の地球との接触抵抗を「接地抵抗」と呼ぶが、医用接地ではその値は原則的に10Ω以下と定められている。

実は、このような低い接地抵抗を実現するのは容易ではない。しかし、鉄骨鉄筋コンクリート造の病院では、鉄骨・鉄筋が何本も地中深く打ち込まれ、その周囲には莫大な量のコンクリートが流し込まれている。コンクリートは一般の土壌より10～100倍の電気伝導度がある。よって、地中に埋まった部分を「接地極」として利用すれば、地球と非常に大きな接触面積を持ち、その接触抵抗も小さくなるはずである。そこでJISでは、「建築構造体の地下部分を接地極として使用すること」としている（図5-3）。この場合、その接地抵抗Rは地下部分を半球体としてモデル化し、次式で計算して出してよいことになっている。

$$R = 3 \times 0.4\rho / \sqrt{A}$$

ここでは、ρは土壌の抵抗率、Aは地下部分の総表面積を表し、係数3は計算値を実際値とするリスクを吸収する安全係数である。

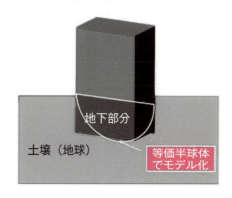

図5-3　病院の地下部分を接地極として利用

（6）非接地配線方式

前述のように低い接地抵抗を持った保護接地システムを医用室に導入するのには、漏れ電流を安全に大地に導く狙いがある。一方で、機器が絶縁破壊を起こして、電源線（生きている線、100V側）が直接接地されると、一般の電源は片側が接地につながっている接地配線方式ゆえ、100V側が直接接地されてしまう。よって、接地側に大きな電流が流れ、ブレーカ（過電流遮断器）が作動し、当該コンセントの「停電」が起こる。もちろん、大

電流が電路に流れ続ければ、発熱による火災の危険があるため、電路を遮断することは必要である。しかし、当該ブレーカに接続された「他のコンセント」も全て停電になるわけで、周囲の医用電気機器（ME機器）も一斉に停止する。ICUや手術室では、重要な生命維持装置が多数使われている。コンセント停電によって、これらが一斉に停止すると大パニックになる。

このような重要な機器を多数使用している施設では、絶縁変圧器を設け、電源のどの線も接地されていないようにすれば、1台の機器の絶縁破壊によっても地絡電流は流れない。よって、ブレーカは飛ばない。これが「非接地配線方式」である（図5-4）。

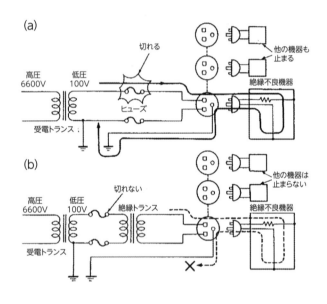

図5-4　接地配線方式（a）と非接地配線方式（b）

なお、「電源の遮断による機能停止が医療に重大な支障を来す恐れがある医用電気機器を使用する医用室のコンセント用分岐回路には、非接地配線方式を適用しなければならない」と規定されている。

非接地配線方式は、後述の非常電源と同様に、電源の供給信頼性の向上を目的としている。

①絶縁変圧器

非接地配線方式に使用される**絶縁変圧器**は、次の規定に適合しなければならない。
・定格容量は、7.5kVAを越えないこと（容量が大きいと漏電も大きくなる）。
・漏れ電流は0.1mA以下であること。

絶縁変圧器自身の漏れ電流は0.1mA以下に抑えられているので、マクロショック対策としての電撃防止機能も持つが、ミクロショック対策としては、この規格値では不十分である。

②絶縁監視装置

非接地配線方式は、前述のように、機器の絶縁破壊（これを「電路の1線地絡」という）時にも電源は安全に供給されるが、この機器を片側接地配線の電路に持っていって使うと、大きな事故が発生する可能性がある。よって、絶縁の悪い機器が接続された場合は、それを報知しなければならない。そこで「非接地式電路の電源側には、次の規定に適合する**絶縁監視装置を設けること**」と規定されている（図5-5）。

・電路の対地インピーダンスを計測・監視する方式であること。
・事故時に異常を知らせるため、表示灯と警報装置を備えていること。
・非接地式電路の大地への絶縁状態が「当該電路二線の対地インピーダンスが50kΩ以下となるような状態（仮に接地配線による単相二線電路とした場合、地絡電流が2mA流れるような状態）」となった時、動作するものであること。

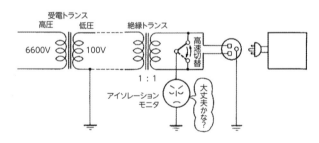

図5-5　絶縁監視装置（アイソレーションモニタ）の原理図

③電流監視装置／過電流警報装置

非接地配線方式の電源回路の分電盤には、主幹用遮断器（ブレーカ）を設置し、非接地電路全体の過負荷によって作動する前に、電流使用量を監視して警報する機能をもつ**電流監視装置**を設ける。また、分岐回路用遮断器が過負荷によって作動する前に、電流使用量を監視して警報する機能をもつ**過電流警報装置**を医用コンセントに併設する。

(7) 非常電源

電源供給停止は、医用電気機器にとって致命的である。そこで、外部からの電源供給停止時に自動的に負荷に電源供給を行う**自家用発電設備**を備える必要がある。

非常電源には、次の2種類がある。

①一般非常電源

一般非常電源は、次の性能を持つ自家用発電設備とすることと規定している。

a. 商用電源が停止した時、40秒以内に電圧が確立し、自動的に負荷回路に切り換え接続され、かつ、商用電源が復旧した時に自動的に切り換えられて復帰できるもの。
b. 連続定格時間が10時間以上のもの。
c. 一般非常電源が設けられた医用コンセントの外郭表面の色は「赤」とする。

供給する対象として（40秒程度で電源供給が必要なもの）は、生命維持装置、基本作業に必要な照明、医療用冷蔵庫、滅菌器、通信機器、警報装置、吸引用減圧装置、自動化装置、搬送装置などが考えられる。

②無停電非常電源

無停電非常電源は、次の性能を持つ非常電源である。

a. 商用電源が停止したとき、**無停電電源装置（UPS）**により負荷電力の連続性を保ち、自動的に負荷回路が切換接続され、次いで電圧が確立した自家用発電設備に自動的に切換接続され、かつ、商用電源が復旧したときには、自動的に切り換えられて復帰できるもの。
b. 40秒以内で電圧が確立する自家用発電設備を使用し、10時間以上連続運転可能なもの。
c. UPSの蓄電池設備は充電を行うことなく、10分間以上継続して負荷に電力を供給できるもの。
d. 無停電非常電源が設けられた医用コンセントの外郭表面の色は「緑」とすること。

供給する対象としては、非常に重要な生命維持装置や手術用照明器などの一瞬でも停止しては困る最重要照明設備などである。

なお、電気の使い過ぎによる電源ブレーカの作動で起こる当該医用室のみの部分停電時は、当然ながら非常電源は作動しない。このような場合、電流監視装置／過電流警報装置を使用すると、電気の使い過ぎの警報が可能となる。

(8) 医用室への適用

以上の医用接地方式、非接地配線方式及び非常電源の実際の病院施設への適用は、そこで使用される医用電気機器の重要度によって分類される。原則として、表5-2a、bに従って行うことになった。なお、ここに示された医用室の名称は例示であり、また、適用する設備も、病院の事情で変更はあり得るので、「原則的な適用」をうたっている。

(9) 検査及び保守

・病院、診療所などで電気設備が完成した時及び改修（回路増及び改築改修を含む）した時は、検査を行い、この規格に適合することを確かめる。完成検査の項目例を以下に示す。
　－接地極の接地抵抗の測定
　－絶縁変圧器の漏れ電流の測定
　－絶縁監視装置、電流監視装置及び過電流警報装置の動作試験
　－医用接地設備の接地線の電気的接続の確認
　－医用接地設備の接地分岐線の電気抵抗の測定
　－商用電源から非常電源への切替時間の測定
　－停復電総合試験による、非常電源の切替動作及び負荷などへの非常電源供給の確認
　－箇条5のb）5）に規定する表示の確認

・病院電気設備は、定期的に検査を行い、この規格に適合することを確かめる必要がある。定期点検の項目例を以下に示す。
　－接地極の接地抵抗の測定
　－絶縁変圧器の漏れ電流の測定
　－非接地配線方式とするための分電盤の充電部（特に変圧器）のねじ類の緩みの点検
　－絶縁監視装置、電流監視装置及び過電流警報装置の動作試験
　－医用接地設備の接地線の緩み、外れなどの点検
　－プラグの抜き差しによるコンセントの保持力が著しく低下しているかの点検
　－商用電源から非常電源への切替時間の測定

表5-2a. 医用接地方式、非接地配線方式及び非常電源の適用

医用室の カテゴリー	医療処置内容	医用接地方式		非接地 配線方式	非常電源[a]	
		保護接地	等電位接地		一般	無停電
A	心臓内処置、心臓外科手術及び生命維持装置の適用に当たって、電極などを心臓区域内に挿入又は接触させて使用する医用室	○	○	○	○	○
B	電極などを体内に挿入又は接触させて使用するが、心臓には適用しない体内処理、外科処置などを行う医用室	○	+	○	○	+
C	電極などを使用するが、体内に適用することのない医用室	○	+	+	○	+
D	患者に電極などを使用することのない医用室	○	+	+	+	+

記号の意味は次による。
　○：設けなければならない。
　+：必要に応じて設ける。
注記[a]　非常電源は、医用室以外の電気設備と共用してもよい。

表5-2b. 医用室のカテゴリの適用例（参考）

カテゴリー	医用室の例[a][b]
A	手術室、ICU、CCU、NICU、PICU、心臓カテーテル室など
B	GCU、SCU、RCU、MFICU、HCUなど
C	救急処置室、リカバリー室（回復室）、LDR室［陣痛・分べん（娩）・回復］室、分べん（娩）室、新生児室、陣痛室、観察室、ESWL室（結石破砕室）、RI・PET室（核医学検査室）、温熱治療室（ハイパーサーミア）、放射線治療室、MRI室（磁気共鳴画像診断室）、X線検査室、理学療法室、人工透析室、内視鏡室、CT室（コンピュータ断層撮影室）、病室、診察室、検査室、処置室など
D	病室、診察室、検査室、処置室など

注[a]　医用室の例の略称は次を意味する。
　ICU：集中治療室、CCU：冠動脈疾患集中治療室、NICU：新生児集中治療室、PICU：小児集中治療室、GCU：新生児治療回復室
　SCU：脳卒中集中治療室、RCU：呼吸器疾患集中治療室、MFICU：母体胎児集中治療室、HCU：準集中治療室
注[b]　医用室の名称は例示であり各施設の医療処置内容の目的に合うカテゴリを選定してもよい。

－無停電電源装置（UPS）の蓄電池の劣化状況の点検（高温多湿ではないことの確認）

〈写真提供〉
図5-2：株式会社明工社

（小野哲章、加納　隆）

2節　病院空調設備

　病院の空調設備は、24時間空調を必要とする病室、環境への適応力が低下した患者や検査機器の動作を保障するための空調の他、院内感染防止の重要な役割を担っている。ここではMDICに必要な病院特有の空調設備の概要について述べる。

　病院に求められる空調設備については、アメリカの「CDC病院感染対策のガイドライン」に示されているAIRの章を基に、一般社団法人日本医療福祉設備協会規格「病院設備設計ガイドライン（空調設備編）」HEAS-02-2022年としてまとめている。

　病院空調設備は、冒頭述べたように温度や湿度の制御を行い、患者や医療従事者のための快適な環境を作り出す以外に、空気の流れを制御して、感染を防止する大きな目的がある。患者環境は新生児の保温や手術中の代謝を抑える低室温管理など、医療効果を促進するための特殊な環境も作り出さなくてはならない。これらの機能が必要であるがゆえ、主に温度のみ制御する一般の冷暖房設備とは構造等が明らかに異なる。病院の空調は強制換気により感染防止、ホルマリン等有害物質排気の一環を成しており、気流を制御することにより、空気媒介性の感染者隔離、有害物質ガス等による健康被害防止することができる。

　また、病院空調設備は、快適な温湿度環境や医療環境・衛生環境を実現する以外に、医療行為を行う時に使用される医療機器等から熱放出や有害物質ガスを排出する役目も担っており、以下の特徴を備えている。

- 患者及び医療従事者に、温度・湿度が制御された清浄な空気を供給する。
- 新生児の保温や手術中の患者の代謝を抑えるため、高温あるいは低温環境や喘息患者や全身熱傷患者のために、適切な湿度環境を提供する。
- 空気の流れを制御したゾーニングにより、感染患者の隔離や易感染患者や健常者の保護をする。
- 適切なエアフィルタの使用によって、浮遊微生物や浮遊微粒子を除去し、清浄な空気を供給する。
- 給気量・排気量のエアバランスによって、汚染空気の拡散を防止する。
- 医療機器の動作を保障し安全性、信頼性を確保するため、機器からの発熱も考慮した温湿度管理ができる。

1 病院の空調

空調の役割は「温度」、「湿度」、「風速」、「風量」「清浄度」、「気流」の6つの要素を適切な状態に保つことといえる。

空調設備は、人を対象とした保健空調と物（機械など）を対象とした産業空調に分けられるが、病院の空調は人と物（医療機器等）が混在する状態での空調性能が求められる。また温度、湿度、清浄度が医療の質と安全に影響するため、病院にとって重要な設備である。

病院では、清浄度区域ごとにゾーニング（区分け）を行い、ゾーンごとの給排気量を制御することにより圧力差を作り、清浄度の高いゾーンから清浄度の低いゾーンへの気流を作っている。

ゾーンごとに異なる空気清浄度は、ろ過率の異なる最終エアフィルタと前置フィルタの組み合わせによる。

さらに、新型のSARS（重症急性呼吸器症候群）新型コロナウイルス感染症（COVID-19）などのパンデミックにも対応できるように病院建築段階で患者動線やゾーニング、空調設備を考えておく必要がある。

空調設備も多様化し、特殊機器を使う検査室や病室の患者のQOL向上に対応するため、複数室の空調を管理できるマルチ型エアコンやルームエアコンによる個別分散型空調も取り入れられるようになってきた。

（1）室内環境

医療施設内を清浄度によって、クラスⅠからクラスⅤまでゾーニングし、用途に適合した空気清浄度を維持しなければならない。また医療機器等の発熱による室温上昇も考慮する。室内で発生する感染、汚染空気の拡散防止のため、独立した専用の空気廃棄設備を設けるなど、個々の室内環境に合わせて適切な環境を整える必要がある。

①清浄度区分

一般社団法人日本医療福祉設備協会規格「病院設備設計ガイドライン（空調設備編）HEAS-02-2022」による、病院内を清浄度によってゾーニングし、病院内を5つの清浄度クラスに分けた時の代表的な部屋の換気条件を、表5-3に示す。

- ●清浄度クラスⅠ（高度清潔区域）

    超清浄手術室などでは、部屋を陽圧に維持しながら乱流の少ない垂直あるいは水平層流式とする。最終フィルタのHEPAフィルタは、空調機吐き出し側に設けている。最小換気回数は5回/h

- ●清浄度クラスⅡ（清潔区域）

    一般手術室や易感染患者用病室では、空調機吐き出し側に旧JIS比色法90%以上の高性能フィルタを設けている。空気の流れの向きは、隣接するゾーンの清浄度クラスによって異なり、清浄度クラスⅠに隣接する時は流入、清浄度クラスⅢに隣接する時は流出する向きに流れる。

- ●清浄度クラスⅢ（準清潔区域）

    ICU、分娩室等では、空調機吐き出し側に旧JIS比色法90%以上の高性能フィルタを設け、病室などに対し陽圧に保つ空調をしなければならない。

- ●清浄度クラスⅣ（一般清潔区域）

    一般病室や診察室では、汚染した空気が患者と極力接しないよう吹き出し口を患者の頭部側に、吸入口を足側に設置するなど、位置関係も配慮する必要がある。

- ●清浄度クラスⅤ（汚染管理区域）

    RI管理区域や空気感染する疾患を持つ患者が在室する部屋などは、室内圧を陰圧とする。排気設備には化学汚染物質除去のため、必要

表5-3 清浄度クラスと換気条件（代表例）

清浄度クラス	名称	摘要	該当室（代表例）	最小風量の目安（回/h） 外気量*1	最小風量の目安（回/h） 室内循環風量*2	室内圧（P：陽圧）（N：陰圧）	外気フィルタの効率	循環フィルタの効率
I	高度清潔区域	層流方式による高度な清浄度が要求される区域	超清浄手術室	5	層流方式	P	HEPAフィルタ 99.97%以上（0.3μm）	
II	清潔区域	必ずしも層流方式でなくてもよいが、Iに次いで高度な清浄度が要求される区域	一般手術室（帝王切開を行う分娩室を含む）	3	15	P	高性能フィルタ JIS ePM₁, min70%以上（旧JIS比色法95%）	
			易感染患者用病室	2	15	P	HEPAフィルタ 99.97%以上（0.3μm）	中性能フィルタ JISePM₁₎, min50%以上（旧JIS比色法90%）
III	準清潔区域	IIよりもやや清浄度を下げてもよいが、一般区域よりも高度な清浄度が要求される区域	血管造影室	3	15	P	中性能フィルタ JISePM₁₀, min50%以上（旧JIS比色法90%）	
			手術ホール	2	6	P		
			集中治療室（ICU・NICU等）	2	6	P		
			分娩室（LDR含む）	2	6	P		
			組立・セット室	2	6	P		
IV	一般区域	原則として開創状態でない患者が在室する一般的な区域	一般病室	2	NR	NR	中性能フィルタ JISePM₁₀55%以上（旧JIS比色法60%）	NR
			新生児室	2	NR	NR		
			人工透析室	2	NR	NR		
			診察室	2	NR	NR		
			救急外来（処置・診察）	2	NR	NR		
			待合室	2	NR	NR		
			X線撮影室	2	NR	NR		
			内視鏡室（消化器）	2	NR	NR		
			理学療法室	2	NR	NR		
			一般検査室	2	NR	NR		
			既滅菌室	2	NR	NR		
			調剤室	2	NR	P		
			製剤室	2	NR	NR		
V	汚染管理区域	有害物質を扱ったり、感染性物質が発生する室で、室外への漏出防止のため、陰圧を維持する区域	空気感染隔離診察室	2	12	N	中性能フィルタ JISePM₁₀55%以上（旧JIS比色法60%）	HEPAフィルタ 99.97%以上（0.3μm）
			空気感染隔離室（降圧個室）	2	12	N		
			内視鏡室（気管支）	2	12	N		中性能フィルタ JISePM₁₀55%以上（旧JIS比色法60%）
			細菌検査室	2	6	N		
			仕分・洗浄室	2	6	N		
			RI管理区域諸室	2	6・全排気（法令を確認）	N		NR（汚染物質除去が必要な場合、フィルタを追加）
			病理検査室	2	12・全排気	N		
			解剖室	2	12・全排気	N		
	拡散防止区域	不快な臭気や粉塵などが発生する室で、室外への拡散を防止するため陰圧を維持する区域	患者用トイレ	NR	10	N	中性能フィルタ JISePM₁₀55%以上（旧JIS比色法60%）	NR
			使用済リネン室	NR	10	N		
			汚物処理室	NR	10	N		
			霊安室	NR	10	N		

出典：病院設備設計ガイドライン（空調設備編）HEAS-02-2022 （一社）日本医療福祉設備協会

NR：要求なし（No requirement），各施設の状況により決定する。
*1：換気効率等を考慮し、他の方式により同等の性能が満足される場合は、この限りではない。
*2：換気回数と一人当たりの外気取入れ量（30㎥/h）を比較し、大きい値を採用する。
*3：外気量と循環空気量の和。室内圧が降圧の場合は排気量と循環空気量の和。

に応じケミカルフィルタを設ける。

清浄度クラスとは別に、クリーンルームのクラスはJIS B 9920で規定しており、1m³の微粒子の数で分類されている。

微粒子の数を10のべき乗として表し、その指数をクラスの値としている（表5-4）。

②空気の質

空気には有害な微生物や化学物質の空中浮遊汚染物質が存在し、微生物は感染のみならずアレルギーや臭気の原因にも成り得る。

病院は「建築物における衛生的環境の確保に関する法律施行令」による特定建物に指定され

表5-4　JIS B 9920清浄度クラスの上限濃度

粒径	清浄度クラス							
(μm)	クラス1	クラス2	クラス3	クラス4	クラス5	クラス6	クラス7	クラス8
0.1	10^1	10^2	10^3	10^4	10^5	10^6	10^7	10^8
0.2	2	24	336	2,360	23,600	–	–	–
0.3	1	10	101	1,010	10,100	101,000	1,010,000	10,100,000
0.5	−0.35	−3.5	35	350	3,500	35,000	350,000	3,500,000
5	–	–	–	–	–	29	290	2,900	29,000
清浄度クラス粒径範囲	0.1〜0.3		0.1〜0.5		0.1〜0.5	0.3〜5.0		

表5-5　建築物環境衛生管理基準
(令和3年12月24日政令第347号)

浮遊粉塵の量	空気1m³につき0.15mg以下
一酸化炭素の含有率	6ppm以下
二酸化炭素ガスの含有率	1,000ppm以下
温度	1) 18〜28℃ 2) 居室における温度を外気の温度より低くする場合は、その差を著しくしないこと。
相対湿度	40〜70%
気流	0.5m/s以下
ホルムアルデヒドの量	空気1m³につき0.1mg以下

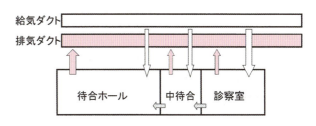

図5-6　診察室・待合の空気の流れ

ていないが、衛生的環境を考慮して表5-5の管理基準に準拠することが望ましいとされている。

浮遊粉塵量は、粒径が10μを超えるものは鼻毛、気管支の繊毛で捕捉され、肺胞まで到達しにくいことから、10μ以下のものをサンプリングし、比色法あるいは重量法で評価を行う。

③交差感染の防止

ゾーンの異なるエリア間の空気圧の差を利用し、清浄度の低い方から清浄度の高い方への有害空中浮遊汚染物の流出を防ぐ。この圧力差を利用した対策は、一般的には給気量と排気量の流量差によって実現している。一例として、移動が多い外来患者のいる待合ホール・中待合・診察室の空気の流れを見ると、図5-6に示すように、清浄度の最も高い診察室から清浄度の最も低い待合ホールに向かって流れるように、給排気量が調整されている。

ただし、ドアが開放した状態では差圧が維持できないため、ドアは、極力閉鎖するよう心がけなければならない。

〈手術室〉

結核患者など空気感染症に罹患している患者の手術においては、手術室内の圧力を陰圧にして廊下側にウイルスが漏れ出ないようにする陰圧手術室で行うことが一般的である。しかし、陰圧にすると手術室ホール側からの気流が手術室内に侵入することにより、内部のクリーン度が低下し開放創を汚染する事になる。そのために手術室には陽圧換気は必須で、いかなる時も陽圧は維持しなければならない（図5-7）。

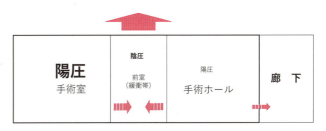

図5-7　陰圧室の確保

手術室において空気感染の可能性がある手術の最善の感染予防は簡易陰圧室（前室）を設置することである。陽圧換気を維持しながら空気感染源となる空気を排出することで、廊下側に

汚染空気が漏れ出ることを防げる（図5-8）。

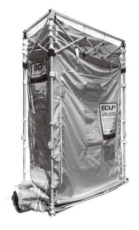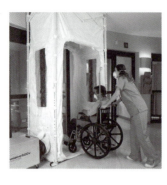

図5-8　簡易型陰圧室

④給気量の確保

給気量は、最小外気量と再循環量の和で決まる。給気量は、収容人数によって必要な熱量は変わる。熱負荷計算から求まる給気量と空気の質を維持するのに必要な給気量の大きい方の値が選択される。手術室などでは麻酔余剰ガスを希釈するため、さらに大きな給気量を必要とする場合もある。

⑤温湿度の条件

各室の代表的な温湿度条件を、表5-6に示す。**相対湿度**が50％を超えるとインフルエンザウイルスの生存時間が短くなるが、冬季のような60％を超える湿度条件では窓や壁が結露しやすく、カビが発生しやすくなる。省エネルギーの観点からは、できるだけ湿度条件を緩和して運転することが望ましいが、冬季の空調間欠運転は結露を起こしやすい。低体温手術やガンマカメラ、MRIといった、温度変動に影響されやすい医療機器対策として24時間空調が必要な場合もある。室内の状況によっては、個別に温湿度を変えたい、緊急手術室などでは急速に所定の温湿度にしたいなど、運用形態に合わせた空調装置の容量を検討する必要もある。ナースステーション、X線撮影室など熱容量の大きい部屋では、冬季でも冷房可能なシステムとする配慮をしておくことが望ましい。

⑥体感温度

体感温度は、温度、湿度、放射、気流、人体の代謝量、着衣の状態など、6つの要素の関わり方で変わる。直接感じる温湿度以外に、壁からの放射や気流によっても、個人の体感温度は変わる。それゆえ、気流が患者やベッド面に直接当たらないように、吹き出し口の形状や配置にも留意することが必要である。

⑦騒音・振動

病院では、患者が長時間安静状態に置かれていることも多く、そのような患者は騒音・振動には敏感になっている。肉体的・精神的にも弱く不安な状態に置かれている患者が対象となるため、一般の建物より一層、騒音や振動に対する配慮をしなければならない。機器や配管・ダクト系からの騒音・振動は、聴力検査・顕微鏡下手術などの医療活動上も支障となるため、防振対策や空調機の配置場所にも十分な検討が必要である。

❷ 空調設備の運転と保守

医療従事者や患者に快適な空気環境を提供するだけでなく、安全な医療行為が行える環境を提供するために病院空調システムのメンテナンスは欠かせない。計画的な日常点検と定期的保守点検励行することで、機器の劣化や異常を早期に発見し、運転に支障が出るような事態は回避できる。病院は一般業務建物と異なり、24時間業務を行っている病室や治療室があり、日常点検は欠かせない。

フィルタの目詰まりは、フィルタ前後の差圧から検出できるので、定期的に点検を行う。

空調機は、清浄度維持の面において24時間運転が望ましいが、夜間使用しない部屋のために稼動するのは経済的に大きな負担となる。しかし、空調を完全に止めると、**煙突効果**によって空調ダクトを通って、汚れた空気が排気口以外に、また、吹き出し口へ逆流する危険性もある（図5-9）。

病院では清浄度を維持するためにも、外気空調運転だけは24時間稼動することが望ましい。少なくとも煙突効果を防止するために、ダンパーなどによる逆流防止対策を考えておく必要がある。

表5-6 外来診療部門の各室条件

エリア・室	清浄度クラス	最小換気回数*1 外気量*2 [回/h]	最小換気回数*1 全風量*3 [回/h]	室内圧 P:陽圧 N:陰圧	全排気	室内循環機器の設置 ○:可 ×:否 □:注*4	温湿度条件 夏期 乾球温度DB[℃]	温湿度条件 夏期 相対湿度RH[%]	温湿度条件 冬期 乾球温度DB[℃]	温湿度条件 冬期 相対湿度RH[%]	許容騒音レベル [NC]	許容騒音レベル [dB(A)]	備考
風除室	Ⅳ	−	NR	P	−	○	−	−	−	−	40〜45	50〜55	吹出口の結露に注意
エントランスホール	Ⅳ	2	NR	P	−	○	27	−	20	−	40〜45	50〜55	吹出口の結露に注意
中央待合ホール	Ⅳ	2	NR	NR	−	○	26	50	22	50	40〜45	50〜55	
外来各科待合エリア	Ⅳ	2	NR	NR	−	○	26	50	22	50	40〜45	50〜55	
外来各科受付事務	Ⅳ	2	NR	NR	−	○	26	50	22	50	40〜45	50〜55	
中待合	Ⅳ	2	NR	NR	−	○	26	50	22	50	30〜40	40〜50	
相談室	Ⅳ	2	NR	NR	−	○	26	50	24	50	30〜40	40〜50	
診察室	Ⅳ	2	NR*5	NR	−	○	26	50	24	50	30〜40	40〜50	
処置室	Ⅳ	2	NR*5	NR	−	○	26	50	24	50	30〜40	40〜50	
産婦人科内診室	Ⅳ	2	NR*5	NR	−	○	26	50	24	50	30〜40	40〜50	
空気感染隔離診察室	Ⅴ	2	12	N	−	□	26	50	24	50	30〜40	40〜50	排気には汚染物質を有効に処理可能な排気処理装置を考慮すること
化学療法室	Ⅳ	2	NR	NR	−	○	26	50	23	50	30〜40	40〜50	
採血室	Ⅳ	2	NR	NR	−	○	26	50	22	50	35〜40	40〜50	
採尿室	Ⅴ	−	10	N	○	−	−	−	−	−	40〜45	50〜55	蓄尿棚からも排気をとる
検査室	Ⅳ	2	NR*5	NR	−	○	26	50	22	50	30〜40	40〜50	
聴力検査室	Ⅳ	2	NR	NR	−	○	26	50	22	50	15〜20	〜25	
器材保管室	Ⅳ	2	NR	NR	−	−	−	−	−	−	40〜45	50〜55	
歯科技工室	Ⅴ	2	10	N	−	○	26	50	22	50	40〜45	50〜55	粉じんに留意する
整形ギプス室	Ⅴ	2	10	N	−	○	26	50	22	50	40〜45	50〜55	
汚物処理室	Ⅴ	−	10	N	○	−	−	−	−	−	40〜45	50〜55	
外来患者用便所	Ⅴ	−	10	N	○	−	−	−	−	−	40〜45	50〜55	

出典:病院設備設計ガイドライン(空調設備編)HEAS-02-2022 (一社)日本医療福祉設備協会

NR:要求なし(No requirement),核施設の状況により決定する。
*1:換気効率等を考慮し、他の方式により同等の性能が満足される場合は、この限りではない。
*2:換気回数と一人当たりの外気取入れ量(30㎥/h)を比較し、大きい値を採用する。
*3:外気量と循環空気量の和。室内圧が陰圧の場合は排気量と循環空気量の和。
*4:□:注は中性能以上のフィルタを装着した循環機器なら可。(空気感染対策が必要な部屋ではHEPAフィルタの設置が望ましい)
*5:検査・治療によって、臭気等が問題になる場合は外気量を増やし全排気とする。

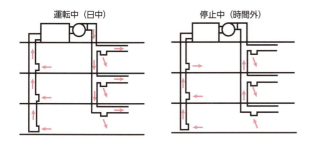

図5-9 垂直ダクトによる煙突作用

空調機の故障は、病院の業務に多大な影響をおよぼし、甚大な被害が出ることがある。熱源機器、熱交換器、送風機などに故障が発生しないよう、日頃からの管理が重要となる。

空調システムを日常点検することで、外観、異音、異臭、温度変化など五感で異常を感じ取ることが可能となる。また、点検時に給気口や空調機の近傍で、その兆候を察知することも可能である。

清浄度の高い手術室のフィルタは、HEPAフィルタなど交換に慎重を要するものもある。そのため交換時に空調機を停止させる必要があり、計画的に行うための日程調整が必要となる。特にHEPAフィルタの交換は、リークの確認のため微粒子カウンタなどを用い、その都度、清浄度を確認することが望ましい。また、RI排気系に使用されるフィルタの交換作業などは、専門業者に委託すべきである。

加湿器に超音波式や回転霧化・遠心噴霧などの方式を使用する場合は、レジオネラ菌の温床となりやすく、レジオネラ症の原因となる可能性があるので、十分な管理が必要である。

(1) 運転保守の体制

病院では健常者と異なる身体的、精神的弱者に対し、24時間体制での医療を提供している。災害

時であっても安全に空調施設の運用ができる設備と人的体制を確保しておかなければならない。

（2）清潔区域系の保守

ICU・未熟児室・病室の24時間運転の場合のプレフィルタの点検は1～2週間毎に、手術室・検査室等定時運転の場合は月2回以上、休業時に点検する。

（3）ファンコイルユニット

病院内で病室・診察室を問わず多数設置されているファンコイルユニットはトラブルも多い。ファンコイルユニットに関わる事故例を、表5-7に示す。

3 空調方式・機器

病院の空調設備は、塵埃を取り除くフィルタ、熱交換器、加湿器、送風機から構成される空気調和機と給気・排気のためのダクト、冷凍機、ボイラ、制御装置などから構成される。

（1）熱源機器（冷凍機、ボイラ等）

冷暖房、給湯の変動に対応できる容量と複数台設置による供給が望ましい。運用管理に当たっては、資格を必要とする。

（2）空調・換気機器

院内感染を防止するため、清掃・消毒がしやすく運転保守のしやすい構造とする。

清浄度Ⅰ・Ⅱ・Ⅲの部屋の最終フィルタは、吹き出し口直前に取り付ける。最終フィルタを取り付けない場合は、空調機ファン出口側に高性能フィルタを装着するのが望ましい。

（3）加湿器

加湿器は、水中微生物繁殖の危険性を避けるため、蒸気式もしくは気化式が望ましい。特に清浄度Ⅰ・Ⅱ・Ⅲの系統では、水スプレー式やパン型を用いるのは望ましくない。

表5-7　各種エアフィルタと濾過効率の比較

種別	事故の原因	発生現象
フィルタ関係	①目詰まり	①フィルタの洗浄不良（粉塵、ほこり及び寝具、衛生材料からの繊維質の塵埃などの除去不完全）による目詰まりが原因で風量減少、冷・暖房能力が低下（床置型に多発）
	②取付不良	②フィルタの逆取付（塵埃補足面）、フィルタの湾曲などが原因で集塵効果が低下し、吹き出し口などが汚染
コイル関係	①目詰まり	①フィルタ関係のトラブル及びケーシング不良などによる粉塵、ほこりの目詰まりが原因で風量減少、冷・暖房納涼機能が低下（床置型に比較的多発）
	②フィンの発錆、腐食　表面処理不良　施工時のキズ	②コイルの腐食による漏水
	③管内の腐食、詰まり　コイル材質不良　冷温水の水質不良	③ドレン管を含む管内詰まりによる冷・暖房能力の低下及び腐食による漏水
ドレンパン関係	①ドレンパン据付不良（排水勾配不良）	①ドレンパンの勾配不良を含む排水不良によるあふれ、ならびに細菌類の繁殖汚染
	②ドレンパンの断熱材不良	②断熱材剥離、劣化及び損傷による結露
	③ドレンパン近接配管の断熱材不良	③熱源水配管の断熱材がドレンパンに接触して生じたドレン水の吸水による結露（天井吊り形に比較的多発）
送風機関係	①他翼ファンなどの汚染	①フィルタ及びケーシングなどの取付不良による粉塵、ほこり、繊維質の塵埃の吸い込みが原因の汚れによる風量減少、冷・暖房能力の低下（床置型、天井吊り形とも多発）
	②材質による発錆、腐食	②フィルタ、コイル及びドレンパンに起因した汚染、結露などによる機能低下（風量低下による冷・暖房能力の低下と振動の発生など）〔モーターも同様の原因によって絶縁不良を生じて発熱し、最悪の場合は焼損するので定期点検により適切に整備する必要がある〕
配管関係	①配管系の機能障害	①配管の腐食、詰まりあるいはエアーだまりなどによって、冷温水の流量バランスが崩れ冷・暖房能力が低下

（4）排水トラップ

空調機やファンコイルユニットのドレン管には、配水管からの汚染臭気の逆流を防止する構造の排水トラップを設けなければならない。

（5）外気取り入れ口

排気口から十分な距離を取り、汚染空気、臭気などを取り込まないように配置し、地上3m以上に設ける。

（6）排気口

大気汚染の原因物質を含む恐れがある感染症室や診察室等の排気は、汚染物除去装置を経て、排気口近くに設置した排気ファンで、ダクト内を引圧にして屋外に排気する。

（7）吹き出し口・吸い込み口

吹き出し口は部屋の清潔区域側、吸い込み口は汚染区域側に設けるのが望ましく、吸い込み口は床面の堆積物を吸い込まないよう、床面から80mm以上離すことが望ましい。

（8）エアフィルタ

必要な空気清浄度を得るため、ろ過率の異なるフィルタを組み合わせて使用する。

- 高性能フィルタ（JIS比色法98%以上）を最終フィルタとする場合は、前置フィルタを2段とし、1段目は重量法で効率80%以上、2段目にJIS比色法で90%以上のフィルタを置く。
- 中性能フィルタを（JIS比色法90%以上）を最終フィルタとする場合は、重量法で効率80%以上の前置フィルタ1段を置く。

（9）外気フィルタの位置

前置フィルタ（プレフィルタ）はできるだけ外気取り入れ口に近くに置き、最終フィルタにHEPAフィルタや高性能フィルタを使用する場合は、第2前置フィルタを空調機コイル（熱交換器）の入り口側に設置するのが望ましい。

（10）エアフィルタの配列

エアフィルタは、空気中の微粒子や微生物を取り除くため目的に応じて、ろ過率の異なる3種類のフィルタが使用されるのが一般的である。

サイズの大きな微粒子や微生物を除去するために空気取り入れ口に最も近い位置に置く前置フィルタと、吹き出し口に最も近い位置に置かれる最終フィルタ、大部分の塵を取り除き最終フィルタの寿命を延ばすための中間フィルタから成る。外気取り入れ口から吹き出し口までには熱交換用コイル、送風機、消音装置などがあり、これらとフィルタの位置関係で、給気の空気汚染の危険性が変わってくる。表5-8に、フィルタの配置と適応区域の関係を示す。

各種エアフィルタとろ過効率の対応表を表5-9に示す。フィルタは空気清浄度に応じ、プレフィルタと最終フィルタ（中性能フィルタ、高性能フィルタ、クリーンルームなどのHEPAフィルタ）を組み合わせて構成される。

（11）還気フィルタ

再循環の粒子状の汚染空気によって、最終フィルタ以前を汚染しないため、できるだけ空気吸込口近くに設けることが望ましい。

4 フィルタろ過率の試験法

- 計数法は試験用ダストにJIS Z 8901の13種のダストを使用し、光散乱式粒子計数器によって測定する。
- 比色法はJIS Z 8901の11種のダストを用い、濾紙塵埃計でサンプリングしたものを光度計で測定する。
- 重量法はJIS Z 8901の8種のダストを用い、濾紙塵埃計でサンプリングしたものを天秤によって測定する。

5 省エネルギー

病室の24時間空調や高度な清浄度維持を目的とする多量換気、放射線部や手術室などの発熱機器により、多くの空調エネルギーを消費する傾向にある。設備のエネルギー効率を上げて災害時などに限られた備蓄エネルギーを有効に使えるような、建築計画も含めた省エネルギー計画が必要である。

表5-8　エアフィルタの配置例と特徴

フィルタの配置	(図)	(図)	(図)
システム説明	第1段前置フィルタ及び第2段前置フィルタを空調機コイル入口側に設置。最終フィルタは、吹き出し口に設置。	第1段前置フィルタ及び第2段前置フィルタを空調機コイル入口側に設置。最終フィルタは、空調機出口に設置。	第1段前置フィルタ及び最終フィルタを空調機コイル入口側に設置。
適応区域	清浄度クラスI：高度清潔区域 清浄度クラスII：清潔区域 清浄度クラスIII：準清潔区域	清浄度クラスI：高度清潔区域 清浄度クラスII：清潔区域 清浄度クラスIII：準清潔区域	清浄度クラスIV：一般清潔区域 清浄度クラスV：汚染管理区域
特徴	個々の吹き出し口に最終フィルタを設置するので給気の汚染度は最も低い。 消音器は飛散するおそれの少ない構造のものを設けなければならない。	空調機出口側に最終フィルタを統合して設置するので、フィルタ交換などのメンテナンスが容易にできる。 空調機を長期間停止した後の運転再開時に、給気ダクトを清掃しなければならなくなることがある。 消音器は飛散するおそれの少ない構造のものを設けなければならない。	一般空調で最も多く採用されている方式である。 消音器は飛散するおそれの少ない構造のものを設けることが望ましい。

表5-9　各種エアフィルタとろ過効率の比較

エアフィルタの種類

種類	測定法	ろ過効率（%）
プレフィルタ	重量法	65以上
中性能フィルタ	大気塵による比色法	90以上
高性能フィルタ	大気塵による比色法	98以上
HEPAフィルタ	計数法	99.97以上

各種エアフィルタのろ過効率

種類	各種測定法によるろ過効率（%）			
	計測法	比色法(大気塵)	重量法	細菌
プレフィルタ	0〜2	〜	65〜85	10〜60
中性能フィルタ	45〜55	90〜98	98〜99	90〜95
高性能フィルタ	65〜75	98	100	90〜99
HEPAフィルタ	99.97	100	100	99.999

最終フィルタに必要な前置フィルタ

最終フィルタ	前置フィルタのろ過効率（%）	
	第1段（重量法）	第2段（比色法）
HEPAフィルタ	80以上	90以上
高性能フィルタ	80以上	90以上
中性能フィルタ	80以上	不要

6 災害対策

病院には清浄度クラスI・II・IIIの清潔ゾーンや、清浄度クラスVのような汚染されたゾーンがある。災害による空調機の故障や停止が医療に重大な影響をおよぼし、院内感染の拡大、ダクトを通した火災の延焼など、空調設備に関わる二次災害を引き起こすことのない建築設計が必要である。

災害時のエネルギーの受け入れ、重要度に応じた空調設備のバックアップなど、自立性の高い設備とする必要がある。空調設備の災害対策については、「病院設備設計ガイドライン（BCP編）HEAS-05-2012」にまとめられているので参照されたい。

【参考文献】
1) 日本医療福祉設備協会．病院設備設計ガイドライン．空調設備編．病院空調設備の設計・管理指針，HEAS-02-2013，2013.
2) 日本規格協会．JIS Z 8901　試験用粉体及び試験用粒子．2006.

（河井敏博、髙倉照彦）

3節 医療ガス設備の概要

医療ガスとは、患者の治療、診断及び予防、手術機器駆動用として使用するガスまたは混合ガスのことで、酸素、亜酸化窒素、医療用空気、窒素などがある。

この医療ガスは重要なガス性医薬品であり、呼吸管理や手術などを遂行するためには不可欠なものである。しかしながら、その使用方法や保守管

理が適切に行われない場合には、患者に低酸素症などの重篤な障害を与えることになる。

本節では、医療ガスに関する理解を深めるために、医療ガスの種類、性質及び用途、医療ガスに関連する法令や規格、供給設備、医療ガスを使用する際に起こり得るトラブルと安全管理体制などについて解説する。

1 医療ガスの基礎

（1）物質の三態（相の違い）

一般的に物質は気体、液体、固体に分けられ、それぞれの同じ物質が温度と圧力を変化させることで状態変化（相変化）が起こる（図5-10）。例えば、大気中に存在する酸素や水蒸気は気相、水滴は液相、氷は固相の状態にあるが、温度や圧力の違いによって、固体から液体、液体から蒸気、蒸気からガスへと変化する。つまり、常温下で高圧ガス容器（ボンベ）の中に液体または気体で存在するかは、相変化が起こる臨界点（臨界温度と臨界圧力）によって決まることになる。

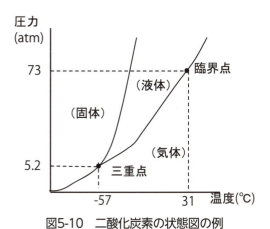

図5-10　二酸化炭素の状態図の例

（2）ガスと蒸気の一般的な使い分け

①ガスとは

常圧下の沸点が常温以下の物質の場合であって、加圧しても液化せず気相のみが存在する気体のことをガスといい、酸素や窒素は常温では大気圧下や高圧ガス容器内でもガスの状態にある。

②蒸気とは

常圧下の沸点が常温以上の物質から出た気体で、加圧下では液相と共存するものを蒸気という。二酸化炭素や亜酸化窒素（笑気）は臨界温度が酸素や窒素に比べて非常に高く、高圧ガス容器内で圧縮されているため、常温で液体と気体が混在した蒸気の状態にある。

2 医療ガスの用途

日常診療に関連している医療ガスは、直接治療に使用されるもの、治療効果を向上するために使用されるもの、検査機器の校正用として使用されるもの、滅菌に使用されるものなど、その種類と用途は多い（表5-10）。

表5-10　医療ガスの種類と用途

ガスの種類	用途	使用する代表的な機器
酸素	酸素療法	酸素吸入器
		高圧酸素治療装置
	人工呼吸療法	人工呼吸器
	麻酔	麻酔器、蘇生器
	未熟児の治療	保育器
亜酸化窒素	麻酔	麻酔器
	冷凍手術	冷凍手術器
治療用空気	酸素療法	人工呼吸器、酸素ブレンダ
	人工呼吸療法	人工呼吸器、麻酔器
窒素	骨の切削、穿孔	空圧ドリルの駆動源
	冷凍手術	冷凍手術器
ヘリウム	補助循環法	IABPの駆動ガス
二酸化炭素	内視鏡手術	気腹装置
	呼吸機能検査	呼吸機能検査機器（校正用）
	冷凍手術	冷凍手術器
酸化エチレン	滅菌	医療機器

3 医療ガスの性質

現在、麻酔に使用されている酸素や亜酸化窒素、窒素のほとんどのガスが物質として発見されたのは今から約250年前であり、また、医薬と認識され本格的に医療に使われ始めたのは19世紀後半からで、百数十年もの歴史を持っている。

医療に供されるガスで、酸素、液体酸素、窒素、液体窒素、二酸化炭素、亜酸化窒素、滅菌ガス（酸

化エチレンと二酸化炭素の混合ガス）、キセノン、一酸化窒素は、「くすり」として扱われ、医薬品医療機器等法にしたがって医薬品として製造、販売されている。その中から、酸素、亜酸化窒素、二酸化炭素、滅菌ガス、キセノンなどを取り上げ、以下にその性質（表5-11）と取り扱い上の注意を述べる。

（1）酸素、液体酸素

酸素は、燃焼を促進させる支燃性ガスであり、空気中で燃えるものは酸素が多いとさらに燃えやすくなる。燃焼を激しくすることから消火活動を妨げる恐れがあるため、火災時は燃焼場所から遠ざける必要がある。高濃度酸素中では物質の多くは発火しやすくなり、大気圧での空気を組成する濃度21％の酸素とは性質が大きく異なり、日頃見慣れた燃焼とは全く異なった激しい燃焼となる。

一般的には14.7 MPaの圧力で高圧ガス容器（ボンベ）に充填されるが、在宅酸素療法用として19.6 MPaに充填されたボンベも普及してきている。高圧ガス保安法に関連する容器保安規則では、ボンベは表面積の1／2以上を黒色にすることが定められている。

以下に、酸素特有の注意事項を列記する。

・酸素ガスの噴流は、鉄さび粉、金属粉、ダストなどの摩擦による発熱、静電気の帯電によるスパーク、また急激な圧縮で高熱を発し、配管などが燃えるに至る現象の原因となり得る。また、容器バルブを急激に開閉すると、圧力調整器のバルブシートやガスケットを燃焼させる恐れ（断熱圧縮）があるので、ボンベのバルブは静かに開閉しなければならない。
・酸素と接触するボンベのバルブ、配管、機器部に油脂類を付着させてはならない。油脂類で汚れた手袋や工具は、絶対に使わない。油脂類は、酸素中では比較的低い温度で容易に燃焼するからである。パッキン類は必ず、指定されたものを適正に使用する必要がある。
・液体酸素は、畳や絨毯など燃える物にこぼすと発火する恐れがある。また、－183℃と超低温のため、触れると凍傷の危険性がある。
・酸素ボンベの安全弁からガスが噴出した時は、直ちに付近の火気を消し、換気をして酸素ボンベを日陰で通風のよい所に移す。

（2）亜酸化窒素（笑気ガス）

亜酸化窒素（笑気）は麻酔・鎮痛作用を有し、麻酔薬として使用されている。支燃性であり、取り扱いには酸素と同様の注意が必要である。また、ボンベからのガスが直接皮膚に当たると凍傷を起こすことがあるので、注意が必要である。

ボンベには、液化ガスとして充填されており、圧力は20℃で5.1MPaである。気体で取り出すには、ボンベを立てた状態で使用する必要がある。

麻酔、鎮静あるいは冷凍手術（CRYO SURGERY）に亜酸化窒素が用いられる手術室などでは、亜酸

表5-11　医療ガスの性質

性質	ガスの種類	酸素 (O_2)	亜酸化窒素 (N_2O)	空気	窒素 (N_2)	二酸化炭素 (CO_2)	ヘリウム (He)	キセノン (Xe)	酸化エチレン (C_2H_4O)
分子量		32	44	29	28	44	4	54	44.05
比重(対空気)		1.105	1.53	1	0.967	1.529	0.138	4.42	1.5
密度	気体(g/l)、室温	1.33	1.85	1.2	1.17	1.85	0.18		1.79
	液体(g/mL)	1.14（沸点）	0.79（室温）	0.52（沸点）	0.81（沸点）	0.77（室温）	0.13（沸点）	5.89	
沸点（℃）		-183	-89.5	-191.4	-195.8	-78.2	-268.9	-107.1	10.7
臨界温度（℃）		-118.8	36.5	-140.7	-147.2	31.0	-267.9	16.6	
臨界圧（atm）		49.7	71.7	37.2	33.52	72.80	2.26	58.0	
水への溶解度 (mL/dL・mmHg)		0.0031（37℃）	0.062（37℃）	0.0025（室温）	0.0022（室温）	0.075（37℃）			
臭気		無臭	甘臭	無臭	無臭	無臭	無臭	無臭	快臭
燃焼爆発性		支燃性	支燃性	支燃性	なし	なし	なし	なし	あり、毒性

化窒素濃度が50ppm以上にならないように換気システムを設ける。

(3) 圧縮空気・合成空気

自然界の空気を圧縮装置にて圧縮し、除塵、除湿、除菌などを行い、生成される。酸素と窒素を混合器で混合（酸素22％、窒素78％）した合成空気を用いる施設もある。また、高圧ガス容器に充填したものもある。

(4) 窒素

窒素は無色無臭の支燃性・可燃性のない不活発なガスで、引火、発火に対し安全性が高いことから、エアードリルなど手術用機器の動力源として利用される。また、液体窒素が蒸発する時に熱が奪われる現象（気化熱）を利用した冷凍手術の触媒として使用される。その他、酸素と窒素を混合して供給する合成空気の生成にも使用される。

(5) 二酸化炭素（炭酸ガス）

内視鏡外科手術が普及し、術野確保のための二酸化炭素の重要性が増してきている。また、高山病での呼吸困難や麻酔時における覚醒など酸素吸入を必要とする場合、純酸素よりも二酸化炭素を5～10vol％混入するほうが好結果をもたらすことがある。二酸化炭素は無色無臭、空気中濃度が10％以上では意識障害や呼吸停止を起こす中毒性ガスで、許容濃度は5,000ppmである。

ボンベには液化ガスとして充填されており、その圧力は20℃で5.7MPaである。気体で取り出すには、容器を立てた状態で使用する必要がある。

二酸化炭素は、高圧ガス保安法の容器保安規則により、ボンベ表面積の1／2以上を緑色にすることが定められている。

比重が空気の1.5倍であるため床上に滞留しやすく、室内を十分に換気する必要がある。漏洩により人身事故が起きないように、二酸化炭素を地下室に貯蔵保管してはならない。安全弁が働いたり、ボンベを倒して圧力調整器が破損したりしてガスが多量に噴出した時は、速やかに室内を換気し、十分に希釈されるまで近づかないことが肝要である。

(6) ヘリウム

ヘリウムは空気より軽く、無色無臭で非常に低い沸点の不活性なガスである。気体の密度（空気の1／10）が低いため流れの抵抗が少なく、拡散が速い。呼吸療法や大動脈内バルーンパンピング（IABP）の駆動用ガスとしても用いられている。

(7) キセノン

キセノン吸入によりX線の透過率が変わることを利用し、CTスキャンによる局所脳血流量及び局所脳血流分布の測定に利用される。また、麻酔ガスとしての使用が試みられている。

キセノンは、空気中にごく微量存在する（0.087ppm）無色無臭の化学的に極めて安定な不活性ガスで、化学反応を起こしたり燃焼爆発したりする危険はない。しかしながら、生物にとっては窒息の危険を伴うので、注意が必要である。

(8) 滅菌ガス（酸化エチレン）

滅菌ガスとして使われる酸化エチレン（化学式C_2H_4O）は、空気中で広い爆発範囲を有する危険なガスで、通常、不燃性の二酸化炭素で希釈し、ボンベに充填される。酸化エチレン濃度10 wt％、20 wt％、30 wt％の滅菌ガスが商品化されている。

酸化エチレンは生体に極めて有害で、粘膜を刺激し、中枢神経の機能を低下させる。初期症状としては、流涙、鼻汁漏出、ついで息切れ、呼吸切迫などが起こる。吸入により、軽いめまい、悪寒、吐き気などの中毒症状を呈した場合は、清浄な空気の場所に避難し、医師の手当を受けることが必要である。急性中毒の遅発症状としては、吐き気、嘔吐、下痢、肺浮腫、麻痺、痙攣を起こして死に至ることもある。また、低濃度の長期間曝露の場合、強い発がん性を有することが分かっている。

4 医療ガス関連の法令・通知・規格

医療ガスに関連した事故は患者の生命に対する影響が大きいことから、医療ガスの品質の保持、医療ガスの誤用防止、また、供給失調の防止などに関して法令や規格などで厳しく規定されている。

（1）法令

医療ガスに関連する法令には、図5-11に示すものがある。

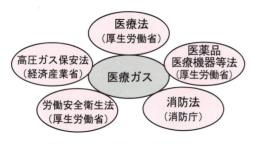

図5-11　医療ガスに関わる法令

①医療法

病院、診療所及び助産所の開設、ならびに管理に必要な事項や医療の安全を確保するために必要な事項などを定めることにより、良質かつ適切な医療を効率的に提供する体制の確保を図り、もって国民の健康の保持に寄与することを目的としている。

また、医療機器や設備の保守点検の外部委託の規定も定めている。

②医薬品医療機器等法

医薬品、医薬部外品、化粧品及び医療用具の品質、有効性及び安全性の確保のために必要な規制を行うとともに、医療上、特に必要性が高い医薬品及び医療用具の研究開発の促進のために必要な措置を講じることにより、保健衛生の向上を図ることを目的としている。医療ガスについては、ガス性医薬品（医療ガス＝「薬」）として以下のガスが規定されている。
・酸素（局方収載、液化酸素は局方外医薬品）
・窒素（局方収載、液化酸素は局方外医薬品）
・亜酸化窒素（笑気）（局方収載）
・二酸化炭素（局方収載）
・キセノン
・上記の混合ガス
・酸化エチレン

純度については「日本薬局方」で酸素、窒素、二酸化炭素がそれぞれ99.5vol%以上、亜酸化窒素が97vol%以上と規定している（vol%は体積濃度のこと）。

③高圧ガス保安法

高圧ガスによる災害を防止して、公共の安全を確保することを目的としている。そのために、高圧ガスの製造、販売、貯蔵、移動、消費及び廃棄、容器の製造と取り扱いなどについて、それぞれ危険予防の見地から許可、届出などの業務を課し必要な規制を加えている。また、民間業者及び高圧ガス保安協会による高圧ガスの保安に関する自主的な活動を促進させることを規定している（高圧ガス保安法の詳細は後の7項で示す）。規制するガスには、以下のようなものがある。
・酸素
・窒素
・二酸化炭素
・亜酸化窒素（笑気）
・酸化エチレン
・ヘリウム
・圧縮空気（高圧ガス容器に充填）
・各種混合ガス

④労働安全衛生法

労働基準法と相まって、労働災害の防止のための危害防止基準の確立、責任体制の明確化及び自主的活動の促進の措置を講ずるなど、その防止に関する総合的計画的な対策を推進することにより、職場における労働者の安全と健康を確保するとともに、快適な職場環境の形成を促進することを目的としている。医療ガスに関連したもので規制しているものは、特定化学物質障害の危険がある作業として酸化エチレン滅菌がある。また、高気圧酸素治療装置の規格や安全装置の具備についても規制している。

⑤消防法

火災を予防し、警戒し及び鎮圧し、国民の生命、身体及び財産を災害から保護するとともに、火災または地震などの災害による被害を軽減し、もって安寧秩序を保持し、社会公共の福祉の増進に資することを目的としている。特に届け出を必要とするものとして、酸素などの圧縮ガスや液化ガス、また酸化エチレンなどの滅菌ガスがある。

(2) 厚生労働省医政局長通知

医療施設内での医療ガス設備や医療ガスの使用に関する安全管理の周知と指導を目的に、2020年8月17日に厚生労働省医政局長通知（医政発0817第6号）として、「医療ガスの安全管理について」が出された（詳細は9項で示す）。

(3) 規格

①JIS T 7101「医療ガス設備」

医療ガス設備とは、医療施設で使用される診断、治療に用いられるガスを、配管により各部署に供給するための設備のことをいう。この規格では、医療ガス設備の構造機能、配置の設計、使用部材の材質、設置施工、試験検査、完成図などについて、必要な書類などの最低基準を規定している。この規格は、患者の診断、治療、予防、特に麻酔・蘇生、または手術用器械に用いられる不燃性ガス用の施設に適用し、非臨床目的の配管設備には適用していない。また、この規格に包含する機器、装置、設備などは、以下の医療ガスを対象としている。

- 酸素
- 酸素濃縮空気
- 亜酸化窒素（笑気）
- 空気（治療用、手術器械駆動用、非治療用）
- 二酸化炭素空気（治療用、手術器械駆動用）
- 窒素
- これらの混合ガス
- 吸引
- 麻酔ガス排除

なお、このうち吸引は気管内の喀痰吸引や手術時の術野からの吸引などには不可欠なもので、吸引ポンプ装置によって陰圧が作られ供給される。

②JIS T 7111「医療ガスホースアセンブリ」

人工呼吸器や麻酔器などに医療ガスを供給するために使用する耐圧性のホース（ホースアセンブリ：図5-12）の構造、機能、ガス別特定、及び試験について規定している。

③JIS B 8246「高圧ガス容器用弁」

内容積0.1L以上120L未満の高圧ガス容器に使用する容器用弁（バルブ）の種類、性能、寸法及び構造、外観、材料、検査、製品の呼び方、表示について規定している（図5-13）。

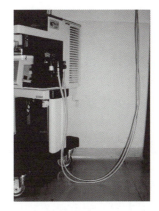

図5-12　人工呼吸器のホースアセンブリの例

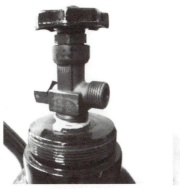 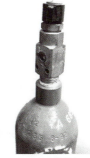

おねじ　　　　　ヨーク形

図5-13　高圧ガス容器用弁の例

5 医療ガスの供給方式

医療施設での医療ガスの供給方法には、2通りの方式がある。

(1) 中央配管方式

医療施設内の決められた場所に医療ガスの供給装置を設置し、そこから医療ガス設備を介して院内の各部署にある配管端末器まで医療ガスを供給する方法をいう。この方式についてはJIS T 7101「医療ガス設備」で構造、設計、検査などの最低基準を規定している（詳細は6項で示す）。

(2) 個別方式

医療ガス設備（配管）が施されていない場合に、

患者または医療機器のそばに移動式の医療ガス供給源を置き、そこから医用ガスを供給する方式をいう。この方法では、酸素や亜酸化窒素などの高圧ガス容器や移動用コンプレッサ（圧縮空気）、電気吸引器などを用いてガスを供給する。

6 医療ガス設備（JIS T 7101）

医療ガス設備は、中央供給装置、制御装置、送気配管、配管端末器及びホースアセンブリから成る。医療施設において医療ガスを貯蔵、分布、調整して、医療ガスを用いる医療機器と連結して適切な使用に供するための配管、機械装置により構成される系統的設備のことである（図5-14）。

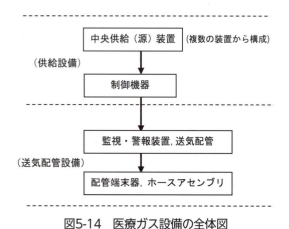

図5-14　医療ガス設備の全体図

（1）供給設備

供給設備は、送気配管に送気する2系列以上の供給源装置（ガス源）を持つ設備のことで、供給源装置と制御装置から構成される。中央供給源装置は医療ガス供給源設備で主要な部分であり、可搬式高圧ガス容器と可搬式超低温液化ガス容器による供給設備、定置式超低温液化ガス貯槽による供給設備、圧縮空気供給設備、吸引供給設備などがある。それらは第一供給源と第二供給源から構成され、第一供給源からの供給を消費し尽くすか、故障失調の時に供給を開始する第二供給源から供給される方式になっている。

①供給源装置の種類
●可搬式容器による供給設備

1本以上の同種の高圧ガス容器や可搬式超低温液化ガス容器（LGC：Liquid Gas Container）の集合装置（マニフォールド）のことである。この設備では、ガスの供給が中断しないように複数の容器を左右のバンク（第一供給装置と第二供給装置）に分けて設置し、片方のバンクの内圧が一定の圧力以下になると中央に設けた自動切換装置が作動し、もう一方のバンクからガスが連続供給できる（図5-15 (a), (b)）。

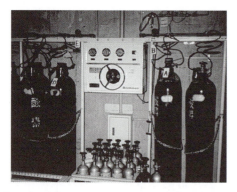

図5-15（a）　マニフォールド（ボンベ）の例

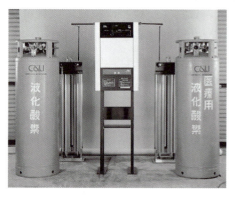

図5-15（b）　マニフォールド（LGC）の例

●定置式超低温液化ガス供給設備

液化した酸素、または窒素を液体（低温）の状態で大量に貯蔵できる貯槽（CE: Cold Evaporator）と、それを気化させる送気用蒸発器、圧力調整器、及び制御装置から構成される（図5-16）。

供給装置の構成は、1系統の定置式超低温液化ガス供給設備及び2つのバンクを持つ高圧ガス容器でのマニフォールドにより連続供給を行う方式か、または2系統の定置式超低温液化ガス供給設備を用い、それぞれが第一供給装置と第二供給装置の機能を持ち、交互に切り換え

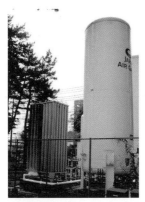

送気用蒸発器（左）と貯槽（右）
図5-16 定置式超低温液化ガス供給設備の例

て連続供給を行う方式でなければならない。

● 医療用空気供給設備

医療用空気は、空気圧縮機（エアーコンプレッサ）で大気中の空気を圧縮し、清浄化し供給する方式と、酸素と窒素を混合器で所定の割合に混合した後に供給する方式、高圧ガス容器から供給する方式がある。

〈空気圧縮機を使用する供給設備〉

一般的に空気圧縮機を用いる方式が多く、①空気圧縮機、②アフタークーラ、③レシーバタンク、④エアードライヤ、⑤微粒子フィルタから構成される（図5-17）。

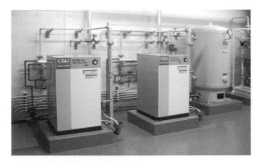

図5-17 空気圧縮機（エアーコンプレッサ）の例

[構成要素の役割]
- 空気圧縮機：大気中の空気を取り込み圧縮する装置
- アフタークーラ：圧縮された空気を冷却して温度を下げて除湿する機器
- レシーバタンク：空気圧縮機による空気の振動をなくし、一時保存するタンク
- エアードライヤ：さらに冷却することで除湿をし、配管内での水分の凝縮を防止する水分除去装置
- 微粒子フィルタ：水分、油分、塵埃などを除去する装置

この設備は少なくとも2基以上で構成し、そのうち少なくとも2基は空気圧縮機でなければならない。可能であれば3基にすることが望ましいが、3基目は1系列の高圧ガス容器による装置でもよい。また、生成した圧縮空気は露点が5℃未満、油分が0.5 mg/m^{3}以下、一酸化炭素量が5 mL/m^{3}以下、二酸化炭素が500mL/m^{3}以下でなければならない。

〈混合ガス供給設備〉

液化酸素と液化窒素の定置式超低温液化ガス貯槽による供給装置で、それぞれを気化した後に空気とほぼ同じ組成（酸素22%、窒素78%）に混合したものをバッファタンクに貯留し、供給ユニットで圧力を調整した後に配管端末器へ供給される（図5-18）。空気圧縮機を使用した場合にみられる水分や臭い、有害ガス（NOx, COなど）、圧縮機自体から発生する油やカーボンなどの粒子が含まれない。

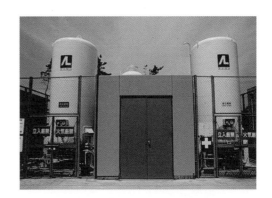

図5-18 混合ガス供給設備の例

● 吸引供給設備

複数の吸引ポンプ、リザーバタンク、制御盤などから構成され、吸引圧（陰圧）を供給する装置である。一般的に低騒音で保守が容易な水封式吸引ポンプ（図5-19）が多用されているが、高真空を得るために油回転式の吸引ポンプを使用する場合もある。2基以上の吸引ポンプ、少なくとも1基のリザーバタンク、2個の除菌フィルタなどで構成され、3基以上の吸引ポンプを設置することが望ましい。なお、ポンプの排気は配管で屋外に排出される。

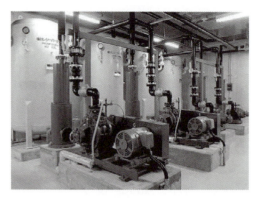

図5-19 吸引供給設備（水封式）の例

また、全ての吸引ポンプは一般非常電源に接続されている。

● 余剰麻酔ガス排除装置

低濃度の亜酸化窒素などの麻酔ガスを長時間曝露すると、動物実験では流産や奇形発生の恐れがあるために、使用した亜酸化窒素を室内に放出しないよう、余剰麻酔ガス排除装置（AGSS: Anesthetic Gas Scavenging System）を設けなければならない（図5-20）。この装置の吸引排除の方式には、ブロアー式と非医療用空気を用いたエジェクタ方式がある。

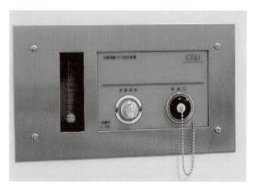

図5-20 余剰麻酔ガス排除装置（コントローラ）の例

②供給源装置と供給ガスの種類

供給される医療ガスと供給源装置種類の例を示す（表5-12）。

③医療ガスの貯蔵量の目安

医療ガスは緊急時や保守点検時を含め、常に安定して供給されなければならない。そのために、供給設備は最低限2基以上の供給源装置の組み合わせで構成され、その必要貯蔵量や容量は推定使用量を目安として算出される（表5-13）。

表5-12 供給源装置と供給ガスの種類

供給源装置	O_2	AIR	N_2O	VAC	N_2
高圧ガス容器供給装置	○	○	○		○
可搬式超低温液化ガス供給装置	○				
定置式超低温液化ガス供給装置	○				
空気圧縮機を使用する供給設備		○			
混合ガス供給装置		○			
吸引供給装置				○	

N_2O：亜酸化窒素　VAC：吸引

表5-13 供給源装置別貯蔵量・容量の目安

供給源装置	貯蔵量または容量
高圧ガス容器供給装置	第一供給装置、第二供給装置とも推定使用量の7日分以上（予備供給装置は1日以上）
可搬式超低温液化ガス供給装置	
定置式超低温液化ガス供給装置	貯槽の2/3が推定使用量の10日分以上
空気圧縮機を使用する供給設備	1基で推定使用量の全容量をまかなえること
混合ガス供給装置	貯槽の2/3が推定使用量の10日分以上
吸引供給装置	1基で推定使用量の全容量をまかなえること
麻酔ガス排除装置（ブロアー式）	推定使用量の全容量をまかなえること

④制御機器

圧力調整器、安全弁、警報用圧力検出器及び手動・自動の切換器または電気開閉器などを備え、標準圧力の範囲内で標準最大流量を配管端末器まで供給するように送気配管内圧力を維持制御する装置のことである（図5-21）。安全弁は、設定圧力を超えた時に作動して制御機器や送気配管を過剰圧から防護するための弁のことで、一次圧力調

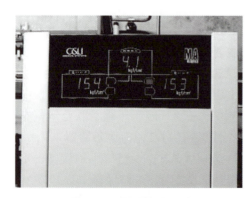

図5-21 制御機器の例
（表示下段は1次側圧、上段は配管供給圧）

整器の下流配管内の圧力を制限する一次圧安全弁と、送気（二次）配管圧力調整器の下流配管内の圧力を制限する二次圧安全弁がある。

また、高圧ガス容器やLCG、CEなどに直接装備してある高圧ガス保安法などに基づく安全弁は、除外して考えなければならない。

⑤送気圧力及び流量

医療ガスの標準送気圧力、配管端末器での最大流量、吸引ポンプ及び空気圧縮機の作動設定圧、安全弁の作動圧及び警報に関して規定されている（表5-14）。手術機器駆動用の窒素と圧縮空気以外の医療ガスの標準送気圧力は全て400±40 kPaであるが、酸素は静止圧状態において、亜酸化窒素または二酸化炭素よりも30 kPa程度高くして、ガス系に異常のある医療機器を介しての酸素配管への異種ガスの逆流混入による低酸素の危険性を防止でき、さらに治療用空気は、酸素と亜酸化窒素、及び二酸化炭素との中間の送気圧力とすることが望ましいとされている。

（2）送気配管設備

①監視・警報装置

医療ガスを常に安定して供給するためには、ガス供給源の補充や配管内の圧力異常を適切に知らせるための監視・警報設備は重要である（図5-22）。この設備は4つの異なる警報区分を持っている。

●運転警報

第一供給がなくなり第二供給から流れ始めた時や、CE設備の超低温貯槽の液面が最低値より低くなった時などに、処置を講じる必要があることを設備関係者に知らせるものである。警報は可視信号で、色は黄で点滅表示である。

[警報の条件]
・第一供給を消費し尽くし、第二供給から流れ始めた時
・第一供給、第二供給、または予備供給のいずれかの高圧ガス容器内の圧力が最低圧力を下回った時
・超低温貯槽の圧力が、医療施設の管理者がガス供給者と協議設定した最低値より低くなった時
・医療施設の管理者がガス供給者と協議設定した最低値より、使用中の超低温貯槽の液面が低くなった時
・医療施設の管理者がガス供給者と協議設定した最低値より、予備の超低温貯槽の液面が低くなった時
・空気圧縮機、または調整装置が失調した時
・圧縮機装置による供給空気の水分量が規定レベルを超えた時
・混合ガス供給装置が失調した時
・超低温装置が失調した時
・吸引ポンプが失調した時

●緊急運転警報

配管内の異常圧力を示し、設備関係者の即座の対応が必要な場合に発生する。警報は可視可聴信号で、色は赤で点滅表示である。

[警報の条件]
・主遮断弁から下流の配管圧が医療ガス配管

表5-14　医療ガス設備諸元表

	標準送気圧力 (kPa)	配管端末器最低流量 (Nl/min)	最大変動圧力 (kPa)	送気配管警報	
				上限 (kPa)	下限 (kPa)
酸素 治療用空気	400±40	60	−40	480±20	320±20
亜酸化窒素 二酸化炭素	400±40	40	−40	480±20	320±20
駆動用圧縮ガス	900±180	350	−180	1,080±30	720±30

出典：JIS T 7101：2020「医療ガス設備」p. 14　表1―医療ガス設備諸元表より一部抜粋

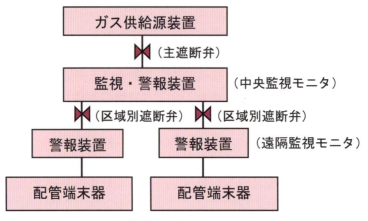

(a) 医療ガス情報監視システム概念図

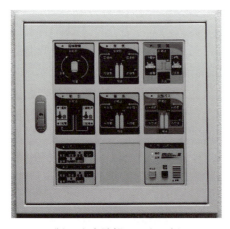

(b) 中央監視モニタの例

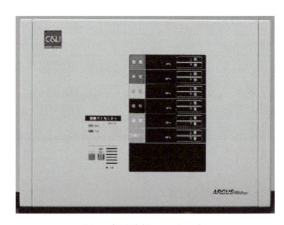

(c) 遠隔監視モニタの例

図5-22　監視・警報設備

設備諸元表（表5-14）で規定した上限警報値以上、または下限警報値以下になった時
・主遮断弁から上流の吸引配管圧が医療ガス配管設備諸元表（表5-14）で規定した下限警報値以下になった時

●緊急臨床警報

配管内の異常圧力を示し、設備関係者及び医療従事者の緊急対応が必要な場合に発生する。警報は可視可聴信号で、色は赤を使用する。

[警報の条件]
・区域別遮断弁で制御される配管区域の圧力が医療ガス配管設備諸元表（表5-14）で規定した上限警報値以上、または下限警報値以下になった時
・吸引では、当該区域の配管圧が医療ガス配管設備諸元表（表5-14）で規定した下限警報値以下になった時

●情報信号

医療ガス配管設備が正常な状態を示すもので、可視信号のみで赤及び黄以外の色で点灯、または指示具により示す。

②送気配管

医療ガス供給源から遮断弁を経て、末端にある配管端末器まで医療ガスを供給する配管のことをいう。配管材料として金属管が使用されるが、一般的に吸引は鋼管、その他のガスは銅管が使用されている。この配管は、配管端末器で必要とする最大流量及び最低供給圧を確保する必要がある。配管は誤接続・誤配管を防止するために、識別色及びガス名で表示されている（表5-15）。

表5-15 配管の識別色及び表示

ガスの種類	識別色	ガス名	記号
酸素	緑	酸素	O_2
亜酸化窒素	青	笑気	N_2O
治療用空気	黄	空気	AIR
吸引	黒	吸引	VAC
二酸化炭素	だいだい	炭酸ガス	CO_2
窒素	灰	窒素	N_2
駆動用空気	褐	駆動空気	STA
非治療用空気	うす黄	非治療用空気	LA
麻酔ガス排除	マゼンタ	排ガス	AGS

参照：JIS T 7101：2020「医療ガス設備」

③遮断弁（シャットオフバルブ）

　医療ガスの供給設備から配管端末器までの配管の途中に設けられるもので、手動で開閉する**遮断弁**（バルブ）をいう。この遮断弁は主遮断弁、送気操作用遮断弁と区域別遮断弁がある。

- **主遮断弁**
　供給装置からのガスを遮断するものである。
- **送気操作用遮断弁**
　医療ガスの供給源に近いところに設けられ、設備の保守点検または送気制御のために操作するものである（図5-23a）。
- **区域別遮断弁**
　病棟または診療科ごとに設けるもので、当該部門の医療ガス設備の保守時や災害時に医療ガスの供給の中断を最小限にするために用いられる（図5-23b）。いずれの遮断弁も、許可された専任職員以外は操作をしてはならない。また、工事や点検などで遮断弁を閉じる場合は、当該部署と綿密な打ち合わせと配管端末器への表示などが必要である。

④配管端末器（アウトレット）

　配管端末器とは医療ガス供給源から配管を通して供給される医療ガスの取り出し口のことで、壁取付式（図5-24a）、リール式（図5-24b）、天井吊下げ式（図5-24c）、シーリングコラム（図5-24d）、圧力調整器付き（図5-24e）などがある。

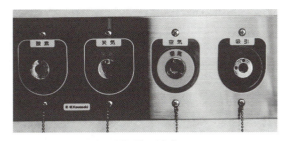

(a) 壁取付式

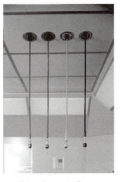

(b) リール式

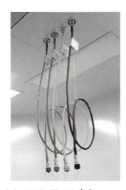

(c) 天井吊下げ式

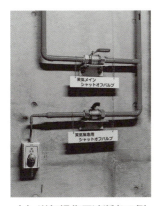

(a) 送気操作用遮断弁の例

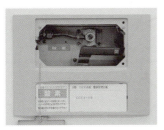

(b) 区域別遮断弁の例

図5-23　遮断弁の例

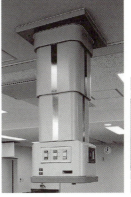

(d) シーリングコラム

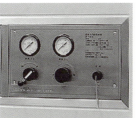

(e) 圧力調整器付き

図5-24　各種配管端末器の例

⑤ガス別特定コネクタ

配管端末器やリール式配管端末器のように、ソケットと配管との接続部は異なる種類のガス、異なる圧力または異なる用途の間での誤接続を防止するために**ガス別特定コネクタ**（一対のソケットとアダプタプラグ）が使用されている（表5-16）。

● ピン方式

医療ガスは配管端末器（ソケット）の中央の口から供給されるが、その周りに2ないしは3の小さな孔が開いている。ガスの種類により小さな孔の数と配列角度を定めているため、異なったアダプタプラグの誤接続を防止することができるので、工具を使用しないで迅速に着脱できる（図5-25）。

● シュレーダ方式

医療ガスは配管端末器の中央の口から供給されるが、配管端末器にあるリング溝及びアダプタプラグのリング部の外形と内径がガスの種類によって異なっているため、異なったアダプタプラグの誤接続を防止することができる方式で、工具を使用しないで迅速に着脱できる（図5-26）。

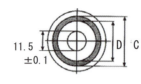

ガスの種類	C	D
酸素	21.0±0.05	16.9±0.05
亜酸化窒素	24.3±0.05	20.2±0.05
治療用空気	23.0±0.05	18.9±0.05
吸引	25.0±0.05	20.9±0.05
二酸化炭素	22.0±0.05	17.9±0.05

単位は[mm]

図5-26 シュレーダ方式ソケットの同心円溝

● DISS（diameter-index safety connector system）コネクタ

ガス種別ごとに異なる直径のはめ合いを用いて、ガス別特定を維持することを目的とした「おす・めす」一対のネジ式接続具のことである。リール式や天井吊下げ式の配管端末器のソケットと配管との接続部の例を、図5-27左に示す。

表5-16 ガス別特定コネクタの方式一覧

コネクタの形式＼ガスの種類	酸素	亜酸化窒素	治療用空気	吸引	二酸化炭素	駆動用空気	駆動用窒素	AGSS
ピン方式	○	○	○	○	○			
シュレーダ方式	○	○	○	○	○			
DISS					○		○	
NIST						○		
カプラK方式								○
カプラC方式								○

(1) AGSS I 型：排気ガス入口コネクタを持ち、動力装置を下流に配置する、または内蔵するAGSS
(2) AGSS II 型：排気ガス入口コネクタを持ち、動力装置を上流に配置するAGSS

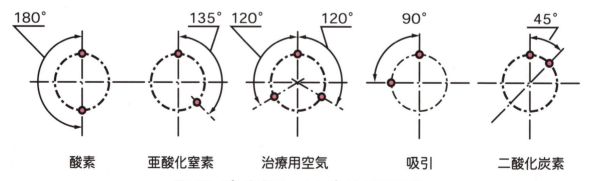

図5-25 ピン方式ソケットのピン孔の配置角度

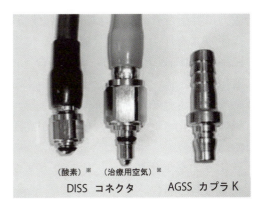

図5-27 DISSコネクタとAGSSカプラ
※ソケットと配管の接続部の例

- NIST(non-interchangeable screw-threaded)コネクタ

  ガス種別ごとに異なる直径及び左ネジ、または右ネジのはめ合いを用いて、ガス別特定を維持することを目的とした「おす・めす」一対の接続具のことである。

- AGSS(Anesthetic Gas Scavenging System)カプラ

  麻酔ガス排除に用いる配管端末器のガス別特定コネクタには、カプラK方式（図5-27右）とカプラC方式がある。

⑥ホースアセンブリ

配管端末器から人工呼吸器や麻酔器などへ医療ガスを供給するために用いるフレキシブルの耐圧性（1400kPa未満の圧力）のホースのことをいう（図5-28）。ホースの両端にはガス別特定のコネクタ（表5-16）が取り付けられていて、誤接続を防止している。なお、ホースの識別色は送気配管と同じ色でなければならない（表5-15）。

7 高圧ガス保安法

（1）目的

高圧ガス保安法は、高圧ガスによる災害を防止するために、高圧ガスの製造、販売、貯蔵、移動及びその取り扱いや消費、ならびに高圧ガス容器の製造及び取り扱いを規制するとともに、民間業者及び高圧ガス保安協会による高圧ガスの保安に関する自主的な活動を促進し、もって公共の安全

図5-28 ホースアセンブリとアダプタプラグの例

（器械側）　　　　（配管端末器側）
（接続アダプタ）　　（アダプタプラグ）
（ハンド袋ナット）　（アダプタプラグ）

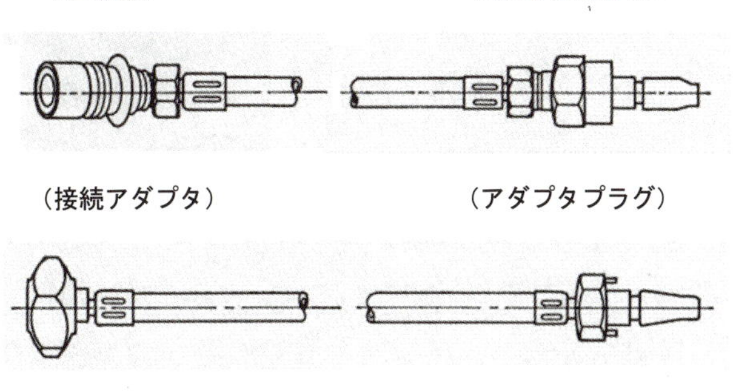

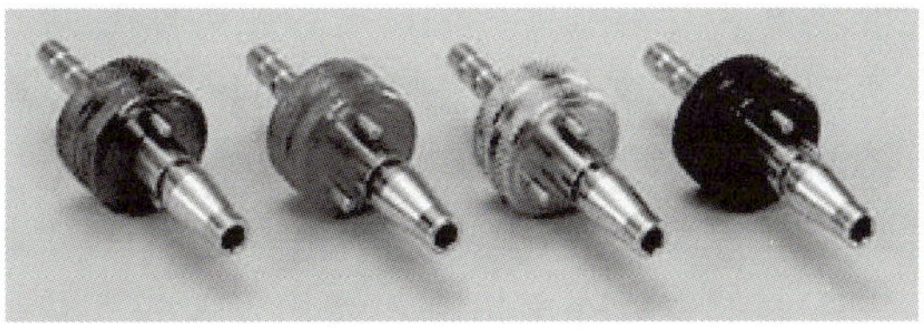

アダプタプラグ（ピン方式）の例

を確保することを目的としている（第1条）。

（2）高圧ガス保安法の体系

高圧ガス保安法は、法が定めている基本的な事項を具体的に実現するために、政令、省令などで体系づけられている。医療施設内で使用される高圧ガスについては、次のようになっている。なお、法律や省令などの解釈や運用を定めた通達もある。

※高圧ガス保安法（法律）
　○法施行令（政令）
　○施行規則（省令）……経済産業大臣
　　・一般高圧ガス保安規則
　　・容器保安規則　など

[参考]
高圧ガスに関する規制は、1936年の「圧縮瓦斯及液化瓦斯取締法」から始まり、1951年に「高圧ガス取締法」、そして1996年に「高圧ガス保安法」と変更された。

（3）高圧ガスの定義

医療ガスを対象とした高圧ガスの定義は、次のいずれかに該当するものをいう（第2条）。なお、文中のゲージ圧とは、大気圧との差を示す圧力のことをいう。

・常用の温度において圧力ゲージが1MPa以上と

なる圧縮ガスであって、現にその圧力が1MPa以上であるものまたは温度35℃において圧力が1MPa以上となる圧縮ガス（圧縮アセチレンガスを除く）
- 常用の温度において圧力が0.2MPa以上となる圧縮アセチレンガスであって、現にその圧力が0.2MPa以上であるものまたは温度15℃において圧力が0.2MPa以上となる圧縮アセチレンガス
- 常用の温度において圧力が0.2MPa以上となる液化ガスであって、現にその圧力が0.2MPa以上であるものまたは圧力が0.2MPaとなる場合の温度が35℃以下である液化ガス
- 前号に掲げるものを除くほか、温度35℃において圧力ゼロMPaを超える液化ガスのうち、液化シアン化水素、液化ブロムメチルまたはその他の液化ガスであって、政令で定めるもの

※圧力の単位はkgf/cm^{2}が使用されていたが、現在では国際単位（SI）のパスカル（Pa）を使用している（1MPa ≒ 10.2 kgf/cm^2）。

（4）規制と安全基準

①高圧ガスの製造許可

高圧ガスを製造する者はあらかじめ事業所ごとに都道府県知事の許可または届出を済ませなければならない。また、ガスの種類と1日のガスの処理能力の大小によって、第一種製造者（許可）と第二種製造者（届出）に分かれている（表5-17）。

なお、在宅酸素療法用液化酸素は第二種製造者に該当する。

表5-17 高圧ガス製造者種別
（N：1気圧0℃の標準状態でのガス量）

製造者種別	区分	処理能力
第一種製造者	許可	100Nm^3/日以上
第二種製造者	届出	100Nm^3/日未満

②高圧ガスの製造
● 高圧ガスの製造とは

ガスそのものを製造することのみをいうのではなく、以下に示す場合が該当する。

〈圧力を変化させる場合〉
- ガスを圧縮、または高圧ガスをさらに高い圧力に昇圧させ高圧ガスの状態にする場合
- 高圧ガスを圧力調整器（減圧弁）によって降圧（1MPa以上の圧力）する場合
- 液化ガスをポンプや気化ガスで加圧する場合

〈状態を変化させる場合〉
- 気体を液化させ、その液化ガスが高圧ガスである場合
- 液化ガスを気化させ、気化したガスが高圧ガスである場合

〈容器に高圧ガスを充填する場合〉
● 医療施設などでの高圧ガスの製造

医療施設や療養者の居宅で高圧ガスの製造に該当する行為は、下記のものが該当する。
- 液化酸素や液化窒素をタンクローリーからCE貯槽に移充填する場合
- CE貯槽から液化酸素や液化窒素を送り出すために貯槽内の液化ガスの液面を気化ガスで加圧する場合
- LGC容器から液化酸素や液化窒素を送り出すために貯槽内の液化ガスの液面を気化ガスで加圧する場合
- 在宅酸素療法用液化酸素を親容器から携帯型容器（子容器）に移充填する場合

③医療施設での安全基準
● 技術上の主な基準

製造設備の構造や材料などの規格を除く安全基準は、製造者種別による区分に関係なく、以下のように定められている。
- 製造設備と保安物件との距離を保つこと
- 高圧ガス受入時は、設備側職員の立ち会いのもと保安上支障がないような措置を講じること
- 使用前後の保守点検を励行すること
- 充填容器などは40℃以下に保つこと
- 酸素には換気を保ち、火気を禁止し、油脂類を排除すること
- 消火設備を設けること
- 警戒標識を付けること

● 貯蔵基準（第15条）
- 配管に接続していない充填容器と残ガス容器を区別して容器置場に置くこと
- 可燃性ガス、毒性ガス及び酸素の充填容器

などは、それぞれ区分して容器置場に置くこと
- 容器置場の周囲2m以内に火気、引火性または発火性の物を置かない
- 充填容器などは、直射日光を避け、常に温度40℃以下に保つ
- 充填容器（内容積5Lを超えるもの）には、転落、転倒などによる衝撃及びバルブの破損を防止する措置を講じ粗末な取り扱いをしない
- 充填容器は密閉場所に貯蔵しない
- 貯蔵室には必要な用具以外の物を置かない

● **高圧ガスの消費基準（第24条）**

消費とは、高圧ガスを高圧でない状態にすることをいう。
- 容器のバルブは、静かに開閉しなければならない
- 充填容器など（含む残ガス容器）は、常に温度40℃以下に保つ
- 可燃性ガスまたは酸素を消費する設備から5m以内は、喫煙及び火気を使用しないこと
- 可燃性ガスまたは酸素の消費設備には消火設備を設けること
- 酸素の消費は、バルブ及び使用する器具の石油類、油脂類その他可燃性を除去した後にすること
- 高圧ガスを消費する時は、使用開始時及び終了時に消費設備の異常がないか点検する他、1日1回以上作動状況について点検する

など。

④ **高圧ガス容器（第44〜49条、容器保安規則）**

高圧ガス容器（ボンベ）とは、高圧ガスを充填するための容器のことである。高圧ガス容器の中には医療ガスが気体または液体の状態で、かつ高い圧力で充填されており、使用の際には容器内の圧力を圧力調整器で減圧（一般的に0.35〜0.5MPa）して使用する。

● **容器の材質**

材質はマンガン鋼やクロムモリブデン鋼が使われるが、小型ボンベにはアルミニウム合金あるいは繊維強化プラスチック複合容器もある。

[参考]
〈容器の大きさ〉

容器の大きさは、満充填時の圧力（14.7MPa）を常圧（1気圧）に戻した時のガス容量で表される（表5-18）。

表5-18　高圧ガス容器の大きさの例

容量		寸法		
容器内のガス容量（L）	容器の内容積（L）	外径（mm）	長さ（mm）	重量（kg）
500	3.4	102	575	6
1,500	10	140	850	15
6,000	40	232	1,200	50
7,000	47	232	1,380	57

〈圧力調整器〉

高圧ガス容器からガスを供給する時には、圧力を所定の圧力（通常0.4MPa程度）に減圧して供給する必要があり、この時に使用する医療機器を**圧力調整器**（減圧弁とも呼ばれている）という。この圧力調整器には容器内圧力（1次圧：ゲージ圧表示）を表示し、かつ供給圧力（2次圧）が調整できるものと、容器内圧力表示のみで供給圧力が固定されているものがある（図5-29）。

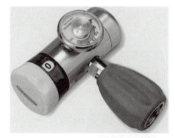
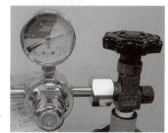

図5-29　圧力調整器の例

〈残量の求め方〉

容器内の**ガス残量**は、下記でおおよその量

が求められる。
※気体で充填されている場合
　ガス残量（L）＝容器の内容積（L）×ゲージ圧（MPa）×10.2　（※1MPa≒10.2kgf/cm²）
※液体で充填されている場合
　ガス残量（L）＝（容器内の液体の重量（g）／気体の分子量（g／mol））×22.4（L/mol）

● 容器検査
　複合容器は3年、その他は5年ごとに再検査を受け、これに合格したものでなければ再度、高圧ガスを充填することができない。また、その容器に装置されている付属品（バルブ、安全弁など）についても同様である。

● 容器の刻印
　容器検査に合格した容器には、省令で定める刻印がされている。容器の肉厚の部分の見やすい箇所（肩部など）に、以下の順序で刻印されている。
・検査実施者の名称の符号
・容器製造業者の名称またはその符号
・充填すべき高圧ガスの種類
・容器の記号及び番号
・内容積（記号：V、単位：L）
・容器の質量（記号：W、単位：kg）
・容器検査に合格した年月
・耐圧試験の圧力（記号：TP、単位MPa）
・最高充填圧力（記号：FP、単位MPa）
・容器の材料区分の記号（高強度鋼：HT、アルミニウム合金：AL）
・内容積500L以上の容器は胴部の厚み（記号t、単位：mm）

● 容器の塗色区分（容器保安規則）
　容器の本体には充填する高圧ガスの種類に応じた塗色が行われて、容器外面の見やすい箇所で容器の表面積の1／2以上について塗色が行われている（表5-19）。なお、亜酸化窒素、治療用空気、窒素はその他のガスに入るため、識別色はねずみ色である。
　ボンベの塗色区分は国によって異なるので、取り扱う際には十分注意が必要である。また、可燃性ガスまたは毒性ガスの場合は、その性質を示す文字（「燃」または「毒」）が明示されている。

表5-19　容器の塗色区分

ガスの種類	塗色の区分
酸素	黒色
水素	赤色
液化二酸化炭素	緑色
液化アンモニア	白色
液化塩素	黄色
アセチレン	褐色
その他のガス	ねずみ色

参照：高圧ガス保安法　容器保管規則

● 容器用弁（バルブ）
　容器の誤使用や誤接続による事故を防止するために、容器のバルブ（充填口の部分）の形状（外径、内径、奥行きなど）がJIS B 8246「高圧ガス容器用弁」にてガス別特定化されている。二酸化炭素のバルブは図5-30に示すように、内容量40L未満（小・中型）の容器はヨーク形（図5-30右）が、内容量40L（大型）の容器は"おねじ"のガス別特定弁（A2弁：W27P2、図5-30左）が使用されている。なお、亜酸化窒素は1996年に、二酸化炭素は2002年にガス別特定化が行われた。

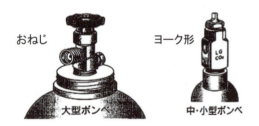

図5-30　高圧ガス容器用弁の例

［参考］充填口の形状
　容器の充填口（接続口）の形状には、「おねじ」と「ヨーク形」がある。「おねじ」は充填口がねじ式になっているもので、「ヨーク形」は容器側にピンホール、機器側にピンがあり、異なる容器の接続を防止している。

● 危険時及び事故・災害発生の届出
　取り扱いにおいて、設備または容器が危険な状態になった時は、災害発生防止のための応急措置を講じなければならない。また、高圧ガスに関する災害が発生した時、または容

器の紛失や盗難の時は、遅滞なくその旨を都道府県知事または警察官に届け出なければならない。

8 医療ガス安定供給の課題

(1) 設計・施工上の留意点
医療ガス配管設備から供給される医療ガスを使用者が常に安定した状態で使用するためには、施工、設置、竣工検査や、その後の保守管理（使用者への教育・訓練を含む）は極めて重要である。

医療ガスは医療ガス供給源から配管設備、そして医療機器を介して直接投与されるため、医薬品とは大きく異なる。そのためには、設備の設計・施工上、以下のことについて注意を払わなければならない。

①医療ガスの品質保持
医療ガスの供給源から配管端末器までの設備に用いられる器材のガス別特定・非互換性の確保（異ガスとの接続を不可能にする）、及び不純物の混入による汚染を防止する（清潔を維持）。

②医療ガスの誤使用防止
ホースアセンブリ（配管端末器に接続する耐圧ホースで両端にガス別特定コネクタが付いているもの）の各ガスとの非互換性の確保と、ガス別の色分け及び表示をする。

③失調の防止
医療ガスの供給失調や途絶の危険を知らせるための警報装置の完備とガス予備供給設備（または緊急用供給装置）を保有しなければならない。

(2) 供給体制と役割の明確化
治療の場で酸素を始めとする医療ガスは、配管設備で供給されていることが多いが、急に途絶したり、異なるガスと取り違えられたりすると、重大事故となる危険性を常にはらんでいる。このため、確実な供給体制での運営とガス供給機器・容器の正確かつ安全な取り扱いが要求される。実際、下記に紹介するように、安定供給システムが期待通り働かず、ガス切れを起こした例がある。

※

複数の可搬式超低温液化ガス容器を切り換えながら酸素を連続して供給する装置で、使用側容器からガス切れの警報が出た直後、人工呼吸器の酸素濃度低下アラームが鳴った。使用側の容器がカラになると警報が鳴り、自動的に待機側の容器から酸素を供給するシステムになっていたが、事故当時、片方ガス切れの警報が鳴った時点で、待機側の酸素容器もカラに近い状態だった。このため、人工呼吸中の患者1名と酸素吸入中の患者1名が酸素濃度低下中に死亡した。

別の病院の事例であるが、酸素と窒素を混合して合成空気を製造し供給する設備で、警報が誤って発報した。バックアップシステムが作動し予備ボンベから正常に供給され始めたが、警報発報後の設備回復処置が適切に行われず、業者にも情報が伝わらなかった。3時間後にバックアップシステムのボンベもガス切れとなって警報が再び鳴り、その1時間後に業者が駆けつけ、ようやく正常に戻った。

※

これは、役割が曖昧で責任の所在が不明確な状態では、このような恐れがあるという例である。定期的に役割を確認周知し、運用、維持、管理の方法を関係者全員が熟知しておくことが極めて重要である。また、再教育や非常時対処訓練を日ごろから実施し、慣れからくる緊張の緩みを排除して、ヒューマンエラーを減らしていくことが必要である。

(3) 災害に備えた備蓄
災害発生時、例えば阪神淡路大震災では、近辺の交通規制のため、地震発生直後から10日以上経っても交通渋滞は解消せず、医療ガスボンベの輸送は困難を極めた。災害に備えて医療ガスを各病院で備蓄しておくことが望ましく、特に酸素は必須と考えられる。

(4) 医療ガス設備に関する異常
医療ガス及び医療ガス設備で見られる異常の中で特に注意すべき事態は、酸素ガスの供給停止または酸素濃度低下、及び吸引設備の機能低下または停止である。酸素の供給停止または酸素濃度低下が起こると、酸素療法中の患者は低酸素状態に陥り、致命的な障害を与えることになる。吸引設備の機能の低下または停止では、気管内の吸引が行えなくなり、分泌物などによる気道閉塞などの

重篤な障害を引き起こす危険性がある。

2001年に日本医療ガス学会実施の医療ガスに関わるトラブル事例のアンケート調査（回答施設：779施設）では、供給圧の異常、供給ガスの異常消耗、警報装置の異常、ボンベの切り替えミス等の供給源の設備における異常が404件、送気配管の自然腐食や閉塞、誤配管、工事等による破損などの送気配管系の異常が125件、プラグピンの異常、急激なガスの途絶、ボンベの誤操作、ガス漏れなどの臨床（消費）側での異常が666件のように、多くの医療施設で経験していることが分かる（表5-20）。

また、医療施設内には医療ガスを使用する多種多様な医療機器が広く配備されていることなどから、医療ガスを安定供給するためには医療ガス設備のみの安全対策ではなく、医療機器や医療ガス設備に起因する「物理的要因」とそれらの使用者に起因する「人的要因」を総合的に管理することが非常に重要である。

（5）医療ガスに関する異常の事例と原因

過去に報告や報道された医療ガスに関する異常の事例には、下記のものがある。

①供給源での異常

●供給の中断、供給圧力の低下によるガス切れ

【事例1】

ICUで酸素を使用していたところ、急に酸素の供給圧が低下した。

《原因》

マニフォールド室でのバンクの切り換えが正常に働かず、酸素の供給が停止したことによる。

【事例2】

落雷があり電気は自家発電設備から供給されていたが、そのうち人工呼吸器の治療用空気の供給圧低下警報が作動した。

《原因》

自家発電設備から治療用空気供給装置への電源供給がされていなかったために、治療用空気供給装置が作動しなかったために起こった。

●異種ガスの混入

【事例1、2】

手術室で麻酔を開始しようとしたところ、麻酔器に装着されている酸素濃度計の警報が鳴った。

《原因1》

定置式超低温液化ガス貯槽に間違えて液化窒素を注入したために起こった（人為的ミス）。

《原因2》

他の部署で使用していた酸素ブレンダの故障で、その酸素ブレンダを介して治療用空気の配管から治療用空気が酸素配管側に流れ込み、酸素配管中の酸素濃度が低下したために起こった。

表5-20　医療ガス設備に関する異常

（日本医療ガス学会）

異常項目	異常発生施設数	発生率(%)
【医療ガス供給設備】		
供給ガスの異常消耗	32	4.1
警報装置の異常	42	5.4
ボンベ室での切り換えミス供給	19	2.4
ガス圧力異常	155	19.8
安全弁の異常作動	8	1
酸素元栓の誤操作	14	1.8
業者のガス供給ミス	5	0.6
引火爆発	5	0.6
その他（ガス漏れ等）	124	15.9
小計	404	51.6
【送気配管】		
ホースアセンブリの破損	6	0.7
配管の閉塞（吸引を含む）	5	0.6
自然腐食	31	3.9
シャットオフバルブの誤操作	11	1.4
工事等による破損	19	2.4
供給量の不足	14	1.8
誤配管	25	3.2
地震災害	1	0.1
その他	13	1.7
小計	125	15.8
【臨床現場】		
プラグピンの異常	114	18.5
補助ボンベ使用	16	2.1
供給酸素圧の低下または上昇	29	3.7
急激なガスの途絶	52	6.7
ホースアセンブリの閉塞	22	2.8
供給酸素濃度の低下または上昇	8	1
引火爆発	4	0.5
ホースアセンブリの誤接続	2	0.3
ボンベの誤操作	100	12.8
その他（ガス漏れ）	221	28.4
空気の水分トラブル	68	8.7
小計	666	85.5

※医療ガス保安管理ハンドブック　（公財）医療機器センター編集（平成25年10月25日）　p.103-104の表3-21～3-23を改編

- 治療用空気に関する異常
  【事例】
  　使用中の人工呼吸器のホースアセンブリに装着されているオートドレン（水抜き）に水分が貯留していた。
  《原因》
  　治療用空気供給装置の除湿機能の低下により、治療用空気の配管を介して配管端末器から人工呼吸器に流れ込んだために起こった。

②配管及び配管端末器での異常
- 配管の誤接続（交差接続）
  【事例】
  　手術室の医療ガス配管の移設工事終了後の翌日、酸素マスクにより酸素を患者に投与したところ、患者が苦しさを訴えた。
  《原因》
  　移設工事の際に酸素と亜酸化窒素の配管が交差接続されていたために起こったもので、工事後の試験や検査が確実に行われていなかった（人為的ミス）。
- 配管端末器での異常
  【事例】
  　人工呼吸器を使用している時に、人工呼吸器に装着されている治療用空気供給圧低下警報が作動した。
  《原因》
  　治療用空気の配管端末器にあるフィルタが配管内の汚れやゴミなどで目詰まりを来したためにガス流量が低下した。
- バルブ操作のミス
  【事例】
  　病棟で酸素供給圧低下警報が鳴り、その後、酸素の供給が停止した。
  《原因》
  　工事の際に、酸素の使用の有無について確認せずに、区域別遮断弁を閉じたことによって起こった（人為的ミス）。

③酸素ボンベでの異常
- 高圧エネルギーによる危険性（物理的性質によるもの）
  【事例1】
  　酸素吸入療法を目的に酸素ボンベに酸素流量計を接続した後、バルブを開いたところ、接続部から発火した。
  《原因》
  　接続部からの高圧ガスの漏れがあり、それを防止するためにグリースを使用したために、高圧エネルギーにより発火しやすくなったために起こった（人為的ミス）。

  【事例2】
  　酸素ボンベのバルブを開けた瞬間に圧力計が破裂した。
  《原因》
  　圧力計の経年劣化に加え、急激なバルブの開放が原因で起こった。

④高気圧酸素療法装置に関する異常
  【事例】
  　酸素加圧を行っている高気圧酸素療法装置内で突然、発火した。
  《原因》
  　患者が装置内にカイロを持ち込んだために、発火した（人為的ミス）。

（6）LGC及びボンベ取り扱い上の一般的注意

　治療の場に持ち込まれる可能性のあるボンベ及びLGCについて、事故の未然防止に役立つ取り扱い上の一般的注意を以下に述べる。
・バルブは静かに開ける。
・衝撃でバルブに損傷を与えないように、粗暴な取り扱いをしない。上から物が落ちる恐れのある場所に置かない。
・使用後は必ずバルブを閉めておく。また、バルブを傷めないようにキャップを装着しておく。
・パッキン類は必ず所定のものを使用する。
・チェーンやロープなどを用いて、転倒しないように固定する。地震でボンベが転倒したため容器置き場の内開きの扉が開かなくなり、ボンベ交換ができず、ガス切れを起こした事

- 例があった。
- 直射日光を避け、40℃以下に保つ。特に夏季は、容器温度の上昇に注意する。火気、暖房、ボイラ、蒸気配管など、高温に曝されるような熱源の近くに置かない。容器置場内は火気を禁じ、引火性・発火性の物を置かない。
- 液化ガスの取り扱いに際し、低温になっている金属部分に直接触れる恐れがある時は、凍傷防止のため、革製保護手袋などを着用する。
- 超低温液化ガスが充填されているLGCは、横に倒さない。
- 支燃性ガス（酸素など）、可燃性ガス（LPGなど）、毒性ガス（滅菌ガスなど）は、それぞれ明確に置き場を区分し、貯蔵する。また、充填容器と使用済みのカラ容器とは置き場を区分し、誤ってカラ容器を治療の場に持ち込んでしまうことを防ぐ。

9 医療ガス設備の安全管理

医療施設における**医療ガス設備**については、医療法施行規則での規定に基づき、危害防止上必要な方法を講ずることとされている。また、その管理者は、医療に係る安全管理のための職員研修を実施することとされている。しかし、医療ガスの取り扱いに関して重大な事故やヒヤリ・ハット事例が報告されていることを鑑み、2017年9月6日に厚生労働省医政局長通知として「医療ガスの安全管理について」が出され、2020年8月17日にはJIS T 7101の改正内容を反映した「医療ガスの安全管理について」が出された（医政発0817第6号）。

この通知では、下記の項目について指導している。
① 「**医療ガス安全管理委員会**」の設置と業務内容
② 「医療ガス設備の保守点検指針」
③ 「医療ガス設備の工事施工監理指針」
④ 「医療ガスに係る安全管理のための職員研修指針」
⑤ 「医療ガスボンベの安全管理に関する留意点」

なお、この通知により、2017年9月6日に通知された「医療ガスの安全管理について」（医政発0906第3号）は廃止された。

（1）医療ガス安全管理委員会

①委員会の目的及び委員の構成

病院や有床診療所での医療ガスに係る安全管理を図り、患者の安全確保を目的としている。委員会は、原則として医師または歯科医師、薬剤師、看護師、臨床工学技士、医療ガス設備の管理業務に従事する職員、及び麻酔・ICUなどの担当麻酔科医（常勤の場合）などから構成される。委員会の委員長は、病院等における医療安全管理についての知識を有し、医療ガスに関する知識と技術を有する者でなければならない。患者を入院させるための施設を有しない診療所については、委員会の設置は要しないが、医療ガスに関する知識と技術を有する者が実施責任者として、医療ガス設備の保守点検業務及び医療ガス設備の工事の施工監理業務を行い、日常点検及び定期点検についての記録を2年間保存するなど、適切な医療ガスに係る安全管理を行わなければならない。

②委員会の業務等

委員会の業務としては、医療ガス設備と使用に関する安全管理を図り、患者の安全のために次の業務などを行い、医療ガスに係る安全確保について周知徹底を図り、危害防止について指導することが求められている。

- 工事の施工管理業務を行う実施責任者の選任（委員に含める）
- 構成員名簿の設置
- 委員会の開催（年1回定期的に、及び必要に応じて適宜開催）
- 実施責任者の保守点検業務の実施と保守点検業務記録の作成（2年間保存）
- 工事等の旨周知徹底と「医療ガス設備の工事施工監理指針」に基づく確認
- 「医療ガスに係る安全管理のための職員研修指針」に基づく知識の普及と啓発

なお、実施責任者には病院等の職員のうち医療ガス設備の正しい施工・取り扱い方法及び高圧ガスの誤接続の危険性について熟知し、医療ガスに関する専門知識と技術を有する者を任じなければならない。

③職員研修の内容

医療ガスに係る安全管理のための研修内容は、以下の事項が挙げられる。

- 使用している医療ガス設備の整備状況と医療ガスの種類、性質及び用途
- 医療ガスに係る事故及びヒヤリ・ハット事例とその防止策
- 医療ガスに係る事故またはヒヤリ・ハット事例が発生した場合の対応
- 医療ガスを使用時に安全に業務を遂行するための留意事項
    a）容器弁（ボンベバルブ）及び圧力調整器の正しい取り扱い
    b）始業点検の方法及び配管端末器の正しい取り扱い
    c）区域別遮断弁及び主遮断弁の操作マニュアルの周知
- そのほか、医療ガスに係る安全管理上必要な事項など

（2）医療ガス設備の保守点検指針（使用者側でできる項目のみ）

医療ガスの保守点検指針に示された点検項目のうち、使用者側でできる点検項目の例を以下に挙げる。これらの点検の際には、診療に支障を来さないように関係する各部署との事前の打ち合わせを十分行い、日程、実施内容などの周知徹底を図らなければならない。

①配管端末器の点検（始業点検）
- 外観上異常がないか。
- ロック機能に異常がないか。
- ガス漏れの音がしないか。
- 未使用の医療機器が接続されていないか。

など。

②配管端末器の点検（定期点検：3カ月点検）
- ダストキャップ等の付属品があるか。
- バルブ機能（ロック機能）に異常はないか。
- 医療ガスごとの最大流量での圧力が標準圧力範囲内にあるか。

など。

③ホースアセンブリの点検（6カ月点検）
- ホースの劣化と亀裂の有無
    （加圧なしの状態でホース内径の10倍の内半径に曲げて）

【参考文献】

1) （公財）医療機器センター編集．医療ガス保安管理ハンドブック．（公財）医療機器センター，2013．
2) （株）エバ（『医療ガス』編集委員会）．医療ガス"いのち"をつなぐ酸素．PHPエディターズ・グループ，2006．
3) 厚生労働省医政局長通知．「医療ガスの安全管理について」（医政発0817第6号：令和2年8月17日）
4) （社）神奈川県高圧ガス協会．イラストで学ぶ高圧ガス保安法入門．KHKサービス（株），2002．
5) 日本規格協会．JIS T 7101-2020「医療ガス設備」．
6) 釘宮豊城．医療ガス事故と安全基準（MEの基礎知識と安全管理）．改訂第4版，南江堂，2002，p87-91．
7) 日本産業・医療ガス協会．医療ガス設備整備点検記録帳．
8) 日本産業・医療ガス協会．コールドエバポレータ（CE）日常点検記録表の記載要領．
9) 日本産業・医療ガス協会．既存医療施設改修工事施工基準．

（廣瀬　稔）

4節　手術室設備

1　手術台

（1）はじめに

19世紀後半から外科手術が行われるようになった当時は、木製の椅子や長方形の台が使用されていた。20世紀に入って鋼製の手術台が製造され、明治40年代には国産化された。その後、海外では**テーブルトップ**が上下できるものが開発され、日本にも大量に輸入されるようになった。しかし、第一次世界大戦によって輸入が困難になったため、国産化が促進され、多種多様な手術台が開発された。現在では電動機（モータ）を使い、各部分が油圧シリンダで動くものが主流となっている。

（2）目的と機能

外科的手術のため、清潔な環境を維持しながら手術に必要な体位をとることができる台となる。消毒が可能で、術式に応じ、頭部、背部、腰部、脚部など部分的に高さなどポジション変更ができる必要がある。

手術台のテーブルトップにはX線が透過できるような材質を使用している機種もある。

（3）構造

手術に必要な体位がとれるよう、高さ、前後左右の傾き、頭板、背板、腰板、脚板、手台などが独立して設定することができる。

電動機を使って歯車を回転させるものや油圧シリンダを使うものなどが主流である。

（4）手術台の分類

①一体型

テーブルトップと支柱部が一体になったもので、患者は歩行、車椅子、移送用ベッド等で手術室まで移動して手術台に乗り移る。

②分離式

支柱部とテーブルトップが分離する。手術室の手前、載せ換えホールなどでテーブルトップに移乗し、術前処置を済ませた後、そのまま手術室に入ることができる。時間短縮につながるが、一体型に比べ価格が高い。

患者の手術室への入退室をどのような方法で行うかによって、一体型か分離式の選択が分かれる。

（5）各種手術台

①汎用手術台

一般的に、さまざまな体位の手術が行えるように設計された手術台である（図5-31）。

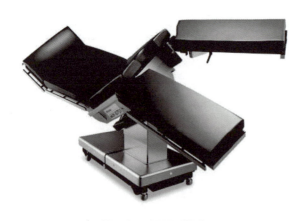

図5-31　汎用手術台

②画像診断対応X線手術台

透視下手術が可能にするため、テーブルトップはカーボンファイバーなど材質を使用している。さらに手術台下の空間が広く確保できる手術台である（図5-32）。

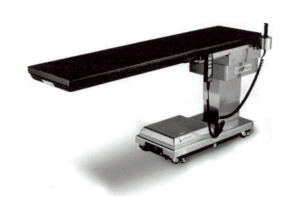

図5-32　画像診断対応X線手術台

X線透視あるいは撮影部分は、X線透過型の材料が使われている。

胸部あるいは腹部が撮影可能なように、テーブルトップが頭－足方向にスライド可能なものもある。

③ハイブリッド手術台

X線撮影対応のハイブリッド手術台とX線血管撮影装置を組み合わせることにより、従来の透視装置と特殊な手術台で行われていた血管内治療を可能にした。代表的治療としてはTAVI（Transcatheter Aortic Valve Implantation：経カテーテル大動脈弁置換手術）があり、開胸手術困難な患者に適応されている。また、途中でカテーテル対応が難しくなった時は、そのまま外科的手術に移行できる。このように内科的、外科的治療ができる手術環境をハイブリッド手術室と呼ぶ（図5-33）。ハイブリッド手術室では、手術台とX線血管撮影装置のCアームが連動して動作するような一体型システムも導入されている。

④マイクロサージェリー手術台

眼科や脳神経外科手術など術者が椅子に座って手術が行えるよう、テーブルトップが一般手術台より低い設計で、最低高は床上50cm程度まで下がる手術台である（図5-34）。

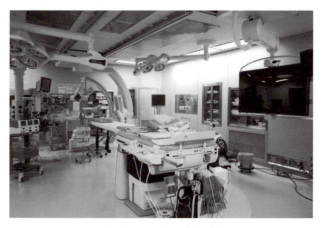

図5-33　ハイブリッド手術台

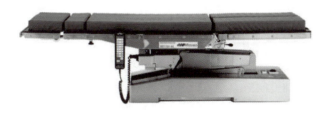

図5-34　マイクロサージェリー手術台

⑤整形外科用牽引手術台
手術中に下肢が牽引できるよう、専用の牽引器具が取り付けることができる手術台である。

⑥その他の手術台
泌尿器科や婦人科では、専用の機能を備えた手術台が使われることもある。脳神経外科では頭蓋骨に固定ピンを差し頭部固定する。

（6）取り扱い上の注意
①患者を手術台に載せる前に手術中に必要な体位が取れるかどうかを事前に確認し、必要な付属品も含め準備しておく必要がある。
②バッテリ駆動の手術台は、事前に充電できていることを確認しておく必要がある。
③手術台の台座を移動させた時は、必ず固定を確認する。固定を忘れると、患者が移乗する時や手術中に、手術台が動き転倒事故につながりかねない。
④術中は、鋭利なもので手術台のマットレスを傷つけないよう注意が必要である。
⑤体位変換時は、重心の移動により手術台が不安定になりやすく、手術台の転倒や屈曲部に指などを挟まないような注意が必要である。
⑥手術後は、台座が移動できるものは移動させ、台座の床も清拭する。
⑦手術台は、台座を含め全ての表面を清拭して消毒を行う。この時、マットレスの下も消毒するため、取り外して作業する必要がある。

（7）保守点検
使用の前後に以下の点検を行い、異常が認められれば、臨床工学技士あるいはメーカに連絡し、適切な処置をとる。

①マットレス
マットレスの汚れや破損はないか。

②テーブルトップの緩み
可動部分を持って前後・左右・上下に揺すった時、ガタツキがないか。

③テーブル板
全てのテーブル板に汚れや破損がないかを確認する。頭部板や脚板を取り外した時、落として非金属部品が破損している場合もある。

④操作ボックス
操作ボックスのスイッチを順次押して、全てのボタンが機能することを確認する。

⑤油漏れ
床や手術台の台座部分に油汚れがないか確認する。

⑥電源コード及びプラグ
電源コードの被覆のよじれや破れ、プラグの破損はないか確認する。

⑦保守
定期的に性能が維持できているか、測定器などを使用し点検する。調整・部品の交換等が必要であれば、メーカに依頼する。

（8）手術患者移載装置
病棟から手術室へ搬送された患者が、手術台に

載り移る時や、手術後の患者が、手術台からストレッチャーに移乗する作業を支援する機器として、手術患者移載装置がある。この装置を使うことで、スタッフが不自然な姿勢で患者を持ち上げることなく、さらに移乗時の、患者へのショックを少なくすることができる。

現在は、ストレッチャーに簡便な手動式の載せ換え機能を追加した手術患者移載装置が普及している。また、患者の自動載せ換え機能と重いストレッチャーにパワーアシスト機能を追加した手術患者移載装置も使われるようになった（図5-35、図5-36）。

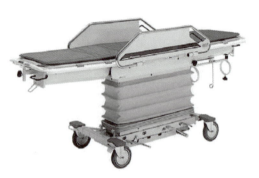

図5-35　手動式の載せ換え機能を追加した手術患者移載装置

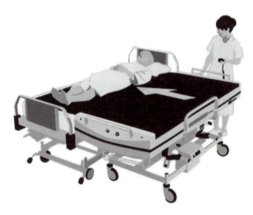

図5-36　患者自動載せ換え機能とパワーアシスト機能を追加した手術患者移載装置

2 手術用照明器（無影灯）

（1）はじめに

手術野を、必要な明るさで照らす機器が手術用照明器である。かつては照明が単体の場合、手術野が医師や看護師の頭や手によって照明が遮られるたび、光源の位置を移動させる必要があった。そこで光源を複数個配列することによって、一部の光源が遮られても光の回析作用で必要な照度を確保できるように考案されたのが無影灯と呼ばれる手術用照明器である。

日本では1930年頃から手術用照明器専門の企業が現れ、開発されてきた。

（2）目的と機能

手術を安全に行うため、手術野を適切な照度、色温度で照らし、視認性を高めることを目的とする。

手術野の温度をあまり上昇させることなく長時間照明でき、照射位置に合わせ、手術用照明器の位置も変えられる。

（3）手術用照明器の基準

手術用照明器に必要な基準を規定するため2009年にIEC60601-2-41が改定された後、2021年にIEC60601-2-41（Ed.3.0）が発行され新たな基準が示されている。

・外科用照明器は、複数設置することで、単一故障状態においても安全を確保することとしている。
・外科用照明器の照度は40 000lx以上を提供し、160 000lxを超えてはならない。
・外科用照明システムは複数の外科用照明の組み合わせとする。外科用照明装置単体では、フェイルセーフとはならないが、他の照明装置と同時に使用することで、結果としてフェイルセーフが確保できる。
・波長315 nm-400 nmの紫外線放射照度は10 W/m^{2}を超えてはならない。
・外科用照明システムは、代替電源がME機器の一部として提供される場合、自動的に代替電源に切り替わり、停電の復旧から5秒未満で、40 000lx以上かつ電源が遮断される前の照度の50％以上に自動的に復帰させる。さらに、停電から40秒以内に自動的に停電前の照度の95％以上に復帰させる。
・目の疲労を抑えるため、最大照度は160 000lxを超えてはならない。術部が深い場合にも光が届くように、無影度と照明深度が必要となる。
・相関色温度は、3,000 Kから6,700 Kの範囲であること。
・ランプから1mの位置における放射照度は、

700 W/m²以下である。

(4) 構造

- 術者が灯下面の一部を遮っても、影を減じる性能により、照明機能は保たれる。
- 光源を多数並べた多灯式と、光源の回りにミラーやプリズムを並べた単灯式がある。
- 電源は無停電非常電源、一般非常電源が使用される。

(5) 手術用照明器の種類

①手術用照明器のサイズ

手術用照明器は灯体のサイズがおよそ80cmの主灯、60cmの副灯があり、それぞれ大小の組み合わせで使用する。例えば主灯は明るい照度が得られ、頭や手で一部がマスクされても良好な明るさが確保できるが、操作性は悪くなる。灯体が大きい分、他の医療機器との空間干渉性が大きく、環境適応性は悪くなる。どのサイズの手術用照明器を設置するかは手術の種類、使用する医療機器、手術室の空調システムなどによっても変わってくる（図5-37）。

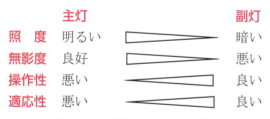

図5-37 手術用照明器の特性

②組み合わせ方

主灯をメインに副灯を補助にする組み合わせは日本、ヨーロッパで主流であるが、主灯は操作性が悪く、適切なセッティングに難しさがある。米国では操作性のよい副灯を複数使用する方式が主流となっている。また、手術室の空調システムとの位置関係も考慮して、空気の流れをできるだけ乱さないように組み合わせ方や設置にも配慮する必要がある。

③多灯式と単灯式

光源ランプの数の違いで多灯式と単灯式とに分けているが、明るさや操作性などには際立った違いはない。

多灯式は、一部がマスクされた時、光源の数だけ影ができるが、分散するため明瞭な影が現れない。単灯式は1～3灯の光源を、ミラーやプリズムを使って照射角を変えているため、マスクされた部分の反対側に影ができやすい（図5-38、図5-39）。

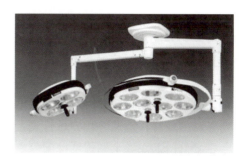

図5-38 多灯式手術用照明器

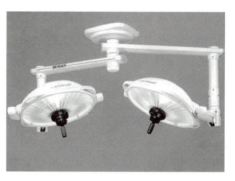

図5-39 単灯式手術用照明器

④バイオクリーンルームへの対応

垂直層流のHEPAフィルタの設置位置の関係で、手術用照明器の取り付け位置は部屋の中央とは限らない。複数の手術用照明器が、HEPAフィルタを避けて左右に配置される場合もある。また、個々の手術用照明器を砲弾形にして、空気の流れをできるだけ乱さないよう工夫したものもある（図5-40）。

⑤LEDランプ

以前は、放電タイプのキセノンランプや、ハロゲンランプが主流であったが、最近では紫外線、熱、省エネ対策のためにLED（Light Emitting Diode）を使用するタイプに移行している。

無影灯の電球はクリプトン電球、ハロゲン電

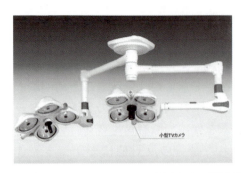

図5-40 バイオクリーンルームに対応した手術用照明器

球が主であった時代は電球1本で単灯、2本以上を光源ユニットに配列したのが多灯式と言われていた。

近年、LED化が進み光源ユニットの中にLEDが配列されていて、電球時代の単灯式と言われた大きさでもLEDが数十個程度は配列されている。LEDは放電タイプのランプと比較して、表面温度は低くなるが、LEDを保護するために放熱する必要があるため、一定程度の室温上昇は免れない。また、放電タイプのランプと比べて術野の色合いが違うこともあるため、LEDに切り替える場合には色合いも考慮する必要がある。

(6) ライティング

大小の組み合わせで、アームには4〜6ヵ所の可動部（関節）を持ち、さまざまな角度から適切な照射ができる。

例えば、脳外科の手術や泌尿器科の手術のライティングは、一般的な上方からの照射以外に、側面からの照射にも対応できる必要がある。側面からの照射は、主灯の手術用照明器よりむしろ副灯の方が、適切なライティングが容易となる。なお、手術時の体位変換に合わせた、適切なライティングができる必要がある。

(7) 取り扱い上の注意

手術が終了するまで適切なライティングができる必要があるので、術前に使われる機器、器材を配置して、体位変換も考慮したライティングのシミュレーションを行っておく必要がある。これは非常に重要な作業であって、必要なライティングができるように、手術台の位置が決定される。無影灯は可動範囲がアームによって制限されるので、事前に点灯し照明可能な位置に手術台を移動させておくことも必要である。

無影灯の背面は塵が付着しやすく、不潔になりやすいので手術後、清拭する必要がある。

従来のハロゲンやキセノンを使用する無影灯では、最大照度で電源をオンすると、点灯時に大きな電流が流れて、ランプの寿命を縮めることになる。電源のオンオフは最低照度で行うよう注意が必要である。

(8) 保守点検

清潔の維持、機械的安全性、電気的安全性、それぞれの面から点検する。全てのランプがつくか、手術用照明器天井取り付け部の緩みがないか、灯部が上下前後左右、任意の位置で止まるかなどを、点灯させた状態で確認する必要がある。

無影灯のアーム関節部分には樹脂製のカバーが使われていることが多く、このカバーが他のアームに当たり破損して術野に落下することがある。点検時にヒビ割れ、変形があった場合、交換するか、パーツがなければ取り外しておく必要がある。

(9) 手術用照明器と地震

手術用照明器は、灯部が多数の関節で支えられ任意の位置で止まる機構になっているので、地震に対しては振動抑制機能がある。

(10) 調光設備

内視鏡下手術では無影灯の使用頻度は開腹術より少ない。その代わり術野モニタを見やすくするために部屋全体の照明を調光する必要がある。またLED照明器具を使用している場合には調光可能型を、調色を変える場合には調色可能型を選ぶ必要がある。

【参考文献】
1) IEC60601-2-41. Ed2.0. 2009.
2) 山田医療照明株式会社. 手術灯の正しい使い方.
3) 瑞穂医科工業株式会社. 手術台の歴史をひもとき未来を展望する. 90years of history.

（河井敏博、髙倉照彦）

索 引

※ページの太文字表示は、表題及び本文内の用語解説または重要箇所を示す。

〈記号〉

β_2-MG ……………………………………… **137**

〈数字〉

1回換気量 ………………………………… 95, **108**
10時間以上 ………………………………… 165, **169**
10分間以上 ………………………………… 165, **169**
2相性 ……………………………………………… 123
3Dマッピング …………………………… **135**, 136
3Pコンセント ……………………… 18, 69, 80, **166**
40秒以内 …………………………………… **169**, 202

〈アルファベット〉

A

AC ……………………………………………… **66**
AED(Automated External Defibrillator) ……… **124**, 125
AGSS(Anesthetic Gas Scavenging System) … **113**, 114, **186**, **191**
AGSSカプラ ……………………………………… **191**
ArFエキシマ ………………………………… **148**, 149
AV(Assist Ventilation) ………………………… **108**

B

bolus ……………………………………………… **91**
BUN ……………………………………………… **137**

C

CABG ……………………………………………… **87**
CCD ……………………………………………… **101**, 102
CCO(Continuous Cardiac Output) ……………… **90**
Clark(クラーク)電極 ………………………… **97**
CMRR ……………………………………………… **40**
CMV(Continuous Mandatory Ventilation) …… **108**
CO(Cardiac Output) ………………………… **90**, 185
CO_2 ……………………………………… **148**, 149
CPAP(Continuous Positive Airway Pressure) … **109**
Cr ………………………………………………… **137**
CRT ……………………………………………… **119**

D

DC ……………………………………………… 65, **66**
DDD ……………………………………………… **117**, 119
DES(Drug Eluting Stent) ……………………… **135**
diameter-index safety connector system ……… **190**
diastolic augmentation ………………………… **129**
DISSコネクタ …………………………………… **190**

E

EAS機器 ………………………………………… **45**, 46

EASステッカ …………………………………… **45**
ECMO(Extracorporeal Membrane Oxygenation)
 ……………………………………… **128**, **132**, 133, 134
EIP(End Inspiratory Pause) ………………… **109**
EMC(Electro Magnetic Compatibility) …… **38**, **43**, **45**
EMC規格 ……………………………………… **38**, **43**
EMD ……………………………………………… **38**
EMI ……………………………………………… **38**
EPRシステム …………………………………… **73**, **167**
EtCO$_2$ ……………………………… **94**, 95, 96, 124

F

FMEA(Failure Mode and Effect Analysis) … **35**, **36**
FTA(Fault Tree Analysis) …………………… **35**, **36**

G

GaAlAs …………………………………………… **148**
GS1-128 ……………………………………… 58, 59, **61**
GS1データバー ………………………………… **57**
GS1バーコード ……………………… 57, 59, 60, **61**, 62
GTIN ……………………………………… 58, 59, **61**

I

IABP(Intra-aortic Balloon Pumping) **128**, 129, 130, 131, 132
ICD ……………………………… 37, 38, 41, 45, **119**, 122
IEC 60601-1:2005 …………………………… **13**, 14
IEC 60601-1-8:2006 ………………………… **24**
IEC60601-2-41 ……………………………… **202**, 204
IEC(International Electrotechnical Comission) … **13**, 22
ISO(International Organization for Standardization)
 ………………………………………………… **13**, 22

J

JIS(Japanese Industrial Standard) ……………… **13**
JIS B 8246 ……………………………………… **183**, 194
JIS T 0601-1-1:2005 ………………………… **20**
JIS T 0601-1:1999 …………………………… **13**
JIS T 0601-1:2012 …………………………… **13**, **14**, **20**
JIS T 0601-1:2017 …………………………… **14**, **68**
JIS T 0601:2023 ……………………………… **14**
JIS T 1022:2018 ……………………………… **73**
JIS T 7101 …………………………………… **183**, **184**, 198
JIS T 7111 …………………………………… **183**
JIS T 14971:2020 …………………………… **24**, 25

L

LCRメータ ……………………………………… **68**
LED照明器具 ………………………………… **47**, 204
LEDランプ ……………………………………… **203**
LGC(Liquid Gas Container) ……………… **184**, **197**, 198

M

MD ……………………………………… **69**, 70, 71, 72, 73

MDT（Mean Down Time）	37
MEDIS-DC	**61**, 62
MEシステム	**14**, **19**, **20**, 21, 22, **35**, 39, 43
MTBF（Mean Time Between Failures）	37
MTTR（Mean Time To Repair）	37

N

Nd：YAG	148
NISTコネクタ	191
non-interchangeable screw-threaded	191

P

PCI（percutaneous coronary intervention）	134
PCV（Pressure Control Ventilation）	108
PEEP（Positive End-Expiratory Pressure）	109
PEMS（Programmable Electrical Medical System）	14, 24
PHS	**41**, 47
PMDA	**56**, 59, 60, 61
PSV（Pressure Support Ventilation）	109
$PtcCO_2$	**97**, 98
$PtcO_2$	**97**, 98
PZT	152

R

RFID機器	**42**, 46
RF無線通信機器	39, 43
RO装置	141

S

Severinghaus（セバリングハウス）電極	98
SFC（Single Fault Condition）	16, 69, **71**
SIMV（Synchronized Intermittent Mandatory Ventilation）	109
SIP／SOP（信号入出力部）	72
SpO_2	92, **93**, 94, 124
systolic unloading	129

U

UPS	169

V

V-A ECMO	132
V-V ECMO	132
VCV（Volume Control Ventilation）	108
VF	123
VT	123
VVI	**117**, 119, 120

W

wet lung	**127**, 133

〈ひらがな〉

あ

アウトレット	117, 154, **189**
赤	19, 21, 30, 165, **169**, 187, 188, 194
アクティブ電極	**143**, 144, 146, 147, 148
アクティブハンドル	**144**, 146, 147, 148
亜酸化窒素	95, 96, 111, 113, 115, 178, 179, **180**, 182, 183, 184, 186, 187, 189, 194, 197
圧規定換気方式	108
圧規定強制換気	108
圧支持	109
圧縮空気・合成空気	181
圧力調整器（減圧弁）	**117**, 192
アブレーション	**135**, 136, 137
アラームインジケータ	30
アラームシステム	**29**, 30, 31, 32, 33
アラーム状態	**29**, 30, 31, 32, 33

い

一方向弁	112
一般清潔区域	**171**, 178
一般非常電源	154, **165**, 169, 186, 203
イメージガイドファイバ	101
医薬品医療機器等法	38, 59, 60, **61**, 182
医用3Pプラグ	18
医用コンセント	73, **165**, 166, 167, 168, 169
医用室	73, 154, **165**, 166, 167, 168, 169, 170
医用接地極付2極プラグ	18
医用接地センタ	73, **165**, 166
医用接地方式	73, **165**, 166, 169, 170
医用テレメータ	46, 47, 48, 77, 78
医用電気機器	13, 14, 18, **33**, 39, 47, 68, 69, **70**, 165, 166, 167
医用電気システム	**20**, 24, 33
イリゲーションカテーテル	136
医療ガス	**178**, 179, 180, 181, 182, **183**, 196, 197, 198, 199
医療ガス安全管理委員会	198
医療ガス設備	178, **183**, 184, 189, 195, 196, 198, 199
医療ガスホースアセンブリ	183
医療機器安全管理責任者	**45**, 60, 61
医療機器―リスクマネジメントの医療機器への適用	24
医療機器管理データベース	52
医療機器マスター	52
医療情報システム開発センター	58, **61**
医療法	51, 52, 55, 60, 61, 137, **182**
医療用空気供給設備	185
インターベンション	**134**, 137

う

ウィーニング	**109**, 132
植込み型除細動器	37, 38, 45, 46, **119**
植込み型ペースメーカ	**117**, **118**, 119

え

液体酸素	179, **180**
遠心ポンプ	**126**, 132, 133, 134
煙突効果	174

お

押し子外れ	**157**, 159
オシロスコープ	65, **66**, 67, 68, 74
オシロメトリック法	**84**, 85
汚染管理区域	171, **172**, 178

見出し	ページ
おねじ	194
温度	**161**, 170, **171**, 173

か

見出し	ページ
ガイディングカテーテル	134
ガイド光	**149**, **151**
ガイドワイヤ	129, 134, **135**
開放型保育器	160
回路内圧計	115
回路内圧力	107
加温加湿器	**108**, 109, 110, 111
加温・脱気機構	**139**, **140**
ガス	179
ガス残量	151, **193**, 194
ガス別特定コネクタ	190, **191**, 195
画像診断対応X線手術台	200
活性炭濾過装置	141
過電流警報装置	**168**, 169
稼働率	36, **37**
可燃性麻酔剤	**24**
カプセル内視鏡	**100**, 102
カプノグラム	**95**, 96, 97
カプノメータ	94, **95**, 96, 97, 115
カルディオバージョン	**123**, 124
換気回数	**107**, 108, 171, 172, 175
換気の代行	107
換気補助	107
換気モード	108
換気モニタ	114
換気量	94, 95, **107**, 108, 109, 110, 113, 114, 115
観血式血圧計	82, 84, 85, 86
患者環境	**22**, **23**, 37, 165, 167, 170
患者環境外	22, 23
患者監視装置	85, 137, 140, 141, 142
患者測定電流	14, 15, 16, 17, 18, 69, 70, 73
患者漏れ電流	14, 16, **17**, 18, **22**, 69, **70**, **72**, 73
感電閾値	**15**

き

見出し	ページ
気化器	111, **112**, 113, 114, **115**
記述安全	**35**
キセノン	180, **181**, 182, 204
キセノンランプ	101, 203
基礎絶縁	**18**
機能接続	20, 21
気腹装置	102, 179
気泡検知器	**137**, **138**
基本規格	**13**
吸引器	154, **155**, 184
吸引供給設備	**154**, **184**, **185**, **186**
吸気終末休止	109
吸気弁	**107**, 115
吸収剤入り容器	112
共振器	148
強制換気	108, 109
共通規格	**13**
気流	170, **171**, 173, 174

見出し	ページ
近接電磁界	39, **43**

く

見出し	ページ
クーリング	**136**
クラスⅠのME機器	**18**, 125, 165
クラスⅡのME機器	**18**

け

見出し	ページ
携帯電話	37, 39, 41, **42**, 43, **44**, 45, 47, 48, 68, 119, 121, 122, 161
経皮的血液ガス分析装置	**97**, 98, 99
経皮的冠動脈インターベンション	134
下水排除基準	142
血液酸素化の改善	107
血液ポンプ	**126**, **137**, 138
血漿漏出	127, **133**
血流計	**86**, **87**, 88, 131

こ

見出し	ページ
高圧ガス	191, **192**, **193**, 194, 197, 198, 199
高圧ガス保安法	181, **182**, **191**, 194
高圧ガス容器	179, 180, 181, 182, 184, 187, **193**, **194**
高圧ガス容器用弁	**183**, 194
高圧系	**113**
恒圧式流量計	**116**, 117
合計患者漏れ電流	17, **22**, 69, **70**, **72**, 73
高周波焼灼装置	**102**
高周波接地形患者回路	143, 144
高周波電流	94, 135, 136, **143**, 144, 145, 146, 147, **151**
高周波発生装置	**136**
高周波分流	145, **146**
高周波分流モニタ	**145**
硬性鏡	**100**, **101**, 102, 103
硬性・先端湾曲内視鏡	100, 102
厚生労働省医政局長通知	**183**, 198, 199
光線治療器	161
高度清潔区域	**171**, **172**, 178
交流	17, 19, **66**, 67, 68
交流規制値	**18**
呼気終末二酸化炭素分圧（濃度）	**94**
呼気終末陽圧	109, 114
呼気弁	**107**, 115
呼吸回路	34, **107**, 108, 109, 110, **113**, 114, 115,
呼吸仕事量の軽減	**107**
国際規格	13, 14, 15, 20, 42
国際電気標準会議	**13**
国際標準化機構	**13**
国内規格	**13**
コヒーレント	148
個別管理	**52**
個別規格	**13**
固有アベイラビリティ	**37**
コロトコフ法	**84**
混合ガス供給設備	**185**
混合器	**107**, 181, 185
コンタクトフォースセンサ	**136**
コンプライアンス	83, 109, **135**

さ

項目	ページ
サーモダイリューション・カテーテル	**89**
最小感知電流	15, **16**
サイドストリーム方式	**95**, 96, 97
酢酸	**140**, 142
差動増幅器	**40**
酸化エチレン	**179**, **180**, **181**, 182
酸素	**180**
酸素化ヘモグロビン	**92**
酸素濃度	**107**, 108, 113, 133, 160, **161**, 195, 196
酸素濃度計	**115**, 196
酸素フラッシュ弁	**113**
酸素流量	**116**
酸素流量計	**116**, 117
三方活栓	**82**, 84, 157, 158

し

項目	ページ
次亜塩素酸ナトリウム	**140**, 142
シース	**134**
ジェネレータ	**117**, 118, 119, 136
自家用発電設備	**169**
色素希釈法	**89**
始業時点検	52, **53**, 141, 142
始業点検	**79**, 83, 93, 96, 99, 103, 110, 147, 151
システム安全	**35**
持続的気道陽圧	**34**, 109
湿度	**171**, 174
自動式除細動器	**125**
自動体外式除細動器	**124**
遮断弁	**188**, **189**, 197, 199
社内規格	**13**
主灯	**203**, 204
終業時点検	52, **53**, 54, 91, 141, 142
集中管理	**52**
ジュール熱	**143**
手術用照明器	**202**, 203, 204
受信アンテナシステム	**47**
受信不良	**46**, 47, 81
シュレーダ方式	**190**
循環式呼吸回路	**111**, 112, 113, 114
準清潔区域	**171**, 172, 178
蒸気	**179**
笑気ガス	**180**
条件付き安全	**35**
条件付きMRI対応ペースメーカ	**122**
蒸散	**148**, 160
使用中点検	52, **53**, 79, 83, 94, 96, 99, 103, 111, 147, 151, 155, 161
小電力医用テレメータ	**46**, 47, 48, 77, 78
商品コード	**58**, 61
消防法	**182**
静脈圧計	**137**
静脈貯血槽	**127**
商用交流障害（ハム）	**39**, 40
所在管理	**55**
除細動器	**39**, 123, 124, 125
シリンジポンプ	**41**, 137, 140, **155**, **157**, 158, **159**
心腔内貯血槽	**127**
人工呼吸器	**34**, 55, **107**, **108**, 109, 110, 111, 196, 197
人工心肺回路	**87**, 126
人工心肺装置	55, **125**, 127, 128, 132
人工肺	**126**, **127**, 132, 133
心室再同期療法	**119**
心室細動	15, 119, 121, **123**, 124, 167
新鮮ガス出口	**113**
心臓直接適用	**14**
心臓電気生理学的検査	**135**
身体表面適用	**14**
人体の電撃反応の概略値	**15**
人体への電撃防止	**14**
心電計	**77**, 78, 81
心電図波形	80, **129**, 130
心電図モニタ	40, **77**, 79, 81, 123, 130
心電図用電極	**78**
心内心電図	**135**, 136
新バーコード	**57**
心拍出量	89, **90**, 91
心拍出量計	**86**, 89
針弁	**116**
心房細動	**123**, 124, 130, 136

す

項目	ページ
図記号及び安全標識	**18**
スチームポップ現象	**136**
スチュアート・ハミルトンの式	**89**
ステント	**134**, 135
ステントバルーンカテーテル	**135**
スペクトラムアナライザ	**67**, 68
スワンガンツ・カテーテル	**89**

せ

項目	ページ
整形外科用牽引手術台	**201**
清潔区域	**171**, 176
正常状態	16, **69**, 71, 72
清浄度	**171**, 173
清浄度クラス	**171**, 172, **173**, 178
生体情報モニタ	73, **77**, 79, 85, 110
静電結合	**40**, 41
製品追跡（トレーサビリティ）システム	**60**
赤外線吸収法	**95**
絶縁監視装置	**165**, 168, 169
絶縁変圧器	**165**, 168, 169
切開・凝固	**143**
接触電流	**70**, 71
接地極	73, 165, 166, **167**, 169
接地漏れ電流	**70**, 71, 72, 73
接地漏れ電流の測定	**70**, 71
セミコンプライアント（セミコン）バルーン	**135**
ゼロ調整	**84**
洗浄・消毒機構	**139**, 140
センシング不全	**121**
セントラルモニタ	**77**, 78

索引

そ

送気圧力	187
送気配管	184, 186, **187**, 188, 191, 196
相対湿度	173, **174**
ゾーニング	171
ゾーン配置	**46**, 47, 78
疎密波	151

た

体外式膜型人工肺	132
体外式ペースメーカ	**117**, 119, 120, 121, 122
体外循環血液回路	**137**, 140
体感温度	174
大気圧方式流量計	116
対極板	136, **143**, 144, 145, 146, 147
対極板コード断線モニタ	145
対極板接触面積モニタ	145
対極板断線モニタ	147
大動脈内バルーンパンピング	**128**, 181
脱酸素化ヘモグロビン	92
縦波	151
単一故障状態	14, **16**, 18, 69, 71, 72, 202
炭酸ガス	133, **148**, 181
団体規格	13

ち

蓄電池設備	169
チタン酸ジルコン酸鉛	152
窒素	178, 179, 180, **181**, 182, 183, 184, 185
中和処理装置	142
超音波吸引装置	**152**, 153
超音波凝固切開装置	102, **152**, 153
超音波手術装置	**151**, 152, 153
超音波振動子	**87**, 152
超音波ドプラ血流計	86
超音波トランジット型血流計	86, **87**, 88
超音波内視鏡	100
調剤包装単位	57
直流	66
直流規制値	18
貯血槽	126, **127**, 128

て

低圧系	84, **113**
低圧持続吸引器	**154**, 155
定期点検	54, 55, 79, 88, 110, 169, 198
定置式超低温液化ガス供給設備	**184**, 185
低流量麻酔	114
テーブルトップ	199, 200, **201**
摘下制御方式	155
滴数制御型	**156**, 157, 158
適切な換気量の維持	107
適用様式	14, **15**
デジタルマルチメータ	**63**, 64, 67, 68, 69, 70, 71, 72, 73
テスタ	62, **63**, 64, 65
手回し駆動装置	134
デマンド機構	**41**, 120, 121

て

テレメータ	39, 46, 67, **77**, 78, 79
テレメータ・テレコントロール	47
電位差測定法	98
電荷結合素子	101
電気的除細動	123
電気メス	15, **40**, 41, 91, 94, 115, 121, **130**, 143
電極リード	**117**, 118, 119
電撃	15
電磁環境	**37**, 38, 39
電磁結合	**40**, 41
電磁血流計	**87**, 88
電子撮像方式	101
電子商品監視機器	**38**, 45
電子内視鏡	101
電磁両立性	38
添付文書情報データベース	61
添文ナビ	**59**, 60
電流監視装置	**168**, 169
電流測定法	98
電流密度	**143**, 144, 146
電歪振動子	152

と

同期式間欠式強制換気	109
透析液作製機構	**139**, 140
透析液圧計	139
透析液回路系	137
透析装置	**137**, 138, 139, 140, 142
透析排水pH中和装置	142
同相信号除去比	40
等電位接地システム	167
導電形対極板	145
動脈圧波形	83, **129**, 130
動脈血酸素飽和度	92
動脈フィルタ	127
特別非常電源	203
独立行政法人医薬品医療機器総合機構	56
塗色区分	194
トノメトリック法	84
トレーサビリティ	56, **57**, 58, 59, 61
トロッカー	102

な

内視鏡	77, **100**, 101, 102, 103
内視鏡外科手術	181
内部電源ME機器	18
軟水化装置	141
軟性鏡	**100**, 101, 102, 103

に

二酸化炭素	181
二重安全	14, 18
日常点検	**52**, 54, 79, 103, 125, 131, 132, 155, 174, 175
日本産業規格	13
尿酸	137

ね

熱希釈法	**89**, 90, 91
熱交換器	**127**, 175, 176, 177

の

濃度監視機構	**140**
ノンコンプライアント（ノンコン）バルーン	**135**

は

バイオクリーンルーム	**203**, 204
配管端末器	35, 117, 154, 161, 183, 187, **188**, 189, 190, 191, 195, **197**, 199
バイパスグラフト	**87**, 88
バイフェージック	**119**, 123
ハイブリッド手術台	**200**, 201
バイポーラ出力	**143**, 144, 145
倍率器	**63**
パルスオキシメータ	91, 92, 93, **94**, 99, 161
バルーンカテーテル	128, 129, 130, 131, 132, **135**
ハロゲンランプ	**101**, 203
搬送型保育器	**160**
バンド3	**47**
ハンドピース	151, **152**, 153, 154
汎用手術台	**200**

ひ

光音響光学法	**95**
光解離作用	**148**
光化学作用	**148**
非常電源	154, 165, 168, **169**, 170, 186, 203
非接地配線方式	165, **167**, 168, 169, 170
ヒューマンエラー	**35**, 159, 195
病院空調設備	**170**, 178
病院電気設備	39, 73, **165**, 169
病院電気設備の安全基準	**73**, 165
表示光の色及び意味	**18**
ピン方式	35, **190**

ふ

ファイバスコープ	**101**, 102
ファイバ方式	**101**
フィック法	**89**
風速	**171**
風量	**171**
副通則	13, 20, 24, **33**, 38
副灯	**203**, 204
浮子	**116**
不整脈デバイス	**119**
フッ素混合ガス	**148**
浮遊粉塵量	**173**
フラッシュ	82, 83, **84**, 133
フリーフロー	**157**, 159
フローティング方式	**16**
フロート	**116**, 117
プログラマブル電気医用システム	**22**, 24
分時換気量	108, 109, 110, **113**, 114
分流器	**64**

へ

平均故障間隔	**37**
平均修復時間	**37**
平均動作可能時間	**37**
平均動作不能時間	**37**
閉鎖型保育器	**160**, 161
ペーシング不全	**121**
ペースト	**124**
ベッドサイドモニタ	**77**, 78
ヘリウム／ヘリウムガス	129, 131, 180, **181**, 182
ペリスタルティック（蠕動）方式	**156**

ほ

保育器	160, 161, **162**, 179
妨害排除能力	**38**, 42
妨害抑制能力	**38**
ホースアセンブリ	110, 111, **113**, 183, 184, 191, 195, 197, 199
保護手段	**14**, 18
保護接地	**18**, 70, 71, 72, 73, 165
保護接地線	**18**, 70, 71, 72, 73
保守点検（保守点検業務）	51, 52, **55**, 60, 199
補助換気	**108**
補助循環装置	56, **128**, 132
補助循環法	**128**, 132

ま

マイクロサージェリー手術台	**200**, 201
マクロショック	**15**, 17, 168
麻酔器	55, **111**, 112, 113, 114, 115, 116
麻酔システム	**112**
麻酔用ベンチレータ	**114**
末期腎不全患者	**137**
マニフォールド	**184**
マルチタップ	**20**, 21, 22, 23

み

ミクロショック	15, 73, 82, 88, **121**, 167, 168
ミクロショック心室細動誘発値	**16**
水処理装置	**137**, 139, 141
緑	19, 93, **169**, 181, 189, 194

む

無条件安全	**35**
無線チャネル管理者	**47**
無線LAN	37, 41, 42, 47, 48, **77**, 78
無停電電源装置	**169**, 170
無停電非常電源	165, **169**, 203
無脈性心室頻拍	**123**

め

メインストリーム方式	**95**, 96
滅菌ガス	179, **181**, 182, 198

も

膜型人工肺	**126**, 132
モニタリング機能	**109**
モノポーラ出力	**143**, 144

漏れ電流 …… **15**, 16, 17, 18, 22, 23, **68**, **69**, **70**, 121, 146, 150, 167, 168, 169
漏れ電流測定器 …… **68**
漏れ電流測定用電源ボックス …… **70**
漏れ電流用測定器具 …… **69**

や
薬剤溶出ステント …… 135

ゆ
誘導放出 …… 148
輸液ポンプ …… 53, 55, **155**, **156**, 157, 158, 159, 160

よ
容器保安規則 …… 180, 181, 191, **193**, 194
容器用弁（バルブ） …… 183, **194**
容積補償法 …… 84
容積脈波 …… 92
容量結合形対極板 …… 144, 145
ヨーク形 …… 194
余剰麻酔ガス排除装置 …… 113, 186

ら
ライトガイドファイバ …… 101
ラプチャー（破れ） …… 131

り
離隔距離 …… 42, 43, 44
リスクマネジメント …… 24, 25, **28**, 30
リードレスペースメーカ …… 119
リチウム・ヨウ素電池 …… 118
流量制御型 …… **156**, 157, 159
流量調節弁 …… 111, 113
量 …… 107
量規定換気方式 …… 108
量規定強制換気 …… 108
リレーレンズ方式 …… 101

れ
励起源 …… 148
冷却液注入法 …… 91
レーザ光 …… 148, 149, 150
レーザ手術装置 …… 148
レーザ治療装置 …… 148, 149, 150, 151
レーザドプラ血流計 …… 86
連続的心拍出量 …… 90

ろ
漏血検知器 …… 139
労働安全衛生法 …… 182
ローラポンプ …… 126, 127, 128, 140
論理積 …… 36
論理和 …… 36

『医療機器安全実践必携ガイド　全4巻・第7版』
（医療概論編・臨床医学編・臨床工学編・医療情報編）

臨床工学編

発 行 日	2024年9月15日発行
監　　修	一般社団法人 日本医療機器学会
発 行 元	株式会社エム・イー振興協会
	〒104-0061　東京都中央区銀座7-17-12
	TEL　03（3545）6177
	FAX　03（3545）5258
	URL　https://www.newmed.co.jp
印 刷 所	勝美印刷株式会社
表　　紙	MAIMU

※無断複写・転載を禁ずる　　　　　　　　　　　　Printed in Japan